天下文化
BELIEVE IN READING

財經企管 BCB764

光速計畫

BioNTech 疫苗研發之路

THE
VACCINE
INSIDE THE RACE TO CONQUER THE COVID-19 PANDEMIC

米勒 Joe Miller、吳沙忻 Uğur Şahin、圖雷西 Özlem Türeci——著

陸維濃——譯　顧正崙等人——審訂

致我的父母，謝謝你們保護自己的安全。

光速計畫

BioNTech 疫苗研發之路

The Vaccine:
Inside the Race to Conquer the COVID-19 Pandemic

CONTENTS 目 錄

作者的話

　　在疫情大流行期間寫一本有關全球大流行病的書，是一種很不真實的體驗：我採訪了六十位人士，但面對面接觸的只有少數幾位；訪談時數合計超過一百五十個小時，但我只去了梅因茲（Mainz）和馬堡（Marburg）兩個地方。因此，書中對人物及地點的描述偶爾是根據他人提供的形容來下筆。

　　事實證明，說起事件發生的年份，人的記憶不盡完美，同一事件的不同見證人所提供的日期和時間有時會互相矛盾，但這些都是可以理解的狀況。我盡可能獨立地驗證這些事實，但書中對某些事件的描述，仍僅僅是以一、兩位旁觀者記憶能及的範圍為基礎。

　　同樣地，引言的部分也是根據現場參與者的描述，以盡量貼近原本內容的方式呈現，在可能的情況下，我會跟其他現場參與者（通常是虛擬會議的與會者）確認引言的內容。

　　保全公司為保護BioNTech及其供應商免於持續遭受威脅，要求書中有某些地名和可辨認的特徵經過修改或省略處理。對於供應鏈中的其他廠商之所以未有詳細描述，也是出自相似的原因。然而，這麼做並不會破壞故事的完整性。

　　述說這個故事的方法可以有上千種，我必須在時間允許的範

圍內選一種。

　　記敘這段歷史的初稿就在各位眼前。

序：考文垂奇蹟

　　全世界都看到了這一幕。

　　那是個冰冷的12月早晨，英國考文垂（Coventry）醫院門診的時鐘指針剛過六點半，九十歲的姬南（Maggie Keenan）解開灰色圓點羊毛衫的扣子，挽起藍色、有「耶誕快樂」字樣T恤的袖子。當護理師把針筒裡的液體注入她的左臂時，她把視線往旁邊移開[1]。

　　在媒體的關注下，這位退休的珠寶店助理（她戴著藍色的拋棄式口罩，口罩上方的一雙眼睛如珍珠般閃閃發亮）接種了經過全面性試驗並獲得核准上市的新冠疫苗，成為全球第一人。此時新冠病毒已經奪走一百五十萬人的性命。

　　十一個月以來，人類面對新冠肺炎（編注：Covid-19為「嚴重特殊傳染性肺炎」，簡稱「新冠肺炎」）幾乎毫無招架之力，就像一百多年前的西班牙流感奪走數千萬條人命一樣，當時在考文垂也有數千人喪命。

　　如今，科學界正在發動反擊。

　　在醫院的停車場，記者調整耳機，注視著攝影機的鏡頭，把這則消息傳達給世界各地疲憊不堪的觀眾：援軍就要到了。

　　在醫院裡喝茶休息的姬南下週即將屆滿九十一歲，她告訴記

者接種疫苗就像是「提前收到最棒的生日賀禮」，並說她相當期待在經歷了好幾個月的自我隔離之後，終於能夠抱一抱她那四個孫子[2]。

在醫護人員列隊歡送她坐著輪椅離開病房之前，已有人立刻把這歷史畫面上出現的玻璃瓶和針筒送往倫敦的科學博物館，放在詹納（Edward Jenner）[3]曾擁有的「刺胳針」旁，成為博物館的永久展示品。

1796年，詹納替園丁的兒子接種了天花，此舉為現代疫苗學奠下基石，地點就在一處英國小鎮，距離姬南接種救命疫苗的醫院只有一百一十公里。策展人希望透過展覽讓故事永遠流傳下去：當我們這代人面臨著最黑暗的時刻，及時到來的醫學奇蹟如何摧毀新冠肺炎。

然而，這個小玻璃瓶沒能傳達的是：在2020年底，這個醫學奇蹟看起來有多麼不可能發生。雖然自詹納的實驗以來，疫苗技術發展已久，但新藥製造和試驗過程中仍充滿風險。一項研究以新冠病毒出現為界，往前回溯二十年間醫學界所做的臨床試驗，發現即使獲得世界頂尖大型藥廠投資數十億美元，大約有六成的疫苗計畫失敗以終[4]。

2020年2月，美國首屈一指的傳染病專家佛奇（Anthony Stephen Fauci）曾發出警告，就算製藥公司和監管機構正努力加速藥物開發的過程來回應這起緊急事件，但疫苗出現「最起碼」是一年後的事[5]。世界衛生組織祕書長譚德塞（Tedros Adhanom Ghebreyesus）則預測研發疫苗就需要十八個月，更別提取得公共

使用授權，以及配銷到世界各地所需的時間。

多虧兩位落腳在德國梅因茲，曾受盡嘲弄的科學家不屈不撓地努力，九個月後，一種效力優異的疫苗出現了。這款疫苗的基礎，建立在一種過去從未用於核准藥物的平台上。幾十年來，這對夫婦始終相信，這種受到製藥公司冷落的微小分子，有可能透過駕馭免疫系統而在醫學界掀起革命。

他們沒有想到竟然要用一場致命的全球大流行病來證明自己是對的。

第一章

爆發

　　好幾個禮拜以來，這是吳沙忻（Uğur Şahin）的行事曆第一次空了下來。那是星期五早上，他跟妻子圖雷西（Özlem Türeci）以及青春期女兒同住的兩房公寓異常冷清。

　　在一片寂靜中，他滾動滑鼠滾輪瀏覽Spotify音樂庫，選定了一份頻繁播放的清單。這位出生於土耳其的免疫學家坐在電腦前，捧著一杯熱氣騰騰的烏龍茶。他的臨時辦公室裡，充滿了令人舒緩的鳥鳴錄音聲。

　　吳沙忻的收件匣已經爆滿，他才剛要開始看旗下博士生的稿件時，下班的圖雷西和放學的女兒都到家了。她們從門邊探出頭來提醒吳沙忻時間已經是下午四點，該動身去他們最喜歡的越南餐廳吃河粉和越南麵包了。這家人很少略過這每週一次的儀式，尤其是剛有人出遠門回來的時候。

　　他們都回到家以後，時間才過傍晚不久，吳沙忻可以坐回書桌前，沉迷在他唯一一項真正的愛好裡，那就是吸收新知。

　　讓腦子不停地轉，是這位教授認為的放鬆方式。吳沙忻和圖雷西有許多共通點，不屑浪費時間是其中一項。吳沙忻遇見圖雷西已經是將近三十年前的事了，當時他輪值到癌症病房，還是一

位年輕的醫師，她則在念醫學院的最後一年。

這對夫妻如今也是彼此在科學界、商業界和生活上的夥伴，他們家裡從來沒有電視，兩人也遠離社交媒體，而把注意力放在選擇認為值得關注的電子刊物上。吳沙忻的居家工作室由兩個大螢幕組成，看起來就像證券行裡的交易室，那是他們通往世界其他地方的門戶。

打開網頁瀏覽器，吳沙忻開始有條不紊地瀏覽書籤列裡的網站。那天是2020年1月24日。在他落腳的德國梅因茲市（Mainz），當地媒體正在報導一起跟環境有關的抗議活動，參與的學生造成交通阻塞好幾公里。《明鏡週刊》（Der Spiegel）是德國最具名望的一份雜誌，網站首頁刊登了一起幫派饒舌（gangster rap）涉及道德疑義的故事。

在當週的數位發行內容裡，還有推測美國民主黨內鬥是否有助於川普（Donald Trump）連任的文章；有對沙烏地阿拉伯發起的網路戰進行分析的文章：沙烏地阿拉伯被控駭進了亞馬遜公司創始人貝佐斯（Jeff Bezos）的電話。藏在科學類別裡面有一篇來自中國大城武漢的報告，提到這座城市一直受到某種新型呼吸疾病所擾。

▌ 山雨欲來

當地官方監測著約五十起的病例，發現源頭似乎可以追溯至一處位於華南，有批發性質的「野味市場」（wet market），也就是賣海鮮、活禽、蝙蝠、蛇和土撥鼠的市場，有些動物還是當場

現宰的。

　　儘管這時做任何結論都言之過早，但證據指出一種令流行病學家背脊發涼的現象正在發展，也就是所謂的「跨物種傳染」（cross-species transmission）。換句話說，這種病毒可能已經從動物傳到人類，讓人類完全措手不及。這個可怕的新敵人，正和人類免疫系統的聯軍，展開一場演化軍備競賽。

　　這篇文章稍微激起了吳沙忻的興趣，因為他成年以後都在致力瞭解免疫系統如何編組體內各個不同的軍隊來對抗疾病。他和圖雷西在十一年前成立的BioNTech（德語發音：BEE-ON-TECH；英語發音：BUY-ON-TECH）公司，已經著手針對流行性感冒病毒、人類免疫不全病毒（HIV，即愛滋病毒）和結核病開發疫苗。但五十四歲的吳沙忻對這些麻煩的病毒，並不是特別關注，他手下一千多名員工裡，只有十幾位負責開發對抗傳染病的藥物。其他人則是專注在這對夫妻的核心使命，那就是治癒癌症。終於，他們即將有所突破。

　　十九天前，吳沙忻正好帶著「某些癌症的治癒方法也許已經觸手可及」的訊息，來到了舊金山一處他熟悉的場所。過去十幾年來，他每年的工作都是從舊金山聖方濟威斯汀飯店（Westin St. Francis）這個沒有窗戶的大廳開始。他會在生技業最重要的展場，也就是摩根大通醫療健康年會（JP Morgan healthcare conference），煞費苦心地呈現下一代癌症療法的開發計畫。

　　這場年會已然是製藥界一年一度的朝聖大會，像一個企業界的競技場，吸引了無數的科學家、企業家和投資者前來。幾百間

新興公司每晚至少花掉一千美元入住市中心的飯店房間，希望把產品推銷給財力雄厚的基金經理人[6]。滴酒不沾、輕聲細語、不喜歡誇張，而且對四天研討會的關鍵部分——跟人打交道——極為厭惡的吳沙忻，難以成為眾人注意的焦點。

媒體大肆宣傳的交易事件都集中在矽谷寵兒身上，他們聲稱已經找到了讓利潤呈指數型成長的公式。像 BioNTech 這種實驗成果資料導向的演講，聽眾席上通常是十幾個中階主管和創業投資者，有些人的表情說明他們可能是不小心走錯演講廳了。

然而，這年的 1 月，大家的反應有所不同。這天吳沙忻換下了常穿的素色 T 恤，改穿有領襯衫和西裝外套，當他走向講台時，幾乎有兩百人關注著他那顆平頭上方的投影螢幕。

多虧了吳沙忻處理例行公事的特別方式，不一會兒，他已經應市場監管機構的要求，把演講內容上傳到網路。他不喜歡為了調整時差而浪費時間，所以在短程旅途中，他會試著隨德國時間作息。從梅因茲飛了十六個小時抵達加州後，他沒有做完投影片就直接上床睡覺，然後在登台演講的大日子當天凌晨兩點起床，繼續處理沒做完的投影片。

吳沙忻發現把所有想說的內容濃縮在二十分鐘的演講裡，實在是件困難的事。幾個小時後，吳沙忻的同事出現了，看見老闆被咖啡以及從自家帶來、還沒吃完的星巴克布朗尼蛋糕包圍著，還在對他精心製作的投影片做最後潤色。

吳沙忻其實不需要這麼擔心。經濟低迷時期，BioNTech 在紐約那斯達克股票交易所掛牌上市，初登場表現雖令人失望，

但後來股價一飛沖天，三個月就翻到三倍以上。他們正準備推出七項針對實體瘤（solid tumor），如晚期黑色素瘤（advanced melanoma），所做的藥物臨床試驗。

台上的吳沙忻詳細展示這些成就，克制自己想要深入說明科學層面的衝動，他對科學的熱情遠遠超過對商業里程碑的追尋。台下的聽眾絕大部分是這個領域的專家，他們似乎聽得很入迷。吳沙忻告訴大家，就在2020年，BioNTech會證明那些懷疑者是錯的。

時間寶貴，演講一結束，吳沙忻立刻跳上飛機前往西雅圖，與來自蓋茲基金會（Bill and Melinda Gates Foundation）的團隊碰面。他們最近和BioNTech簽下一項一億美元的協議，準備開發大量新藥。

幾小時後，吳沙忻移動到波士頓，順道拜訪一間BioNTech打算以六千七百萬美元買下的小型癌症免疫治療公司。吳沙忻來是為了讓這間公司的員工安心，讓他們知道同為科學家的吳沙忻，是真心想要推動他們的創新研究，而不是一隻穿著實驗衣的禿鷹，打算毀了這間公司，縮減他們的規模。

此時，吳沙忻完全忘了發生在武漢的事件，他在這間生技公司的門廳走來走去，向幾十位馬上要成為他員工的人介紹自己，精神奕奕地跟每個人握手。

穿梭在不同機場、不同國家之間時，吳沙忻聽到了中國疫情爆發的進一步消息，也跟朋友和同行隨興地針對這種新疾病聊過幾次。但這個話題並沒有真正引起吳沙忻的好奇心。能夠打破

物種藩籬的病原體，也就是所謂的「人畜共通病原體」（zoonotic viruses），其實很常見，而且由小範圍感染擴大成公共衛生危機的機會可說是微乎其微。正在面對兩週忙碌行程的吳沙忻並沒有多想。

直到他回到梅因茲的那個星期五傍晚。肚子裡裝滿了河粉，他的行事曆從來沒有這麼空閒過。滾動滑鼠滾輪，瀏覽特地儲存的網頁書籤，吳沙忻的注意力轉向他最喜歡的資訊：也就是《自然》（Nature）和《科學》（Science）之類的重要學術期刊（他和圖雷西組織的團隊經常在上面發表文章），以及《刺胳針》（The Lancet）的首頁。《刺胳針》是全世界最古老、也最受人尊崇的一份醫學出版刊物。

這時候，他的目光停留在一份由二十多位香港研究人員發表的文章，他們對一起「與2019年新型冠狀病毒有關的家族群聚肺炎事件」進行分析。這篇文章第二部分的標題「顯示有人傳人的現象」，吸引吳沙忻點了進去。

■ 沉默的刺客

這份篇幅十頁的研究，簡要分析了這種新疾病如何在五位家庭成員間傳播。這家人結束為期一週的武漢之旅，剛剛返回位於中國科技之都深圳家中。作者會發現這些案例，是因為五人在香港大學所屬的大型教學醫院接受檢查時，都有發燒、腹瀉和嚴重咳嗽的症狀。

出於好奇，醫生為他們進行了一系列的肺部X光檢查，採集

了血液、尿液和糞便的樣本，做了從普通感冒到流感，再到衣原體等細菌感染的檢驗，但結果都是陰性。

深感困惑之餘，研究人員採集這家人的鼻腔拭子（nasal swab）檢體和唾液樣本，萃取這種神祕疾病所含的基因序列進行分析。結果發現病原體和幾種冠狀病毒的親緣關係很接近，尤其是一些科學家認為局限於蝙蝠身上的冠狀病毒。這種病原體具備了所有武漢最近這場新疾病的特徵。

但在接受詢問時，五人堅稱他們在武漢時從未去過任何鄰近野味市場的地方，也沒有接觸任何活體或已經死亡的動物。他們並沒有在當地餐館品嘗野味；事實上，待在武漢期間，他們吃的全是三位阿姨煮的家常菜。

然而，其中有兩位家族成員，也就是母親和女兒，曾經探望因熱性肺炎（febrile pneumonia）而住進武漢醫院接受治療的親戚。兩人不久後就生病了，同行的父親、女婿和孫子也是。驚人的是，這五人返回深圳家中的時候，另一位沒有參與武漢之旅的親戚，也開始出現背痛和體虛的狀況，後來還因為發燒和乾咳而入院。

這一段敘述讓吳沙忻大為震驚。書桌前的他坐著椅子往後滑，凝視窗外，看著遠方梅因茲千年歷史大教堂的塔尖，開始整理這些資訊的含義。對他來說，這暗指跟動物接觸只是源頭，現在這種疾病已經在人類身上產生作用，像野火一般在人與人之間傳播，在中國各地的城市裡感染更多人。

光是這樣已經令人驚惶不安，但吳沙忻在這篇文章裡發現

另一個更嚇人的細節：這家人的武漢之旅有第六位成員，她是七歲的孫女。她的身體完全無恙，但深圳的醫生還是採集了她的檢體，針對這種新型的冠狀病毒做檢驗，結果是陽性。表示這種新型冠狀病毒跟2002年爆發的SARS冠狀病毒（SARS-CoV）[7]不一樣，它可以透過完全健康的人傳播而不被發現，也就是說，它其實是個沉默的刺客。

■ 噩夢即將來臨

吳沙忻的腦子開始飛速運轉。他雖不是傳染病專家，但他經歷過SARS冠狀病毒的爆發，也遇過十年後發生在沙烏地阿拉伯，繼SARS冠狀病毒而來的中東呼吸症候群（Middle East Respiratory Syndrome，MERS）。出於好奇，吳沙忻研究過預測兩者會快速傳播的數據模型。如果這種新的病毒可以無聲無息地傳播，衛生當局根本無法判斷誰可能是接觸傳染者，這樣一來，事態在幾天內就會變得無法控制。

吳沙忻突然想到一項更黑暗、但符合邏輯的影響，那就是人類所有的接觸都會被視為危險行為，這會撕裂家庭、社會和全球經濟。當時，任何一位漫不經心的觀察者，都會不假思索地駁回吳沙忻這個極端啟示，但就在幾個月內，事實證明吳沙忻有卓越的先見之明。

核心問題是：它已經造成多少傷害？這篇文章的作者似乎堅信他們正在目睹「一場流行病的早期階段」，並呼籲當局「盡早隔離病人，追蹤接觸者，並對接觸者進行檢疫」。吳沙忻直覺地

認為，他們低估了這場威脅，但他需要更多資料。

在武漢躍上報紙版面之前，吳沙忻根本沒聽過這個地方，他半假設武漢一定是個小城市。事實上，經常被描述為位於湖北省的一座城市，也讓武漢這座大都市聽起來像是偏鄉。在Google快速搜尋一下，吳沙忻馬上知道了真相。武漢至少有一千一百萬人，人口數超過倫敦、紐約或巴黎。從YouTube上的一段影片可以看出，武漢擁有現代化的大規模地鐵系統。

接著，吳沙忻查了從武漢出發的鐵路和飛機班次。如果吳沙忻是習慣說髒話的人，那麼查詢出來的結果會讓他大爆粗口：武漢每週有兩千三百個定期航班，往返於中國各地，以及紐約、倫敦和東京等全球樞紐。武漢的鐵路班表幾乎都是以中文呈現，吳沙忻難以解讀，但可以明顯看出武漢是三條鐵路的主要轉乘站，跟整個地區之間都有定期的往返車班。

更糟糕的是，吳沙忻發現此時是中國的春運期間，也就是中國的春節，前往大城市工作的人們會趁這時返回家鄉，拜訪住在偏遠地區的朋友和家人。這段期間大約會有三十億人次的運量，是地球上一項最大型的人類遷徙活動。

吳沙忻意識到，正在發生一場如噩夢般的場景，他曾聽過監控這類事件的同事描述這種狀況。過去幾百年間，傳染病能傳播的最快速度，不過就是人、馬或船能行進的速度[8]，而全球化則讓傳染病可以更輕鬆地傳播。疾病的爆發比以往更加常見，而且這些疾病以令人憂心的頻率發展成流行病。這個新出現的病原體，可能在地球上交通最便利、人口最多的一座城市，透過健康

的人在不知不覺間傳播出去，這幾乎為全球大流行提供了一個完美的平台。

　　阻止發燒者搭乘公共運輸工具之類的初期地方管制措施，遠不足以遏止疾病傳播。自從 SARS 冠狀病毒爆發後，全球旅行量究竟增加了多少？吳沙忻找不到可信賴的相關統計數據，但是他估計，如今往來中國以及中國境內的乘客量大約是 2003 年的十倍之多。

　　假設整個人類族群都有機會感染這種新型冠狀病毒，吳沙忻推估的傳染率介於二到七，也就是每一個帶原者至少會把疾病傳給其他兩個人，有可能更多。就算有關死亡人數的可用數據有限，吳沙忻還是算出了這個疾病的死亡率，介於 0.3% 至 10%，在這個相當可怕的死亡規模裡，年長者死亡率較高。在最好的狀況下，這代表全球可能會有兩百萬人死亡，死亡人數遠超過近期的流行病。

　　按照這個判斷基準，吳沙忻和家人很快就會陷入跟武漢居民一樣的險境。但吳沙忻的反應有著嚴謹的科學性。身為執業醫生，他在過去也曾接觸過疾病，而且並未因此感到恐慌。算術是他的興趣。

　　不久後，吳沙忻告訴朋友：「我立刻瞭解到我們即將面臨兩種可能的局面：要不發生一場非常迅速的大流行病，在兩個月內奪走數百萬人的性命，要不就發生一場久延的流行病，持續十六到十八個月。」為了讓科學家有機會反擊，吳沙忻希望來的是「第二種情況」。

▋ 蔓延

　　吳沙忻再次起身離開電腦，他不知道自己的想像力是否失控了。就算在一個長途旅行花費相對便宜、次數也相對頻繁的世界，重大的大流行病還是很罕見。近期出現的兩種冠狀病毒——分別引發SARS和MERS——讓各大記者和衛生組織陷入瘋狂。它們引發的流行病來得相當快速，控制這兩場疾病的傳染雖不簡單，但在採取一些地方性的封鎖措施和強制民眾戴口罩之後，這兩場病去得也快。

　　吳沙忻雖不是流行病學家，但他是個敏銳的數學家。1980年代晚期，吳沙忻在就讀醫學院時，甚至還擠出時間去上數學函授課程，並且一直維持對數學的興趣。擔任這對夫妻的助理已有二十年的亥能（Helma Heinen）說：「他讀起複雜的數學書籍，就像其他人讀小說似的。」

　　吳沙忻在2020年1月所瞭解到的狀況，可以讓他做些相對簡單的計算。引發嚴重事態的條件全都有了：一種過去曾造成兩次致命爆發事件的已知病毒種類（SARS造成的死亡人數超過七百七十人[9]，MERS造成的死亡人數超過八百五十人）、絕大部分人口沒有預存免疫力（pre-existing immunity）、快速且無症狀的人傳人傳播，而且，感染者可能已經坐在飛機上前往世界各地[10]。

　　就在吳沙忻閱讀資料的同時，法國衛生當局為他的假說提供了來自真實世界的驗證。法國宣布近來有三位從中國抵達法國的民眾住進了巴黎和波爾多的醫院，三人的新型冠狀病毒檢驗結果

呈現陽性，是歐洲首批確診病例。在更靠近吳沙忻住家的地方，他和圖雷西曾任教的梅因茲大學附設醫院宣布，由於地緣位置靠近法蘭克福機場，他們已經制定了處理新型冠狀病毒患者的相關程序[11]，當時的法蘭克福機場每天仍迎接十九萬名乘客[12]。

吳沙忻著手擬了一封寫給BioNTech董事長傑格爾（Helmut Jeggle）的電子郵件，公司億萬富翁等級贊助者的相關事務，都是由傑格爾負責管理。

他們兩人經常在週末聊天，並固定在隔天通話。公司的股票首次公開發行之後，資金並不充裕，吳沙忻知道面對這個威脅，他得有所準備。「現在出現了一種可以人傳人的新型病毒，」他寫道：「這種病毒非常難以預測。」他想多寫一些他發現的細節，但是因為瞭解傑格爾，所以吳沙忻決定最好等到通話時再說。接近午夜的時候，吳沙忻按下了傳送鍵。

▌科學日

經過了輾轉反側的一夜，隔天早上，走進廚房的吳沙忻發現圖雷西和女兒正在準備早餐。他們剛從在地的農夫市集回來，買了一些新鮮的麵包和雞蛋。動手幫忙炒蔬菜和做歐姆蛋時，吳沙忻開始用他的發現轟炸兩位家人。這樣的場面經常發生——週五到週日是這家人的「科學日」（他們的女兒打趣地說：「其實，我們家從來也不談論別的。」）。科學日期間，這對夫妻不受會議和電子郵件的干擾，試著專心趕上各自領域裡的最新研究，並互相討論。

吳沙忻的大膽預測說來一點也不令人驚訝，因為大流行病已經在全球發生，只是當時大家還不知道而已。即使在1990年代初，這對夫妻剛開始約會時，年輕的吳沙忻醫生就會逐字引用當時最新的科學刊物，做出有關科學創新如何打造醫藥界未來的宏大結論。

　　圖雷西本身也是醫生和科學家，一開始，她覺得吳沙忻喜歡發表預測的癖好很煩人。但在接下來幾年，兩人發表了數百篇學術論文，申請了幾百項專利，成立了兩個非營利組織，並且在面臨許多醫療機構的懷疑時，建立了價值二十億歐元的企業，他們在這段過程中發展出相當尊重彼此直覺的態度。「根據難懂的資料或複雜的情況進行預測，他的命中率很高，」圖雷西這麼說：「所以我會認真看待他所說的話。」

　　吳沙忻用謹慎的態度概述接下來會發生的狀況。他說，這個病毒會擴散到人口稠密的地區，速度快到讓我們無可避免地要採取封鎖措施。他告訴家人：「到了4月，很可能就會看到學校關閉。」那時，亞洲以外的確診病例總共有五起，其中包括美國僅有的兩例，因此吳沙忻的這番言論看似相當荒謬。「對過往爆發事件有深刻瞭解的專家，似乎自信滿滿地認為這一次也會來得快，去得快。」吳沙忻回憶道：「但我告訴圖雷西：『這次不一樣』。」他相信不久之後，人類只能採用十八世紀控制大流行病的基本工具：檢疫、保持社交距離、採取基礎衛生措施和限制行動，來對付這種病毒。

　　當然，除非有疫苗可用。

當天稍晚，吳沙忻和傑格爾通上了電話，他知道多少還是得做點說服的工作。公司的現金並不充裕，事實上，他們可動用的現金只剩下六億歐元出頭（在生技業界算不上大數目），而且BioNTech早在謹慎考慮如何把有限的資源分配給即將來臨的忙碌年度。

十二年前，吳沙忻和傑格爾在法蘭克福附近的一處休閒勝地握手合作，當時傑格爾的老闆同意投入一億五千萬歐元資助BioNTech，自那之後，兩人就發展出罕見的情誼。吳沙忻和圖雷西做科學研究的嚴謹態度令傑格爾印象深刻，他很少立刻駁回他們那些奇特的點子。

僅僅一年前，摩根大通醫療健康年會結束不久，吳沙忻就說服傑格爾讓公司買下聖地牙哥一間專做抗體、剛申請破產的小公司，即使這間公司的產品跟他們在梅因茲開發的產品幾乎沒有關聯。吳沙忻知道有關疫苗的這項要求，等級遠比之前的要求大上許多，所以他先用試探性的建議口吻：「我認為我們可以創造出對抗這個病毒的東西。」

傑格爾是一位訓練有素的經濟學家，他很驚訝吳沙忻如此認真看待這個新病毒。自從前一晚收到了吳沙忻的電子郵件之後，他對武漢的疾病爆發事件做了些基本研究，他看不出除了中國以外，其他各國政府有任何緊張態度。但吳沙忻說得很明確：這次爆發有可能像發生在1950年代晚期，那起撼動世界的亞洲流感大流行一樣嚴重。吳沙忻堅決表示：「這不是預感而已。」吳沙忻的專業，究其本質就是識別模式和整合資訊。吳沙忻用肯定的語

氣說：「模式從不會騙人。」

傑格爾掛了電話，立刻在維基百科上搜尋有關亞洲流感大流行的資料，死亡人數讓他相當震驚：高達四百萬人。他堅信一定有什麼地方出錯了，於是傳訊給吳沙忻，問他是不是真的預期會發生這麼大的災難，儘管這幾十年來醫療和衛生領域已經有了長足的進步？「沒錯，」吳沙忻幾分鐘內就回訊：「甚至有可能更糟。」

傑格爾不知道的是，吳沙忻早已採取行動。在坐下來跟家人一起欣賞漫威電影（他們家另一項週末儀式）之前，他已經把這個新病毒的基因序列傳給幾位 BioNTech 的專家，告訴他們準備在星期一早上進行詳細討論。

▌ 開發疫苗，需要非凡好運

回想起來，當我在 2021 年春動手寫這本書時，幾乎是想當然耳地認為疫苗可以控制這種新型冠狀病毒。但那個星期六晚上，吳沙忻和圖雷西坐在凌亂客廳的沙發上，被周圍的落地書架包圍時，他們知道任何一個試圖設計出有效疫苗的人，不只需要卓越的科學能力，還需要非凡的好運氣才能成功。

首先，從來沒有人能保證任何新病毒都可以成為疫苗鎖定的目標。舉例來說，嘗試製造 HIV/AIDS（後天免疫不全症候群，即愛滋病）預防疫苗的企圖不僅失敗了，在某些狀況下，還會使病情惡化。

其次，我們對這個新型的冠狀病毒幾乎一無所知。沒人

知道複雜的人類免疫系統需要啟動哪一部分才能對抗自然感染（natural infection）？或者，那些康復者是否能發展出持久的免疫力？針對親緣關係相近的冠狀病毒，也沒有任何已開發成功的疫苗可以幫助吳沙忻和圖雷西評估戰勝武漢新型冠狀病毒的可能性。先前SARS和MERS爆發時，科學家倉卒地開發疫苗，但在疫苗要進行臨床試驗之前，這兩種疾病就消失了。想要對抗武漢的新型冠狀病毒，此時沒有藍圖，沒有準則，也沒有相關說明。

　　吳沙忻和圖雷西也知道，在過去，各種從頭開始設計疫苗的企圖以及得到緊急使用的許可，都花費了許久時間。1967年，美國微生物學家希勒曼（Maurice Hilleman）創下現代紀錄，他意識到女兒得了流行性腮腺炎之後，在五年內就取得了腮腺炎疫苗的許可證。近期，伊波拉病毒的疫苗開發也花了五年，而這項計畫得益於全世界最大型、最有經驗的疫苗製造公司，也就是默克（Merck）在背後大力支持，還有數億美元的資金贊助，以及縮短時程的監管程序。

　　就算只是對一種相當成熟的藥劑進行調整，過程也相當緩慢。2009年豬流感爆發時，在歐巴馬政府的指示下，製藥商採取一種有數十年歷史、使用受精雞蛋的方法迅速對流感疫苗進行調整。製藥商在六個月內就獲得緊急批准，但還是趕不上在美國爆發的第二波疫情。儘管科學家對付的這種病毒，已經受到疫苗學家詳加研究，而且也借重了廣泛使用的疫苗技術，但到了當年10月底，美國可用的疫苗只有三千萬劑[13]。這次疫情爆發估計造成一萬兩千五百人死亡，而根據美國疾病管制與預防中心（Centers for Disease Control and Prevention）後來的計算，疫苗只挽救了三百人的性命[14]。

■ 手中的王牌 ——mRNA

不同於開發這些疫苗的製藥巨擘，吳沙忻和圖雷西手裡有一張王牌，他們把自己的專業聲譽都押在這張王牌上。憑著它，一如吳沙忻和圖雷西在舊金山草擬的計畫，希望可以革新治療癌症的方法。如果利用得當，他們相信它甚至可以阻止傳染病的爆發，並且在創紀錄的短時間內獲得成功。他們的勝利王牌是一種不受青睞的微小分子，叫做mRNA。

這對夫妻第一次和這種形式的RNA（即核糖核酸，ribonucleic acid）相遇，幾乎就跟他們倆自己的相遇一樣偶然。吳沙忻和圖雷西同生於1960年代，兩人的父母都是土耳其人，在西德政府和安卡拉簽署移民協定之後來到西德，以提升戰後蕭條的勞動力。他們在相距二百四十公里的範圍內長大，追尋著驚人的相似道路，最後以童話般的方式走到了一起。

當父親在德國科隆（Cologne）的福特車廠工作時，在兩個孩子中排行老大的吳沙忻，正貪婪地觀看電視上的科普紀錄片，主持人是亥瑪・馮・迪佛特（Hoimar von Ditfurth），他有著跟英國的物理學家暨科學傳播者布萊恩・考克斯（Brian Cox）同等地位。「書呆子都會看他的節目，」圖雷西這麼說，她自己也是。

吳沙忻也會閱讀《科學人》（*Scientific American*）之類的英文雜誌，從十一歲起，他就被免疫系統的美和複雜所震撼。他急著

想要瞭解更多，但這不是件簡單的事。「當時我們沒有Google，」吳沙忻指出：「所以每次跟媽媽進城，我都會跑去書店。」年輕的吳沙忻還跟一位友善的地方圖書館員建立了良好關係。圖書館員會為吳沙忻訂購有關科學和數學的新書，把這些書放在一旁等吳沙忻來。

「我也一直懷抱當醫生的夢想，」吳沙忻這麼說。他記得一位在土耳其的阿姨罹患了乳癌，他一直對癌症這種疾病感到很困惑。「還是個孩子的時候，我就很難理解為什麼癌症患者看起來很健康，但是其實已經病入膏肓。」成年人似乎順從了這樣的現實狀況，但是吳沙忻心裡有一種迫切的感覺，認為「一定可以做些什麼」。

在科隆以北車程三個小時的地方，圖雷西的父親，一位對科技和科學有濃厚興趣的外科醫生，在孩子早期的醫學教育中扮演了更為直接的角色。圖雷西的父親在她出生兩年前來到德國，為的是避免被政府派往土耳其境內以庫德族人為主、當時即將爆發種族衝突的地區擔任醫生。

因為沒有在德國接受過醫學訓練，所以由德國的醫學會（Ärztekammern）來決定圖雷西父親的分派地點。最後，圖雷西一家在拉斯特魯普（Lastrup）落腳，這是一個位於下薩克森（Lower Saxony）、周圍淨是農田的小鎮。在天主教女修道院改建而成的地方醫院裡，圖雷西的父親是唯一的醫生，所有的工作人員都是修女。圖雷西回憶道：「父親是那裡唯一的男人、醫生、土耳其人和穆斯林。」

身為偏鄉地區唯一的醫生，圖雷西的父親很快就成為各種醫學學科的大師，是實至名歸的全科醫生，要照顧當地居民被公牛刺傷的傷口，甚至偶爾充當獸醫，還要進行侵入性的手術。

從很小的時候起，圖雷西就會跟著父親到處轉。由於醫院就在他們家的對面，她甚至會跟進手術室裡。身為兩個女兒中的老大，她在六歲時就觀看了人生第一場闌尾切除術。接觸這種血腥的場面並沒有削減她對醫生這個職業的熱情，而且隨著年紀漸增，她的抱負就是要從事類似修女的工作。看著那些修女扮演著當今醫院員工、護理師和實習醫生的角色 —— 從替病人做飯，到幫病人的手臂打上石膏，再到協助手術進行 —— 圖雷西渴望成為其中一員。

▌移工的孩子

在一個仍以懷疑態度對待移民者，對不同種族移民者尤其如此的社會裡，吳沙忻和圖雷西的課業表現得相當出色。「我去念書對我的父母而言非常重要，」吳沙忻這麼說：「他們每天工作，天天凌晨四點半就起床幹活，因為他們夢想著孩子可以有更好的成就。」[15]1984年，就某種程度而言，這個夢想實現了。當年吳沙忻以全班第一名的成績畢業於科隆現今的艾立希凱思特納文科高中（Erich-Kästner Gymnasium），是這所學校十八年歷史中第一次有「外籍勞工」的孩子拿到了高中畢業資格（Abitur，相當於英國的A-Level或美國的SAT）。

圖雷西的青少年時期則是先在溫泉小鎮巴德利堡（Bad

Driburg），後在巴德哈茲堡（Bad Harzburg）。這兩地的居民都不到兩萬人。圖雷西只能在「很不多元」的環境接受教育，同儕之間只有她是移民者的孩子。把地區範圍拉大一點來看，土耳其人的社區也不多，父親的同胞大部分都前往魯爾谷（Ruhr valley）之類的德國工業重鎮。做為一個內向但勤勉的學生，圖雷西忙著參與許多課外活動，其中當然包括了科學社團。

吳沙忻雖然是一名身手矯健的足球員，他自稱「不屈不撓的中場球員」，但他未來要走上什麼道路幾乎是肯定的。有位同學記得在畢業派對上，一群抽菸的同學中，有人開玩笑說：「我們何必戒菸？吳沙忻無論如何都會去念醫學院。」[16]

即使還是個青少年，但吳沙忻知道他想把研究跟現實生活的經驗結合起來。就讀科隆大學時（此大學歷史根源可回溯至神聖羅馬帝國），吳沙忻就走上了這樣的學術道路，把醫學學位與免疫學博士學位相結合。

兩年後，圖雷西高中畢業，在德國最小的邦就讀薩爾邦大學（University of Saarland），她幾乎和吳沙忻走上一模一樣的道路：攻讀醫學學位的同時，也在實驗室做研究，攻讀分子生物領域的博士學位。

▌ 相遇

偶然之下，吳沙忻不久之後也來到了薩爾邦距離法國邊境只有三十二公里的小鎮宏堡（Homburg），並且進入大學的附設醫院工作。

1991 年，在講座、醫院病房和研究室之間瘋狂往返的兩人相遇了，圖雷西形容那就像是「電影裡的場景」，雖然完全不是最浪漫的那種場面。那時圖雷西輪值到血液癌症病房，吳沙忻則是那裡的住院醫生，同時也是她的主管兼職場導師。這裡大部分的病人來日無多，他們必須常常告訴病人所有可用的治療方法都已用盡。每一天，他們看著這種無情的疾病帶走病人的性命，病人在生命的最後時刻，甚至沒有一雙溫暖的手握住他們。就是在這樣恐懼的氛圍當中，某天下午巡房時間，他們兩人對上了眼。

這對年輕的愛侶很快就發現，除了相似的背景以外，兩人還有更多共通點。對於治療久病病人，手邊能用的工具有限這件事讓兩人都很挫折。醫生只能在開刀、化學治療和放射線治療之間做選擇，在他們的專業領域，這三種方法被粗魯地形容為「割、毒、燒」。

與此同時，吳沙忻和圖雷西在實驗室裡也瞥見了可以徹底革新癌症醫學的先端技術。在這個攸關生死的領域裡，科學理論和臨床實務之間的差異折磨著他們。治療症狀並不能滿足他們，他們渴望投入研究預防並治癒這種疾病的方法。這種從實驗室到病床邊（bench-to-bedside）的方法，目的是盡快讓病人使用到新藥，幾年後，這種方法被稱為「轉譯醫學」（translational medicine）。

有了這種方法，一種全新的學科即將誕生。但在當時，也就是1990年代初期，他們還沒辦法用這麼宏大的名詞來定義這種方法。他們只知道自己想要從事科學研究，但目的不是為了科學。在吳沙忻的內心，他還是當初那個男孩，對成年人欣然接受癌末

診斷一事感到震驚。圖雷西則還是那個想要效法父親成為全科醫生的女孩。兩人彼此承諾，並共同努力打擊那個吞噬著他們周圍病人的殘酷疾病。

▌ 通緝病毒

在腫瘤學家穆克吉（Siddhartha Mukherjee）口中有「萬病之王」這赫赫稱號的癌症，給醫學界帶來一項獨特的挑戰。

不像在別處生存而後入侵人體的病毒或細菌，致癌細胞是健康細胞隨著時間發生隨機突變後，以極快的速度分裂而來，到了某個時間點，開始以不受控制的態勢生長。致癌細胞的目的就是對宿主造成最大傷害。因此，它們就像隊伍中的叛徒，是冒充朋友的敵人，是免疫系統無法認知的威脅。

兩百多年來，科學家已經知道，經過訓練的人體可以偵測到傳染病之類的外來敵人，並對未來再度遭遇相似攻擊者做好準備。正是這項觀察結果造就了疫苗的發展，拯救了幾億人的性命。1990年代初期，由全世界免疫學家組成的小群體開始瞭解到，經過訓練的免疫系統也可以識別出「來自內部」的威脅，並與之對抗，這也為新形態的癌症醫學鋪設了道路。但在當時，免疫療法是一個未成熟的新興領域，主要局限於大學校園內，完全沒有受到製藥界的關注。

吳沙忻和圖雷西是這個小眾俱樂部的成員。他們相信，那些在他們眼前逝去的病人，血管內其實早就有對抗腫瘤的武器。他們只是需要找出方法利用並且釋放這些武器的威力，藉此對抗複

雜的癌症。

　　免疫系統就像一支軍隊，由組織精良、高度專責的單位所組成。每個單位都以不同的方式接收指令，身著不同制服，施展獨特的戰技。然而，清楚識別敵人身分後，各單位會同心協力，進行大規模、多管齊下、協調一致的反擊作業。

　　運作順利時，免疫系統的美妙之處就在於它的攻擊既精確又有效。像抗體和T細胞這樣的武器，有如免疫大軍的狙擊手，一旦認得做為攻擊目標的特殊分子，就會展開強力攻擊。吳沙忻和圖雷西把注意力轉向癌症時，科學家才剛開始發現，腫瘤表面上散布著健康細胞沒有的獨特分子。如果可以透過訓練，教導免疫系統認得這些分子，那麼狙擊手就能把癌細胞納為攻擊目標，朝它們開火。

　　1994年，圖雷西放棄繼續接受醫學訓練，轉而致力於研究領域之後，她和吳沙忻兩人花了幾年時間，全神貫注地尋找這些獨特的分子，也就是所謂的抗原（antigen）。他們的目標是在實驗室生產這些分子，再把抗原注入病人體內，達到「通緝犯海報」的作用，清楚地指示免疫系統去逮捕並攻擊相似的敵人，希望人體可以認真看待這個重罪犯，產生全面性的免疫反應，認出這些抗原跟腫瘤很像，進而把腫瘤也當成敵人。也因此，她苦笑地形容他倆就像一對「免疫系統的告密者」。

　　原則上，有好幾種方法可以把抗原引入人體內，這對夫妻全都試過了。「我們是典型的書呆子，」圖雷西這麼承認，她偶爾會自豪地穿上畫著薛丁格貓悖論圖案的T恤。圖雷西表示：「我

們對許多不同技術有著廣泛的興趣，而且它們都是不被接受的技術。」但他們發現，合成胜肽、重組蛋白、重組DNA或病毒載體〔後來被牛津大學和阿斯特捷利康（AstraZeneca）製藥公司，應用於製造新冠肺炎疫苗〕等方法都有限制性。不是讓細胞培養物在培養皿上生長（這是一個麻煩且漫長的過程），就是無法激發強效且持久的免疫反應。

接著，在1990年代中期，吳沙忻和圖雷西遇見一個最適合用來把抗原引入人體的平台，幾十年後他們就是利用這張王牌，開發出冠狀病毒的疫苗。這是平台的基礎，就是RNA。

有些人認為，在生命演化的過程中，RNA是最原始的生物分子，它具備許多卓越的能力。十九世紀末首度被人發現的RNA，跟它那更為人熟知的親戚——DNA——一樣，可以儲存基因資訊。但RNA也可以充當科學家口中「催化劑」的角色，也就是說，RNA本身就能進行複製，不需要其他分子的幫忙[17]。在RNA剛被人發現時，有理論認為，RNA分子攜帶著細胞藍圖，並激發了以RNA為材料進行建構所需的化學反應，可以說RNA既是雞，也是蛋。

▋ 麻煩的RNA

然而，讓吳沙忻和圖雷西感興趣的是一種相當平淡無奇的RNA功能。那是搖擺六〇年代（swinging sixties）氛圍剛開始風行至英國劍橋時，一個喧鬧的派對上，一群學者擠在茶几上首次勾勒出來的RNA功能[18]。

他們發現這種存在於人類和動物身上每個細胞中的分子，其實就是生物界的密碼信使，把來自DNA的一系列指令，送到細胞中有如工廠的地方，讓細胞工廠根據密碼生產出可以建造、控制身體器官及組織所需的重要蛋白質。一旦任務完成，這種緞帶似的單股RNA分子在幾分鐘內就被摧毀。

1960年秋，這個分子有了名字：信使核糖核酸（messenger RNA），很快地就被簡稱為mRNA。對於有興趣進一步瞭解自然界的人來說，mRNA一直是令人著迷的研究對象，但它幾乎不受臨床研究人員的重視。從沒有人因為發現mRNA而獲頒諾貝爾獎，大型藥廠也很少多看mRNA一眼。若在科學研討會上提到以mRNA為基礎的藥物，結果要不被忽略，就是受人嘲弄。

mRNA會被如此對待，也不是沒原因。

首先，眾所周知，這種分子的結構在實驗室環境裡相當不穩定。離開細胞裸露在外的RNA在幾秒鐘內就會降解，這是因為空氣和物體表面上有無處不在的酵素，它們就像讓超人失去超能力的氪石一樣，使微小的RNA分子喪失功能。舉例來說，只要咳個嗽就能置RNA分子於死地。就算把RNA保存在所謂的無菌室以維持分子活性，但沒有人可以想出方法阻止mRNA在進入人體後立刻開始分解，更別說要維持分子活性直到進入細胞，並被細胞轉譯成蛋白質。

再者，RNA進入細胞以後，細胞工廠據以製造出來的蛋白質，數量實在太少。

科學家開始給mRNA取了個生動的通俗綽號——「麻煩」

RNA（messy RNA）。許多堅持使用mRNA的人，在學術界陷入沒沒無名的困境。跟眾人意見相反的吳沙忻和圖雷西，卻在這隻醜小鴨身上看到了非凡的潛力。

▋ 科幻小說的情節

「很顯然地，mRNA有我們可以利用的明確特質，」圖雷西這麼說。因為所有的mRNA藥物都含有基因編碼，可以透過遺傳工程的方式在數週內完成製藥，不需要花費幾個月的時間。這項技術相對簡單，分離抗原的工作會更輕鬆，甚或可以分離出抗原的細微成分，也就是所謂的抗原決定區（epitope），並將它們的遺傳密碼複製到合成的mRNA模板上。一旦mRNA被送進病人體內，剩下的工作就交給體內細胞。

如果——這是一個非常宏大的前提假設——如果他們能找到方法把mRNA送進人體內適當的免疫細胞裡，並且讓分子結構的穩定性和分子活性持續足夠長的時間，那麼mRNA的可能性幾乎是無可限量。像是用量身訂做的指令來取代mRNA原本所攜帶的指令，這等於是劫持了一個人體內自然發生的機制，用它來傳達特定的密碼，讓病人的身體自動產生藥物，不再需要把具有潛在毒性的藥物送進病人體內。

這對夫妻想要獲取癌細胞表面上那些特殊分子的遺傳密碼，然後把這些密碼送進免疫大軍的軍營裡，人體會利用這些資訊，自動列印出「通緝犯海報」，供免疫系統的狙擊手辨認。

在更廣泛的科學領域裡，吳沙忻和圖雷西的熱情並未引發回

響。看來，mRNA註定要在科學沙漠裡度過多年時間。任何一個監管機構似乎都不可能放行mRNA藥物的臨床試驗，尤其是大部分的藥學專家對於mRNA分子的運作機制都沒有詳細瞭解。

從未放棄mRNA技術的同時，吳沙忻、圖雷西和他們的學術團隊也研究了大量的免疫治療方法，有些方法的前景看來特別有希望，至少在短期內是這樣。其中一項方法成為他們建立第一間公司——甘尼美製藥公司（Ganymed Pharmaceuticals）的基礎，這間公司聚焦在開發單株抗體（monoclonal antibody），這些抗體經過協調後可對癌細胞發動明確的攻擊。這間公司非常成功，最後以十四億美元的價格售出，是德國生科業界有史以來最大宗的交易。

然而，即使甘尼美公司的投資者看到了這對夫妻不屈不撓的精神，卻仍然不看好他們對mRNA所懷抱的雄心壯志。2005年，當他們向創業投資者克羅邁爾（Matthias Kromayer）提出要推行mRNA療法的計畫時，曾為微生物學家的克羅邁爾認為這對夫妻的想法已經失常。「我是第一個告訴吳沙忻這件事情太瘋狂的人，」本身曾研究過mRNA的克羅邁爾回憶道：「我認為這是科幻小說的情節。」

但他們在約翰尼斯‧谷騰堡－梅因茲大學（Johannes Gutenberg University in Mainz）召集的醫生和一小群研究人員從未放棄mRNA，世界各地少數受到相似誹謗的其他微生物學家也沒有。

到了2018年10月，當吳沙忻走進位於柏林的一間由東德電影院改建而成的禮堂時[19]，科學界的嘲笑聲已經平息。他和圖雷

西在十年前創立的BioNTech公司，已經用mRNA技術治療超過四百位癌症患者，而且在德、美、英和其他各地展開了好幾項臨床試驗。

這些努力引起了史都華（Lynda Stuart）的注意，這位身兼蓋茲基金會董事的免疫學家說道：「他們正在收集一套不同的方法，為癌症的治療累積了一個相當有趣的工具箱。」因為急著想要對此有進一步瞭解，基金會在最後一刻邀請吳沙忻在年度全球大挑戰（Grand Challenges，旨在解決全球健康和發展問題）會議上，對與會全員發表一場演講，出席者有各界名人，包括德國總理梅克爾（Angela Merkel）在內。

▋ 浮出水面

接到這份邀請，吳沙忻多少有點驚訝。他聲明，傳染病並非BioNTech的發展領域，而且他所呈現的內容，都是公司使用mRNA促進人體對癌細胞產生強烈免疫反應的相關數據。但史都華的團隊解釋基金會通常會注意「鄰近」的科學學科，這些學科的創新發想可能有助於對抗傳染病，尤其是開始造成轟動的免疫腫瘤學（immuno-oncology）。

蓋茲近期投資了一項HIV相關計畫，最後反倒對癌症治療產生幫助。現在，或許癌症的相關研究可以做出回報，幫助這個世界擺脫一兩種病毒。「我們做了許多前瞻掃描，目的是發現趨勢、正在發生的變化，以及其中的先鋒人士，」史都華說道：「而BioNTech顯然已經浮出水面。」

身著一襲深灰色西裝和淡藍色開領襯衫的吳沙忻，展開了他在這場柏林會議的演講。他先回憶起自己還在當醫生時，向癌症病人宣布來日無多的消息，對他而言是一件多麼痛苦的事。他問道：「每年有幾十億美元的經費投入癌症研究，為什麼對大部分晚期癌症病人來說，治癒是例外，而不是常態？」這時，圖雷西正從家裡透過網路直播觀看吳沙忻的演講。

　　意味深長地停頓了一會兒之後，吳沙忻拋出重磅警語：「答案是癌症藥物並不能解決造成癌症治療失敗的根本原因。」他解釋道，「每位病人的癌症都不同⋯⋯由數十億不同的細胞所組成。如今提供給病人的藥物忽略了這個複雜性，忽略了癌症的可塑性。」

　　吳沙忻繼續說道，解決這個問題的方法是換掉大部分無效的現成藥物，改用量身打造的藥物針對每位癌症病人獨有的突變進行處理。他告訴與會人員，一項初步的臨床研究顯示，在皮膚癌患者身上，BioNTech首創的個人化mRNA疫苗前途有望。接著，在這場十二分鐘的演講結束前，吳沙忻送來一項預告。

　　BioNTech製造的每一種個人化RNA疫苗，都得和病人體內快速生長的腫瘤競賽。「必須在幾週內就完成疫苗的製造，」他用帶著口音的英語這麼說，而且BioNTech已經開發出可以做到這一點的技術。有一天，這項技術將可以「用在快速傳播的傳染病上，以便及時提供疫苗」。想要開發更簡單、更安全、更快速，可在發現新病毒之後的幾天內就進行部署的藥物，mRNA是關鍵所在。

在隨後的座談會中，將在對抗新冠肺炎的戰役中成為重要人物的世界衛生組織祕書長，戴著眼鏡的譚德塞，對 BioNTech 在癌症治療上「激勵人心」的突破性進展讚賞有加。他表示：「我甚至告訴比爾・蓋茲，這可能贏得下一屆諾貝爾獎。」[20]

這位億萬富翁對此的回應方式就是扶持另一間德國的 mRNA 公司，也就是 CureVac，他的基金會已經投資這間業界的「重要先鋒」。然而，那天下午，吳沙忻發現自己正在一間悶熱的飯店房間裡，當面對著這位全球最大的慈善家陳述觀點。

▌來自蓋茲的鼓舞

兩年多以後，2020 年 1 月底的那個週末，當吳沙忻做完數學運算，並意識到這個新的殺手病毒正在世界各地快速傳播時，腦海中不斷回想起和蓋茲的那場對話。

身為微軟公司的創立者，略微諷刺的是，在所謂的「學習會議」中，他並不喜歡使用 PowerPoint 的呈現方式，他預先要了一份簡報文件來參考。吳沙忻在文件中解釋 BioNTech 的大家如何在同一個屋簷下擴充工具庫，這些工具可以結合起來使用，刺激免疫系統的不同部位，在對抗愛滋病和結核病等複雜的傳染病時，也許能派上用場。蓋茲顯然早已詳讀這些檔案，他快速提出一連串問題，說明他對這個主題已經有深刻瞭解，讓已經脫掉外套的吳沙忻大感驚喜。

「這是技術含量很高的內容，蓋茲總是很喜歡技術內容，」同在這個房間裡的史都華如此表示。有一度，吳沙忻為了該如何

解釋細胞原理而掙扎，他站起身走到房間另一頭角落裡的翻頁書寫板，「畫了一些有關『及』和『否』的邏輯閘，這是一種常見的數位邏輯，」史都華回憶道：「大概就是把二進制編碼套用在細胞上。」這種表示方法吸引了有軟體專業背景的蓋茲。蓋茲學到的是，免疫系統也是可以被駭客入侵的，而全世界最厲害的一名生物駭客就站在他面前。

接下來，他們花了一個小時討論BioNTech的各種技術。剛因為癌症而痛失老友的蓋茲似乎非常震撼。他表示，要是早一點知道吳沙忻開發的這些實驗性療法，也許早就跟吳沙忻搭上線了。

有鑑於處在特定階段和特定地點的癌症患者人數並不多，他詢問吳沙忻BioNTech要如何展開癌症藥物的臨床試驗？不過，這位億萬富翁最想問的問題是，吳沙忻的團隊是否在傳染病上多所著墨？他大聲地問道，有沒有可能在創紀錄的時間內開發出以mRNA為基礎的藥物？蓋茲說，因為事出緊急，吳沙忻團隊是否會考慮準備一個「隨插即用」的解決方案。

經過這次備受鼓舞的談話之後，BioNTech擴張了有關傳染病的生產線，和輝瑞藥廠（Pfizer）合作開發流感疫苗，和賓州大學合作研究各種病原體，也和蓋茲基金會合作研究開發中國家三大傳染病的其中兩種：愛滋病和結核病（第三種是瘧疾）。

但在2020年1月，吳沙忻首次考慮開發冠狀病毒疫苗的可能性時，這些計畫才剛開始，遠遠不到可以進行臨床試驗的階段，更別說得到監管機構的批准或推出。mRNA懷疑者的嘲諷聲也許變小了，但要讓主流醫學界接受一種全新類別的藥物，還是跟以

往一樣困難。

　　儘管如此，吳沙忻決定起而行。將近三十年來，他、圖雷西和他們的研究團隊一直致力於開發對付癌症的藥物，比起這個新出現的冠狀病毒，癌症是一種更致命、更複雜的威脅。他們研究的免疫反應，是數百萬年來人體對抗病原體（包括病毒在內），經過演化而臻於完美的結果。他們透過遺傳工程設計了mRNA平台，將免疫反應導向針對腫瘤。如今，這些工具已經準備對付另一項威脅。

　　「遇到危機時，非常規的解決方案通常會得到決策者的更多關注，」在那次1月某個週末的討論中，吳沙忻這麼告訴BioNTech董事長傑格爾。當時情況緊急，加上這個冠狀病毒如同吳沙忻相信的那樣是個容易的目標，這種時候mRNA藥物很可能派上用場。

　　病毒本身是非常無害的。它們需要侵入宿主的細胞才能繁殖，為了快速繁殖，病毒已經發展出非凡的分子欺騙術，躲避正在產生作用的免疫系統。傳統的疫苗試著把相似的病原體，或是效力比較不嚴重的病原體注入人體，讓人體認識這個入侵者，並在下次真正相遇時將其擊退，藉此阻撓病毒的感染過程。

　　理想狀況下，在和毫無戒心的細胞結合之前，最好就把病毒給擊退。但製造這種疫苗很棘手，更重要的是，過程相當耗時。相較之下，以mRNA為基礎的疫苗只需要包含一段單股的基因編碼密碼，這是在實驗室中容易取得的材料，並能輕鬆搞定合成，藉此促使人體自行產生病毒的一小部分。接著，免疫系統就會開

始部署所有武器來對抗敵人，幸運的話，免疫系統已經準備好面
對未來的小規模衝突。

▌冠狀病毒速成班

　　不過，吳沙忻不得不先上個冠狀病毒速成課，因為他對這
種病毒的瞭解非常少。這堂課的基礎很簡單。自從1960年代發
現人類冠狀病毒以來，目前已經觀察到七種人類冠狀病毒，前四
種是季節性出現的病毒，會引起普通感冒。接下來兩種，也就是
SARS和MERS，它們會引起嚴重的呼吸道疾病，並在消失無蹤
前奪走數百條人命。最後就是這種新發現的冠狀病毒，很快被命
名為嚴重急性呼吸道症候群冠狀病毒二型，即新冠病毒（編注：
SARS-CoV-2為「嚴重急性呼吸道症候群冠狀病毒2型」，簡稱
「新冠病毒」）。

　　瞭解冠狀病毒的結構則是比較困難的任務。在學術入口網站
快速搜尋一番，就找出了數百篇跟這個主題有關的文章，吳沙忻
不可能在週末讀完它們。指稱冠狀病毒的專有名詞也變來變去，
讓人難以通盤瞭解迄今的研究現況。吳沙忻篩出幾十篇最相關的
研究開始詳讀，他的瀏覽器裡擠滿了令人眼花撩亂的書籤。

　　就在圖雷西檢視來BioNTech應聘的人員履歷，以及為接下
來在奧地利阿爾卑斯山一所大學進行的演講做準備時，吳沙忻偶
然發現了一系列針對第一種SARS病毒所做的研究，當時有好幾
個團隊試圖開發疫苗。當病毒消失，他們的努力付諸東流，製藥
公司失去興趣，研究經費因此枯竭。但這些研究人員有個重大

進展：他們提供了一項證據，說明科學界是可以打敗冠狀病毒科的。更棒的是，他們已經為疫苗開發商找出了潛在目標。

這項線索，原來就在冠狀病毒的名字裡。冠狀病毒之所以得名，是因為它們的表面有一套棘刺，看起來有點像是皇冠（拉丁文為 corona）上的尖爪。這些球根狀的棘蛋白長度大約是二十奈米，相當於一個針頭上可以聚集五萬個棘蛋白。它們很快就會成為人們熟悉的印象，幾乎所有與新冠病毒有關的視覺圖像都以棘蛋白來呈現[21]。

這些棘蛋白就是冠狀病毒如此有威脅性的原因，它們可以跟健康肺部細胞上特定的受器結合，進而感染這些細胞。但它們同時也是冠狀病毒的致命弱點，理論上，經過訓練的免疫系統可以讓這些分子突起物失去作用，或者破壞它們的外形，從而干擾它們和細胞上的受器結合的過程，讓冠狀病毒失去用武之地。

為了搞清楚這種新型冠狀病毒和 2002 年的 SARS 病毒究竟有多相像，吳沙忻查看了新型冠狀病毒的基因編碼，一位思緒敏捷的中國教授兩週前剛把這份資訊發布在網路上。吳沙忻從不相信單一來源的資料，他交叉參考從那之後上傳到公共伺服器的更新版序列。結果顯示，來自武漢的新型冠狀病毒跟 SARS 病毒的相似度約有 80%，表示它的棘蛋白仍然是最佳的疫苗作用目標。

▌ 如何製作完美複本？

然而，光是找到目標還不夠。吳沙忻知道，疫苗開發的成功與否取決於疫苗的精確性。如果 BioNTech 打算設計一種在自然狀

況外也可以複製棘蛋白的藥物，它必須是一個完美無瑕的棘蛋白複本。否則，遇到實際感染狀況時，疫苗引發的免疫反應，將無法辨識出真正的病毒。提供給疫苗的「通緝犯海報」必須完美描繪出重罪犯凶手的樣貌，畫得很糟糕的凶手畫像是沒有效用的。

少了其他保持結構穩定性的病毒顆粒，這種實驗室製造的「人工」棘蛋白在細微構造上，不可能跟野生冠狀病毒的棘蛋白一模一樣。些微的差別不僅有可能造成疫苗失效，甚至有可能危及疫苗接種者。

吳沙忻瞭解這樣的風險，他仔細研究了病毒的序列和他快速建構出來的病毒數位模型，在序列上尋找可以「剪接」棘蛋白的精確點位，同時又要在周邊保留足夠的字母，也就是胺基酸，以達到穩定結構的效果，讓棘蛋白保持完美的形狀。

DNA序列中精確的化學組成也很重要，吳沙忻發現序列裡有很多A-U配對，這會提升設計疫苗的難度。圖雷西慢跑回來後，吳沙忻告訴她，不管從哪個層面切入，都會遇到幾個未知數。

這對夫妻知道他們不能把時間花在其他計畫上。幾天前，吳沙忻在摩根大通醫療健康年會上的演講幾乎沒有提到傳染病，而且十二年的虧損早已考驗著BioNTech股東的耐心，他們希望在未來幾個月，看到幾種癌症的療法有所突破。如今，在對新病毒所知無幾的狀況下，他們必須組織一個團隊，選擇要分離冠狀病毒的哪個部分、選擇用什麼類型的材料來包裹mRNA，還要決定劑量的大小，以及要用單次注射或是以結合追加劑的形式來做實驗。如果注射疫苗最後引發疾病、過敏反應，或者激發出來的免

疫反應很微弱，他們必須一步一步往回推，用排除法找出過程中是哪裡出了問題。這是風險很高的一步棋。

　　但吳沙忻和圖雷西也知道，這場跟病毒的競賽已然展開，每一週都很重要。他們不想被病毒甩在後頭，琢磨「要是當初……會如何？」2020年1月24日，全世界的確診病例還不到一千例。1月25日，吳沙忻和圖雷西已私下承諾會製造疫苗。到了1月26日星期天的晚上，吳沙忻設計出八種不同的候選疫苗，並概略描繪出它們的製造計畫。

　　隔天，慕尼黑大學附設醫院傳染病和熱帶醫學科出現德國第一起新冠病毒確診病例，病患是巴伐利亞一間汽車零件供應商的三十三歲員工，他出現了類流感的症狀[22]。那時，BioNTech即將展開一項部署數百名員工、花費數百萬歐元的計畫，利用未經檢驗的平台來開發疫苗，面對一項當時還未被正名的威脅。

第二章
光速計畫

　　收音機對童年時吳沙忻的家來說很重要。每個工作日的傍晚，結束在科隆福特工廠生產線上辛苦的輪班工作，吳沙忻的父親伊赫桑（Ihsan）回到家以後，會胡亂地擺動這小型無線裝置的天線，直到它那微小的喇叭不再沙沙作響，隱約傳來土耳其民間歌謠為止。

　　1970年代初期，安卡拉廣播電台（Ankara Radio）的綜藝節目以及珍愛的唱片收藏，是這家人為了尋找經濟機會而離鄉後，少數還能與家鄉維持聯繫的寶貴方法。

　　但讓伊赫桑惱火的是，從西德接收三千公里外傳來的短波訊號不是很穩定。下班途中，伊赫桑到在地的二手商店買了一台縫紉機給吳沙忻的母親，為家裡添購了一台留聲機，還買了好幾台收音機，希望他最愛的電台音質能有所改善。

　　破舊的設備老是需要維修。「到了週末，我會看著父親把工具攤在廚房的桌子上，」吳沙忻說道：「耐心地嘗試修理通常已經破損不堪的家電。」看著父親修東西的過程對吳沙忻來說很折磨，他跟許多孩子一樣，幻想自己是個工程師，渴望出手幫忙。

　　吳沙忻清楚記得自己激動地大聲告訴父親該怎麼修理，不

過，充滿愛心但生性嚴肅的伊赫桑認為小孩子不要多嘴。「父親當然是忽略了我的指示，繼續他認為對的做法，」憶起童年挫折時光的吳沙忻這麼說：「只有他陷入困頓的時候我才有機會。」試過了各種辦法都沒用以後，伊赫桑才會勉為其難地、默默地遵從吳沙忻的建議。於是，收音機又開始發出聲音了。

決定將公司大量資源投入製造冠狀病毒疫苗之後的那個星期二早上，騎著腳踏車上班途中，吳沙忻腦中湧現有關父親和收音機的回憶。他說他那時就發現「人們必須說服自己」。青少年時期，吳沙忻的這個觀點，更受到批判理性論哲學家波普爾（Karl Popper）的強化。

吳沙忻是在趁著母親逛百貨公司的幾小時裡，跑進附近書店看書時，偶然間發現了波普爾的作品。波普爾相信，要通向所謂的「真理」，人們必須向「經驗的法庭」（tribunal of experience）提出充滿想像力的大膽假設[23]。如果，一項建議或一個想法在經歷反駁之後（就像伊赫桑用他的螺絲起子試遍了其他各種做法那樣），還能夠倖存下來，就會留下確鑿的事實。「我學會保持耐心，」吳沙忻這麼說，他的想法通常飛奔在那些他打算說服的人之前，他說：「並相信現實終會贏得勝利。」

在其他任何時候，這個原則都是值得堅守的信念，伴著吳沙忻走過擔任醫生、研究人員和創投企業家的時期。但在那個1月的多雲早晨，奮力踩著單車的吳沙忻知道（意識到汽車駕駛在交通上浪費了多少時間後，吳沙忻放棄了取得駕照的念頭），這一次他無法等待其他人弄懂他的想法。

他在週末隨手進行的統計預測結果很明確：一場全球大流行病正在發生，所有非臨床的方法——勤洗手、戴口罩、檢疫或封鎖——都阻止不了這場大流行病。疫苗也許可以，但前提是疫苗必須及時出現。

吳沙忻需要把這份急迫分享給董事會成員，他們正在BioNTech明亮的總部裡等著開週會。當吳沙忻騎著藍銀兩色相間的登山車經過梅因茲的哥德式聖史蒂芬教堂，從夏卡爾（Marc Chagall）創作的著名彩繪玻璃前呼嘯而過時，他心想，每一天，真的都很重要。

▌過度樂觀

這是件難事。在吳沙忻通勤的十五分鐘裡，有報導證實中國的確診病例數從一天七百例，增加到一天近三千例。歐洲各國正在準備返國專機接回滯留在武漢的公民。因為擔心病毒會傷害到許多公司，如在中國有大量業務的德國國航漢莎航空，德國的藍籌股指數（也就是Dax指數），開盤就跌了將近1.5%。但當時在中國以外的世界各地，確診病例數總共只有五十例左右。

德國衛生部長史巴恩（Jens Spahn）告訴柏林媒體，面對這個病毒，德國已經做好「充分準備」。幾天前，德國衛生機構羅伯特科赫研究所（Robert Koch Institute）的所長，在接受德國國家電視台採訪時，聽起來也同樣樂觀，當問到他對這場奇特疾病的看法時，他說：「總而言之，我們並不預期這個病毒會在世界各地快速傳播。」[24]當時的氛圍還不至於過度恐慌。

早上八點，吳沙忻走進他那間沒什麼裝潢的辦公室，看著三位圍坐在白色大桌子前的執行董事，他們的臉上沒有恐慌跡象。舊金山的摩根大通醫療健康年會和後續接踵而來的會議，已經搞得大家筋疲力竭，此時他們的注意力有一半放在即將來臨的冬季假期，以及阿爾卑斯山的滑雪之旅。三人準備討論的事項包括收購Neon公司的預定計畫，也就是吳沙忻赴美的馬拉松行程中，曾造訪的位於波士頓的新創公司，以及進一步募資來滿足即將開展的癌症藥物臨床試驗成本。

但吳沙忻沒有按照原訂的討論要點，而是用了讓三位董事心生不祥預感的一句話，開啟了這次會議：「最近我一直在閱讀……」

等為了提高每日步行數而走路上班的圖雷西也加入會議之後，吳沙忻重述一遍他在週末所做的研究，從偶然間在《刺胳針》期刊上發現的文章，到搞清楚武漢的交通運輸情況。

他補充說道，過去幾天出現了更重要的資訊。這個冠狀病毒似乎有兩週的潛伏期[25]，使得無症狀傳播變得更加容易。「如果今天有肺炎病人在歐洲就醫，」他告訴在場的大家：「沒有人會認為他們罹患了類似SARS的疾病。」在任何一位醫生意識到自己正在面對什麼疾病之前，病人已經把疾病傳染給好幾個人。這個新型的病原體就像已經兵臨城下的隱形敵人，而且可能早已出現在他們聚集的校園附近。

吳沙忻讓董事會成員知道他在星期天傍晚做出的可怕預測：人類很快就要面臨幾十年來第一場失控的大流行病。接著，吳沙

忻告訴他們，打從得出這個結論後，他一直在做些什麼事情。

▌ 1月驚喜

二十二個小時前，這個相同的空間一樣熱鬧滾滾。當圖雷西離開去準備即將在奧地利茵斯布魯克（Innsbruck）展開的客座演講時，吳沙忻召集了BioNTech大多數部門的領導者，以及公司裡少數幾位傳染病專家來到他的辦公室。

吳沙忻刻意把辦公室安插在一排實驗室之中，方便他時不時從門後探出頭來，跟公司的技術人員閒聊幾句。在接連不斷的會議中，吳沙忻簡短地重述他的發現，告訴大家他已迅速做了決定，要針對在中國出現的病毒開發疫苗。

幾乎沒有人為此感到驚訝。BioNTech的員工已經很習慣在耶誕假期結束後，接受吳沙忻一年一度的「1月驚喜」。放假期間有更多時間思考，吳沙忻通常會把注意力集中在範圍特別窄的主題上，通常是已經走進死胡同的主題。

舉例來說，2018年，一種黑色素瘤的藥物在人體試驗中引發了強烈的免疫反應，但出於某種原因，只有少部分的病人腫瘤真的縮小了。他們確實把武器製造出來了，但這些武器的火力並非總是那麼足夠。

2019年新年期間，吳沙忻讀了近幾十年來所有相關文獻，並趁著休假和圖雷西討論一番之後，提出了一個有潛力的解決方案：利用一種經過改良、可強化免疫系統狙擊手火力的分子，搭配黑色素瘤的藥物一起使用。他立刻組織一個團隊投入這項新計

畫，這讓某些主管略有微詞。公司裡最資深的其中一位科學家克萊德（Sebastian Kreiter）回憶道：「我們經常展開新計畫，而且新計畫總是最熱門的計畫，直到它不再火熱為止。」

吳沙忻清楚表示，這次不一樣。他最新發想的計畫跟測試新的想法無關，而是跟執行有關。從這天起，公司將傾盡所有可用資源來即時回應這起傳染病爆發事件。

吳沙忻告訴如今擠在辦公室裡的這些人，他在週末期間就已經開始行動：根據公司現有的mRNA平台，草擬了八種可能的冠狀病毒疫苗開發計畫。每一種計畫的化學設計、分子設計或針對目標都不盡相同。但這只是各種潛在組合中的一小部分。他要求公司的選殖團隊把目光投向這些組合架構，並且「想出更多補充建議」。

接著，他要求負責「在動物身上測試有潛力的疫苗」的人員設計並準備進行相關研究，並要求負責製造的mRNA專家準備生產比以往更多的臨床試驗材料。吳沙忻說：「我們必須變成一間疫苗製造公司。」他補充說道，未來幾天會有更詳細的計畫成形，但目前，每個人都必須回到自己的工作崗位上開始動起來，這是第一要務。

▌不可能的任務

公司裡的資深主管也跟吳沙忻和圖雷西一樣，都不是流行病專家。但他們都很清楚，透過藥物開發的過程來及時製造全新疫苗，並藉此阻止大流行病的蔓延，這樣的企圖在過去從未成功

過，而且幾乎可說是徹底失敗。於是有些人提出反對，他們認為把BioNTech有史以來第一種藥物推向市場，在過程中的連續步驟上，幾乎是不可能加速的。

首先，他們需要完成大量的臨床前工作，包括設計疫苗，並在實驗室以細胞為材料進行試驗，光是這個步驟可能就需要好幾個月。若是有了鼓舞人心的結果，他們得接著做研究，確認疫苗對哺乳動物是否有效，以及對齧齒類動物是否有毒。

萬一實驗用的大鼠因為注射疫苗的關係而發展成重病或死亡，BioNTech就得被迫重新設計疫苗。這就是所謂的毒理試驗，是不可能迅速完成的步驟。設計實驗、獲得當局批准、編寫必要文件，以及嚴密監測受試動物的反應，光是這些程序就得花掉半年時間。

有了從臨床前研究得出的正向數據，BioNTech才能夠申請授權，在人類身上進行臨床試驗。他們得進行一期臨床試驗，受試者是數十位健康的自願受試者，這階段只是要評估正確的劑量，以及看看疫苗是否會引起危險的副作用。接著進入二期臨床試驗，對幾千名受試者進行評估。然後還需要進行三期全球臨床試驗，需要數萬名來自不同年齡層、不同種族和不同地理區的受試者，目的是確認疫苗的有效性。

以面對致命的伊波拉病毒來說，疫苗開發過程已經相當有效率，但就算如此，臨床試驗階段也花了將近四年才完成。在這樣漫長且所費不貲的過程中，冠狀病毒疫苗隨時可能失敗，要不是沒有引發免疫反應，要不就是帶來嚴重的副作用，如果這樣的話

BioNTech 就得回到重新設計的階段。

但吳沙忻把大絕招留到最後才說。他說，為了提升即時生產有效疫苗的機會，BioNTech 將徹底改寫疫苗製造商的遊戲規則。BioNTech 負擔不起只針對某個原型疫苗進行測試，萬一沒用就捨棄它，然後一次次從頭來過。

取而代之的策略，是吳沙忻在癌症藥物漫長的開發過程中，因為屢感挫折而已經思索一陣子的方法。「我們不能只針對一個候選疫苗進行測試，這是把所有雞蛋都放在同一個籃子裡，」他這麼告訴擠在小房間裡的大家，這時他的辦公室開始像公車總站一樣擁擠。他說：「我們必須同時創造並測試多種候選疫苗。」

■ 光速計畫

通常，藥物開發的過程有點像是穿越花園迷宮，在走過幾次死路以後，終究會重見光明。面對迫在眉睫的全球大流行病，吳沙忻說道，BioNTech 要加快速度。他們會把好幾項設計同時送進臨床前試驗研究這座迷宮裡，然後帶著第一個走出迷宮的設計繼續前進。

這一系列的候選疫苗將在實驗室、受試動物，最終在人類身上接受嚴格的試驗。在任何一個階段，安全性或效力不足的參賽疫苗將被捨棄，由最後的贏家勝出。BioNTech 沒有時間改善那些令人失望的候選疫苗，或者等待進度落後但有前途的候選疫苗迎頭趕上。第一個闖出迷宮的就會是最終的疫苗。

此時距離世界衛生組織宣布冠狀病毒疫情進入全球大流行還

有六週，距離川普的白宮啟動名為「曲速行動」（Operation Warp Speed）的疫苗開發計畫還有四個月。截至此時，還沒有任何報導指出有中國以外的死亡病例。

但就在這個星期一即將結束前，BioNTech已然展開一項為期十一個月，打破現代所有製藥紀錄的行動。在吳沙忻的驅策之下，這間公司將會在「符合物理定律的條件下盡快前進」。憑藉超級英雄電影影迷所具備的戲劇感，吳沙忻早已為這次歷史級的任務想好名稱。「我們就稱之為……」他站在白板前，一邊說一邊寫下──「光速計畫」。

以前，每週一早上的會議，吳沙忻不需要花太多心力說服這些科學夥伴。但接下來這天，當吳沙忻把這項大膽的計畫告訴董事會成員後，他感覺到自己尚未贏得辦公室裡的民心。雖然公司的醫療長圖雷西認真看待吳沙忻的預測，但在2012年時以首位外人身分加入BioNTech的英國籍商務長馬雷特（Sean Marett），對於擔心遠在八千公里外的病原體一事感到質疑。

「我的回應是：『這發生在中國，為什麼你會認為這是個問題？』」馬雷特如此說道：「這病毒看起來離我們很遙遠，只是曇花一現罷了。」BioNTech財務長、一頭蓬髮的波伊廷（Sierk Poetting），以及幾週前晉升策略長的美國投資銀行家李察森（Ryan Richardson），也對這件事有所保留。

顯然，吳沙忻得做點說服的工作。他不願被迫秀出屍體堆疊如山的照片來說服其他董事會成員接受他的論點。但吳沙忻需要他們瞭解，在最好的狀況下，這樣的末日場景也會在幾週後到

來。如果要像波普爾那樣等著現實來驗證他的說法，那就為時已晚了。

▌致命曲線

考慮到這一點，吳沙忻走向白板，開始概略的畫了一張圖，這張圖很快就成為世界各地政府簡報中熟悉的畫面，圖中顯示感染人數沿著一條陡峭的曲線呈指數型增長。「我記得他說：『到處都會是這樣』，」李察森回憶道：「他說：『這將會成為歐洲、美國以及我們公司的問題。』意思就是公司員工要面對的問題。我心想，天啊！這真是具體。」

吳沙忻繼續給大家上了有關全球大流行病傳播速度和傳播軌跡的歷史課。他強調，即使此時事態看起來還不算太糟，但情況很有可能在短時間內急轉直下。

他說，1918年4月，第一波西班牙流感的致命程度，不會比季節性流感來得高。儘管它確實以令人擔心的速度在第一次世界大戰戰場上的軍隊裡流傳，但大部分死亡的個體都是年長、體虛或非常年幼的人。接著，在同年的10月到12月，掀起了一波更致命的浪潮，起因是那些在醫院接受治療的重症患者，把疾病傳染給醫生和其他病人。據估計，這三個月內的死亡人數為兩千萬人，其中包括大量二十五至三十五歲的青年。

幸運的是，截至此時還沒有明顯的跡象指出武漢病毒對健康的年輕人有威脅。在中國的少數幾十例死亡病例，絕大部分都是超過六十五歲的年長者，其中有許多本來就患有糖尿病或高血壓

的症狀。

但就在幾天前，湖北當局透露，一名原本身強體健的三十六歲男性，在入院兩週後死亡，在醫院時接受過抗病毒藥物和抗生素的治療[26]。吳沙忻警告這可能就是大難來臨的前兆。在病毒和人類宿主之間的演化軍備賽，病原體持續改變軍隊配置的方式，想要閃躲人體既有的抗病毒防禦機制[27]。此時，這個冠狀病毒的破壞力並不算特別大，但它有可能突然發生突變，感染年輕人和身體強壯的人。

另一種可怕的劇情發展是，病毒的感染率可能提升，用更快的時間感染更多人。「一切會在短短三個月內結束，」吳沙忻說道，停屍間大爆滿，全球人口早在實驗室製造出疫苗前就已大量減少，更別提疫苗的生產和分配了。每一天都很重要。

如果這次冠狀病毒爆發的疫情發生在兩年前，BioNTech的董事不會考慮接受製造疫苗的想法。但多虧近年來公司的技術平台有所提升，吳沙忻深信公司具備可以回應這場大流行病的工具。現在看來，透過他們專有的平台製造mRNA疫苗是相對單純的做法，如果能夠及時交付，mRNA冠狀病毒疫苗提供救援的時間點，會比傳統疫苗早上許多。「我認為，」吳沙忻說道：「我們應該全力以赴。」

▌突破的風險

然而，BioNTech已經不再是新興公司。在10月上市之後，BioNTech就必須考慮外界如何看待它在業界的樞紐位置。優先處

理冠狀病毒疫苗無疑會推遲它們正在進行的癌症計畫。「那間辦公室裡有些人抱持著懷疑態度，」李察森談到吳沙忻的提議時這麼說：「他們認為那會分散公司的注意力。」

在這位美國基金經理人的眼裡，BioNTech 不是一間跟傳染病有關的企業。「我們的股價動能非常好，」李察森擔心宣布一項昂貴的新計畫來對付一個沒有人太認真看待的威脅，會嚇壞公司股東。他表示：「投資者認為我們是一間致力於腫瘤的公司。」BioNTech 在十一年內累積了超過四億歐元的債務，他們需要盡快籌措資金。未能實現既定的目標將會讓一切變得更加困難。

如果公司倉卒魯莽地投入冠狀病毒疫苗的開發計畫，而且最後沒有成功。「那有可能就是 BioNTech 的末日，」同為董事會成員的馬雷特這麼說。自從公司 10 月在紐約那斯達克股票交易所掛牌上市以來，董事會有義務製作會議紀錄，以便在公司治理遭遇挑戰時，可以回顧會議紀錄。在德國的法律制度下，如果公司做出代價高昂的錯誤決策，所有董事會成員都要負起相同責任。

另外，還有聲譽受損的風險。BioNTech 是靠著自身的技術潛力走到這一步。對這間幾乎可說沒沒無名的公司而言，開發冠狀病毒疫苗的計畫固然會引起一陣轟動，但失敗以終或開發時間過長的機會也很大。許多橫陳在眼前的關鍵任務，例如從進行大型臨床試驗，到製造大量藥物，都是這間公司從未嘗試過的任務，更別說要以擊敗大流行病的速度和規模來進行。

如果光速計畫效果不彰，「很有可能會讓公司陷入困境，」圖雷西在董事會議上如此承認。「另一方面，」但她補充道：

「一場火力全開的大流行病無論如何都會對公司和我們的員工構成威脅。」如果 BioNTech 有能力自己製造疫苗，為什麼要等待其他人來引導世界擺脫這個迫在眉睫的危機？圖雷西問道：「我們難道不應該至少做點努力嗎？」

辦公室裡沉默了幾秒。雖然需要信心的提升才有辦法做決定，但面對圖雷西提問，三人最終都同意了，因為他們都相信圖雷西和吳沙忻的直覺。他們不是為了拒絕宏大的想法而加入 BioNTech 的。

馬雷特過去一直待在一間小型生技公司工作，2003 年在尋找商業夥伴時遇見了吳沙忻。吳沙忻向馬雷特講述了一套他認為可以治癒癌症的技術。馬雷特回憶道：「我心想，這會是本世紀最宏大的一個想法，我真的這麼想。」

李察森則是一直在摩根大通從事醫療財務的工作，也是跟吳沙忻和圖雷西接洽處理甘尼美製藥公司（吳沙忻和圖雷西成立的第一間公司）出售業務的團隊成員之一，因此認識了這對夫妻。當 BioNTech 準備進行首次公開發行時，吳沙忻和圖雷西詢問李察森是否願意加入他們。李察森拒絕過許多來自其他機構的相似邀請，但這次「跟以往不可相提並論，」他這麼說：「這是間一開始就懷抱雄心壯志的公司。」他辭掉了待遇優渥的工作，加入這對夫妻的行列。

波伊廷是一位訓練有素的物理學家，一直在管理諮詢公司麥肯錫（McKinsey & Company）擔任管理顧問。史特朗曼（Strüngmanns，最終選擇資助 BioNTech 的巴伐利亞億萬富翁）打

算出售前一間公司時，曾邀請波伊廷提供建議。

2007年，為史特朗曼管理投資工具的傑格爾告訴波伊廷：「我在梅因茲找到了歐洲版的基因泰克（Genentech）。」基因泰克是一間非常成功的美國生技公司，當時已經加入大型製藥商的行列。

不久後，波伊廷和吳沙忻在慕尼黑的一間酒吧碰面，兩人談了好幾個小時。波伊廷說道：「吳沙忻那種述說自己科學故事的方式，會讓你覺得『喔，這一定會成功』。」波伊廷一直想成為參與登月計畫的太空人，這次，他覺得機會來了。

馬雷特、李察森和波伊廷已經被吳沙忻說服了。接下來幾週，他們要負責限制公司花費在冠狀病毒計畫上的金額。這段時間，他們會更清楚地瞭解這場疾病傳播的速度有多快，並掌握疫苗的開發進度，他們認為，這是值得一試的風險。「吳沙忻通常都是對的，」波伊廷這麼說：「所以我們心想，那就支持他吧！」董事會會繼續監控情況，在必要時懸崖勒馬。於是，三人一致同意放行光速計畫。

▌開工

就在大家啜飲已經不冷不熱的咖啡時，討論轉向了實際面。從一開始，每個人扮演的角色和要承擔的責任就很清楚。波伊廷負責供應鏈和產能，以及管理資金。馬雷特則是負責和其他可能對BioNTech有幫助的公司進行對話，對於促成任何有可能的合作關係，他那不帶感情的談判技巧很重要。李察森要在適當的時機

讓金融市場知道他們的整體策略。圖雷西在準備進行臨床試驗之餘,還要監督科學研究的進度。

至於吳沙忻,他主要的工作是「消除閒置期」。他說,光速計畫團隊進行早期試驗期間,可能不會有任何停頓,必須安排工作人員的班表以確保不分晝夜地進行計畫。

接著,他提出一個立即開始執行,共包含四個步驟的方法。第一步,準備在實驗室以及齧齒類動物身上進行必要的臨床前試驗;第二步,組織一個團隊負責設計人體試驗,並在全世界尋找可以幫助BioNTech進行這類試驗的合作夥伴;第三步,擴大產能以確保公司能夠提供疫苗給任何一個想要的人;第四步是為全球第一個獲得許可的mRNA藥物進行商品化的準備。

早在前一天,也就是星期一,吳沙忻就已指示員工進行第一步。「大家同意的話,明天開始進行第二步,」他這麼告訴董事會,「第三步所需要的金額會相當龐大,」他說,「但如果想要有所作為,我們必須趕快開始。」

接下來,圖雷西負責處理BioNTech一千兩百名員工中,有多少人願意投入這項任務的問題。「如果一場火力全開的世界大流行病來襲,」她說道:「無論如何,我們的癌症試驗都無法全速進行。」為冠狀病毒疫苗計畫騰出人手,也許是合理的做法。「在世界癱瘓的時候,還能做些有用的事,」她說:「也許是一種福氣。」

不管借調了多少員工來支援光速計畫團隊,BioNTech內部能做的事情還是有限。他們有足夠的人才和資源來完成這項雄偉

計畫的初期步驟，他們有進行癌症藥物一期和二期人體試驗的經驗，也和幫助他們進行這些研究的廠商建立了穩固關係。

要組織涉及特定癌症晚期病患的臨床試驗已經相當複雜，但預防性疫苗開發過程中所需的健康自願受試者數量，會比BioNTech目前為止所有研究使用到的受試者總量還要高出好幾個等級。自從2012年開始，接受過BioNTech提供mRNA藥物的人數僅僅四百人出頭。但是，冠狀病毒疫苗的試驗卻需要幾萬名的受試者。

BioNTech還需要在多個國家申請商業授權。這項繁雜的任務包含準備供應鏈和分銷網絡、建立銷售團隊、編寫提供給病人和醫療服務機構的參考資料等等。在冠狀病毒來襲之前，BioNTech距離推出第一種核准上市的藥物還有幾年時間，整個公司只有一名員工負責商品化的工作。說到銷售、行銷和媒體關係，BioNTech毫無經驗。

有一段時間，公司董事會考慮建立這些能力。畢竟，公司的長期目標是成為一間完全整合的生物製藥業者，能夠進行各類尖端研究，同時也能把自家的創新產品推向市場。「我們意識到這件事是無法獨力完成的，」馬雷特這麼說。要花費的時間太長，而且速度是最優先的考量。光速計畫需要大公司的幫助。

▍亟需援手

多年來，BioNTech建立了幾個研究和開發的夥伴關係，對象包括歐洲的製藥巨擘賽諾菲（Sanofi）和羅氏（Roche）。但他

們建立的良好夥伴關係中，只有一條支線專注於傳染病，也就是BioNTech在2018年和輝瑞藥廠簽署的合作協議，目的是開發流感的mRNA疫苗。來自美國的輝瑞對BioNTech在技術上的進步有濃厚興趣，可能會有興趣加入冠狀病毒的疫苗開發計畫，前提是他們得認為這個新類型的藥物在未來疫情爆發時可以派上用場。輝瑞顯然是合作首選。

在1月27日星期一展開光速計畫之後，吳沙忻悄悄找上了分子生物學家基瑟（Holger Kissel）。基瑟的職業生涯大部分在紐約度過，後來進入BioNTech業務發展部門。基瑟一直參與和輝瑞建立流感疫苗開發關係的談判工作，也跟輝瑞的管理階層建立了友好關係。吳沙忻詢問基瑟是否願意撥個電話給輝瑞的病毒疫苗科學長兼美國集團副總裁多米策（Phil Dormitzer），衡量對方跟BioNTech進一步合作的意願？

不久後，基瑟寫了封電子郵件轉達這樣的意圖，郵件的主旨寫著：「武漢冠狀病毒」。

星期二下午三點三十分，董事會會議結束不久後，吳沙忻加入了基瑟和多米策的通話。寒暄一陣之後，這位來自美國的高層主管切入主題：「兩位，」基瑟記得多米策這麼說：「這行不通的。」

業界經驗豐富的多米策曾在諾華製藥（Novartis）工作，帶領這個來自瑞士的集團回應流感的大流行，也曾參與是否要製造SARS及MERS疫苗的討論工作。在任何相關計畫展開之前，透過公共衛生措施就已經控制住這兩個病原體，而且多米策相信，

新冠病毒也會是同樣的情形。他說：「我的假設是，這個病毒會受到控制。」

此外，經驗告訴多米策疫苗總是來得太遲，即使相關技術已經很純熟。多米策本身是一位RNA專家（他說道：「這是輝瑞雇用我的原因之一。」），也是在背後驅策BioNTech與輝瑞合作開發流感疫苗的助力。他對RNA知之甚詳，也清楚RNA的局限。他提到BioNTech的mRNA平台從未用於傳染病的臨床試驗中，而且沒有證據顯示它能夠戰勝大流行病。

吳沙忻重述了過去四十八小時他對公司其他人提出的論點。多米策禮貌性地表示會考慮一下。然而，幾小時後，他傳來一封電子郵件，信中提到他已和輝瑞的其他同事討論過這項提議，大家一致認為BioNTech的技術還不夠成熟，不足以面對這個挑戰。

一年多以後，我問吳沙忻，在發起職業生涯中最重要的計畫僅僅幾個小時之後，他如何面對這次拒絕？「用失望來形容是不對的，」他說：「多米策根據經驗做出的評估很合理，而我也明白當時我們是說服不了輝瑞的。」在1970年代看著父親擺弄收音機天線時所學到的教訓，正在吳沙忻腦中迴盪。他認為，輝瑞這間大型製藥公司面對這場全球健康危機只是「遲早的事」。年輕的吳沙忻在波普爾那裡學到，現實終會贏得勝利。他還是堅信，這場在武漢爆發的疫情，符合了世界大流行的所有條件。

▌ 對「基因療法」的恐懼

輝瑞的拒絕並沒有阻止吳沙忻前進，他開始注意清單上的下

一項任務：應付監管機構。

他已經動員了一組團隊，讓他們同時研究好幾個疫苗建構體，加速這個在疫苗開發過程中，唯一可由BioNTech完全掌控的部分，也就是臨床前的階段。

截至此時，他已嘗試說服大型合作夥伴幫忙完成疫苗開發過程的最後階段，也就是大規模的臨床試驗和取得藥物的許可證，結果是失敗的，但這件事還可以等。眼下更迫切的問題是準備進行中間階段：在人體注射一種完全未經證實的疫苗。

就算光速計畫只是準備起步，也需要監管機構在一開始就參與進來。他們必須跟BioNTech合作制定出臨床試驗的安全需求清單，在把針頭刺進第一位健康自願受試者的手臂之前，光速計畫團隊必須達到這些要求。

自從吳沙忻和圖雷西首度把注意力轉向mRNA以來，這幾十年間，mRNA藥物的監管程序進展緩慢。1990年代末期，美國食品藥物管理局（Food and Drug Administration，FDA）和歐洲藥品管理局（European Medicines Agency，EMA）仍廣泛地將核酸藥物，也就是以DNA或RNA為基礎的藥物，定義為「基因療法」（gene therapy）。

在反對疫苗接種的聲浪中，這類藥物接受到異常激動的評論，有時還被比擬為一種創造科學怪人式的新興療法。一些嚇人的故事提到遺傳工程會在身上留下恆久的改造，像是觀察到有些以DNA為基礎的疫苗確實會對既有的基因組進行修改。其實，mRNA完成任務之後，幾分鐘內就會被人體分解，所以不會造成

這樣的傷害。mRNA分子被分解的地點在人類細胞的細胞核外，極不可能造成DNA改變。

監管機構，包括德國的保羅埃里希研究所（Paul Ehrlich Institute，PEI）在內，都知道mRNA有這樣的分子特性。事實上，PEI在幾年前就要求BioNTech進行研究，確認mRNA是不是真的很快就消失在人體裡。

自BioNTech在2012年首度讓癌症患者使用第一代的mRNA藥物以來，吳沙忻和圖雷西已經花了好幾百個小時向PEI和各國相關當局報告成果。多虧了與這些機構密切合作，BioNTech的臨床試驗才能快速擴展，在歐洲各地、北美洲和澳洲進行研究，讓重病患者接受BioNTech的療法。

2020年，當這對夫妻決定致力於開發冠狀病毒疫苗時，國際間對於mRNA藥物的核准需求尚未達成一致。但在美國，尤其是德國，已經有些基礎了。

▌ 監管機構PEI

在2000年代晚期，德國的國家級監管機構PEI無意間發現自己正處於mRNA研究團體的中心位置。這個以諾貝爾獎得主、免疫療法及化學療法先鋒保羅・埃里希為名的機構，監督著兩間年輕的公司，一間是2000年成立於杜賓根（Tübingen，位於德國西南部）的CureVac，另一間就是八年後成立於梅因茲的BioNTech。

放眼全球，這兩間公司都處於mRNA研究的前沿，同樣熱切地想要在人體上試驗他們的技術。儘管比起美國的監管機構，

PEI的態度較為謹慎和保守，但由於已經與這兩間新興公司合作過，因此已開發出有關mRNA疫苗的監管架構，來確保mRNA可以安全地用於人體。

PEI的員工甚至和包括吳沙忻及圖雷西在內的mRNA先驅們合著科學論文[28]。吳沙忻和圖雷西還參加了PEI舉辦的「研究交流活動」，其實就是詳細討論醫學研究新領域的研討會，讓創新研究者和監管機構人員可以一起瞭解mRNA之類的新技術。

儘管在德國本土展開臨床試驗會遇到的官僚障礙比在其他國家來得高，很重要的原因是德國的道德倫理委員會很嚴格而且權力分散，但BioNTech還是繼續在德國進行癌症相關試驗的重要部分，一大原因是因為他們和PEI的關係。

監管機構瞭解mRNA的狀況，並且認為mRNA可以為這個領域帶來相當程度的迅速躍進。吳沙忻和PEI的領導人、生化學家奇楚克（Klaus Cichutek）已發展出氣氛融洽的合作方式。

那個星期二，在跟董事們開完會，與輝瑞通話前的空檔，吳沙忻拿起電話直接打給奇楚克。他迫切需要跟PEI的專家們預約開會時間，請他們提供科學建議，一起研擬疫苗開發的策略，並為光速計畫的團隊設計一份未來幾週要完成的任務清單。其中包含PEI授權臨床試驗前必不可少的要求，如實驗室試驗和動物試驗如何進行，以及要制定哪些品管措施來確保製藥品質達到一致的標準。平常，跟專家預約時間討論這些事項起碼要等三個月。吳沙忻需要立刻插隊。

和奇楚克對話的過程中，吳沙忻強調他非常認真看待這次冠

狀病毒的爆發，BioNTech已經啟動開發疫苗的計畫，並且從其他計畫借調人手投入其中。「我們希望愈快愈好，」吳沙忻回憶道：「但首先，我們需要監管單位的意見回饋。」

▌ 挑戰極速

曾研究過DNA和載體疫苗的監管機構負責人對這樣的要求並不意外。奇楚克認為BioNTech的疫苗計畫「是先前研究工作的自然延伸」。身為實驗療法的早期重要人物，奇楚克表示會幫忙，並為這場會議「找出一個有空的日期」，他說道：「這不是給吳沙忻的特殊待遇。」PEI早已為許多其他製藥商提供緊急建議，也針對所有跟冠狀病毒有關的請求，取消行政費用。

吳沙忻沒有透露自己想要尋求的速度，比奇楚克想像中還要快上許多。有了監管機構的「善意」，吳沙忻告訴同事，到了這一年年底，經核准的安全藥物可能會出現在世界各地。他提出預告：「我們這是在挑戰可能性的極限。」

兩天後的星期四，奇楚克回電了。他說，只要BioNTech能夠提早幾天發送一份有關疫苗計畫摘要的詳細簡報檔，讓他們的員工有機會仔細研究其中細節，PEI的專家小組也許能在下週末安排會議。

就算是在最平靜無波的時刻，編寫奇楚克要求的文件，即科學建議摘要（briefing book for scientific advice），也是一件複雜的任務，這需要對潛在藥物開發過程中的每一層面做全面性的詳細報告，從基礎技術到使用的原料和活性成分，再到精確設計以小

鼠和靈長類動物為受試對象的臨床前安全性研究。

通常，這需要用四到六週的時間來完成，BioNTech只有不到五天的時間，而且一切得從零開始，他們得用比以往更快的速度動起來。事實上，這是業界有史以來最快的速度。

公司裡只有一個人能完成這件任務，那就是加入BioNTech不到兩年的羅珊巴姆（Corinna Rosenbaum）。在和輝瑞合作開發流感疫苗的計畫中，她擔任主要專案經理；2019年BioNTech向PEI報告這項計畫時，也是由她經手處理。

身為專業的研發協調員，羅珊巴姆可以為團隊領導者挑選適合的人手，加入已經啟動的光速計畫，確保大家溝通無礙，並負責監督預算。1月30日星期四，吳沙忻傳送了一封電子郵件給她，主旨是：「十分鐘內能到我辦公室嗎？」令吳沙忻驚訝的是，他沒有得到任何回音。

羅珊巴姆在家裡享受第一天休班的日子。為了多花點時間陪伴兩歲大的兒子，她減少了五分之一的工作時間。忙碌的開飯時間導致她錯過了吳沙忻的訊息；兩小時後，她查看手機才發現有許多未接來電和標示為重要的電子郵件。

當她回電瞭解情況時才被告知，由於她有向監管機構報告預防型疫苗的經驗，吳沙忻希望她帶領公司對抗正在中國肆虐的新型冠狀病毒。除了一些報導片段，以及偶然一見的線上新聞，羅珊巴姆幾乎沒聽過這個病原體。但站在一項醫學突破的風口浪尖上，這前景令人振奮，實在不容錯過。她形容道：「這就像是開始有背景音樂響起的電影場景。」幾分鐘內，她回覆了吳沙忻的

電子郵件，信中提到她已經「準備好接受任務」，明天早上就會去吳沙忻的辦公室報到。

星期五早上九點，羅珊巴姆和十幾位 BioNTech 的主管出現在吳沙忻辦公室的白桌前。還穿著自行車裝的吳沙忻流暢地解釋著他是如何根據數據預測這個冠狀病毒將快速傳播，以及它如何無可避免地會帶來大量的死亡人數。雖然在一般大眾尚未感到憂心時，吳沙忻的說法似乎很奇怪。

羅珊巴姆加入的這間癌症公司，即將轉變為消滅這場傳染病的重要力量。然而，眼前的障礙是 PEI 準備在六天後，也就是下個星期四跟 BioNTech 開會。「我們需要在幾天內提出科學建議，」吳沙忻說的就是準備給專家小組的簡報檔，他說：「這需要大家共同努力。」

在大多數人眼中，監管機構是強力執行一套指令和規則，沒有任何彈性空間的古板組織。但這些冷峻嚴肅的官方機構背後有幾百名科學家，長年來的工作經驗告訴他們，科學進步不會出現在某一個定義明確的科學類別裡。即使面對最為保守的機構，申請臨床試驗的核可過程都是從開放式對話開始。就像法庭一樣，只要他們能提出令人信服、且有科學數據支持的論點，PEI 等機構的專家就可以自由地詮釋他們的「法規」。

羅珊巴姆就像面對法官的律師，她必須確保 BioNTech 提出的是最佳方案。圖雷西精心製作了篇幅五十頁的摘要文件，內容提到 BioNTech 具備打造安全且成功的藥物所需的材料、技術和專業知識。不僅如此，這份文件和隨後的討論過程，最終目的是說服

PEI相信，得到一個冠狀病毒疫苗的好處，大過於對一組未經測試的mRNA建構體進行臨床試驗的風險。

▊ 如何運輸脆弱的mRNA？

羅珊巴姆還要考慮另一個直接的難題。為了確保BioNTech冠狀病毒疫苗中珍貴的分子內容物可以進入細胞，就必須用一種獨特的化學物質來包裹mRNA分子。但BioNTech過去從未嘗試將這種配方注入人體肌肉。

包裹材料是確保mRNA疫苗得以問世的重要關鍵。1990年代，當吳沙忻和圖雷西對這項技術進行實驗時，脆弱性是mRNA主要的缺點。當mRNA分子處在細胞以外的非自然存在場所時，它會成為人體自有酵素攻擊的對象。在實驗室合成的mRNA分子，可以以「裸露」的形式注入人體，但大部分會立刻被分解，最終只有一小部分能夠順利進入目標細胞。

2000年代早期，BioNTech的資深科學家克萊德把mRNA直接注入小鼠的淋巴結時，幾乎喪失了99%的mRNA分子。這代表必須施打龐大的劑量才能引發任何形式的免疫反應。2012年，BioNTech首度以裸露的RNA進行試驗，將分子直接注入淋巴結，劑量高達一千微克，比最終用在冠狀病毒疫苗中的劑量（三十微克）高出三十多倍。

毫無疑問地，為了讓mRNA藥物發揮效用，勢必要在它們穿梭於人體內尋找目標細胞時給予保護。很快地，解決方案出現了。自1990年代起，科學家就利用微小的脂肪球，也就是所謂的

脂質奈米顆粒（lipid nanoparticle），幫忙將DNA插入培養的細胞當中。

當時，脂質奈米顆粒從來沒有使用在人類身上，但是早期實驗結果發現，只要使用四種簡單的成分，以正確的比例配置，脂質就可以包裹mRNA產生保護作用，直到mRNA抵達扮演免疫系統關鍵溝通者角色的目標細胞。至關重要的一點是，透過精心設計的化學作用，可以讓脂質完成所有工作，而不會激起免疫反應的攻擊[29]。

多年來，BioNTech已經利用通用的非專利模型開發出獨有的脂質配方。公司內由脂質專家組成的團隊，規模也逐漸擴張。在一次重大的突破上，他們成功製造出可以安全並有效地應用於靜脈藥物注射的顆粒。

設計能夠直接注入血流的脂質顆粒特別棘手。進入血液的脂質立刻開始在身體裡移動，有可能引起過敏反應，導致病人發生過敏性休克（anaphylactic shock）。更重要的是，這些顆粒會直奔肝臟，肝臟是一個會激發免疫反應的危險場所。

但到了2014年，在一項臨床試驗中，BioNTech成為全世界第一個使用經脂質包覆的mRNA分子來進行靜脈注射的機構。他們使用的配方可以幫助mRNA進入淋巴組織，這裡是免疫系統狙擊手大量聚集、等待部署命令的地方。多虧了這項進展，五十微克的劑量就足以引起強烈的免疫反應，這劑量是他們兩年前以裸露RNA進行實驗時的二十分之一[30]。

在醫院，類似的脂質對癌症治療很有幫助，但那是透過點

滴的方式把脂質送進人體，對必須供給全世界數十億健康人口，在各種環境中使用的冠狀病毒預防疫苗來說，點滴的方式不夠理想，因此，手臂注射是唯一可行的選項。

BioNTech一直在研究脂質的肌肉注射方式，但這不是他們的優先項目，也還沒有經過臨床審查。他們尚未開發出在「無菌室」生產這些脂質的方法，而且這要花很長時間才能到位。吳沙忻和圖雷西的團隊需要一種更先進的解決方案，他們需要提交給PEI的是一種已經通過監管機構審查、馬上就能使用的脂質。

▌奇妙的巧合

2000年代初期，就在奈米醫學界發現脂質的保護能力之後不久，有幾間公司開始致力於完善這些獨特藥物遞送系統的化學性質。BioNTech和其中許多專家合作，一一測試他們的脂質配方。但一間來自加拿大、僅有二十五名員工的小公司，勝過所有對手。

阿奎塔斯（Acuitas Therapeutics）公司由英國科學家麥登（Tom Madden）領導，他曾在某間公司的有機化學部門研究脂質配方，但公司被收購後突然間取消了他的職位。傷痕累累的麥登帶著他的科學資產離開，於2009年在早已是脂質創新研發溫床的溫哥華，成立了這間新興公司。

這間公司的脂質配方比許多其他配方更有效，可以安全地運輸mRNA，並提升細胞工廠的蛋白質產量；以冠狀病毒疫苗的例子來說，就是提升棘蛋白的產量。然而，對監管機構而言，最重要的是阿奎塔斯生技公司的脂質已經應用在人體試驗上。這種用

來包覆mRNA的脂質不會對病人造成傷害，也不會引起任何嚴重的副作用。「這是一個非凡的巧合，」麥登這麼說：「我們獲得了和疫苗有關、令人相當興奮的臨床數據，時間點就在『人們意識到即將被稱為新冠肺炎的威脅出現』之時。」

雖然購買這種有專利的脂質對BioNTech而言是一筆龐大的花費，但承諾使用這種眾所周知的設計肯定能讓PEI的專家小組放心。如果冠狀病毒疫苗要在一年內通過臨床試驗，肯定需要阿奎塔斯加入。

幸運的是，從2018年開始，BioNTech一直和這間公司有往來，討論如何將他們的產品應用在許多下一代的mRNA編碼抗體藥物，也就是所謂的RiboMAB。為了實現這個目標，在梅因茲已經有一組團隊開始篩選阿奎塔斯生產的脂質，並掌握了所有必要的安全性數據。

▋ 鄰近的優勢

此外，透過討論，吳沙忻和他的團隊發現，位於奧地利由家族經營的合約製造商保立馬（Polymun）手邊已經有阿奎塔斯的脂質，在那個當下保立馬是全世界少數幾間開發出利基專業，將這種珍貴的產品與mRNA做結合的公司。

位於多瑙河岸邊的保立馬就坐落在維也納的郊區，距離BioNTech總部只有八小時的車程。雖然歐盟國家之間實施旅遊限制的可能性在當時聽起來似乎很荒謬，但吳沙忻認為這種情形在幾週內很有可能會發生。在這樣的狀況下，如果需要對製造疫苗

的材料進行緊急的毒理試驗或功效研究，距離夠近是保立馬的優勢，方便低溫物流車往返運輸。

星期五的會議上，羅珊巴姆知道她的團隊得趕在其他製造商開始儲備所有可用產品前，說服阿奎塔斯供應大量即可用於試驗的ALC-0315脂質配方給BioNTech。這不是件簡單的任務，因為阿奎塔斯既有的mRNA客戶一定會擔心BioNTech藉此得知他們的智慧財產。再者，要確保對方的供貨量，恐怕得先支付鉅額的頭期款。但老闆的指示很明確。

當天傍晚，光速計畫團隊的一名員工發了封電子郵件給阿奎塔斯公司的麥登，要求緊急會談。週末期間，羅珊巴姆忙著從新成立的光速計畫團隊那兒收集要用於PEI簡報的資料，包括mRNA平台的分析結果，以及臨床試驗潛在製程和毒理試驗設計的早期資料。這不是一項人人都能勝任的任務，有家累或者處於過勞邊緣的員工禮貌性地退出，但核心團隊在幾小時內就已聚集完成。

整個週日晚上，圖雷西忙於處理她負責的部分。尚未同意BioNTech使用公司脂質的阿奎塔斯，仍是這份拼圖上還沒補齊的缺口。2月3日星期一早上，麥登同意提供協助。

到了星期二的傍晚，簡報檔初稿已經完成。BioNTech沒有時間做任何外觀上的修改，如字體大小的調整或段落對齊的方式。羅珊巴姆和一位同事快速瀏覽檔案，目的是要抓出重大的事實性錯誤。下午六點左右，距離羅珊巴姆接到吳沙忻第一通電話的僅僅六天後，他們把文件上傳到PEI一處安全的入口網站。

■ 最後一次握手

2月6日星期四早上，一輛七人座的出租車停在BioNTech的總部外，等著吳沙忻和圖雷西上車。車裡已經坐了羅珊巴姆，以及從溫哥華飛來參與這場會議，還在調整時差的阿奎塔斯執行長麥登以及其科技長巴博薩（Chris Barbosa）。

司機佐加尼安（Parviz Zolgharnian）下車擁抱吳沙忻，打從吳沙忻和圖雷西還在梅因茲大學附設醫院任職時，他就擔任這對夫妻的司機。現在已經七十多歲的老司機一直令人很放心，陪著兩位醫生走過成功和失敗的時刻，曾多次載著吳沙忻和圖雷西前往PEI總部的他知道，有重要的事正在醞釀當中。他什麼也沒說，但給這對夫妻使了個加油的眼色。

當他們馳騁在高速公路上，前往蘭根（Langen，位於法蘭克福機場南方幾公里處）這個寂靜的小鎮時，吳沙忻拿出了智慧型手機，吆喝同行的乘客湊到手機螢幕前。聽了圖雷西的提醒而繫上安全帶之後，吳沙忻開始播放一段幾秒鐘長的可怕影片，拍攝者是位在武漢醫院的中國記者，影片中可以看到走廊上沿途堆放蓋著白布的死屍。這段影片為吳沙忻的假說提供了更有力的證據：冠狀病毒的疫情遠比中國官方披露的情況更為嚴重。

早上十點，他們抵達PEI那座後現代設計感的灰色總部。接待人員領著他們一行人走過保羅‧埃里希的大型半身像，進入會議室，其他幾位BioNTech的團隊領導人早已沿著橢圓形大橡木桌的一側入座，穿著相當正式。

桌子另一側是十位 PEI 最資深的決策者，每一位都有特殊的專長領域，包括毒理、藥學和藥物製程。有些人是熟面孔，一直和吳沙忻及圖雷西密切合作，把 BioNTech 的其他產品推向臨床。「大家互相握了手，」羅珊巴姆回憶道：「那是我們最後一次握手的場合。」

　　吳沙忻率先上台報告，為了今天這場合，他特別穿了一件燙過的襯衫。吳沙忻把隨身碟插進投影機，播放英文投影片（為了方便加拿大的貴客閱讀），概略地描述了 BioNTech 製造冠狀病毒疫苗的基本策略，包括使用三種不同的 mRNA 平台，以及幾種不同劑量。專家們同意這個概念，但希望每種候選疫苗都要產出一套有關安全性和免疫原性（immunogenicity）的完整數據。

　　接著由 BioNTech 內部的疫苗製造專家、生化學家庫恩（Andreas Kuhn）提出生產 mRNA 的擬定策略，多年來見證了 BioNTech 工廠發展，並監督品管流程建立的 PEI 專家們表示同意。麥登報告完畢後，專家們也對阿奎塔斯的脂質配方非常滿意。圖雷西負責講述臨床研究的計畫，但她沒有太多時間準備這次報告。BioNTech 團隊緊張地看著她按簡報筆，不過，她的報告也得到專家小組的正面評價。儘管這場會議籌辦時間短得打破紀錄，但還是朝著圓滿成功的方向進行。然而，此時還有一個爭議點尚未解決，這跟臨床試驗的設計無關，而是跟他們必須遵從的安全守則有關。

　　在疫苗開發的早期階段，最耗費時間的環節就是毒理試驗，必須在數十隻哺乳動物——通常是小鼠或大鼠——身上進行試

驗，以確認藥物是否有害。在任何人體試驗開始前，都必須提交毒理試驗的最終報告。

這個過程通常至少需要五個月，而這正是吳沙忻急於想要加速的步驟。1月時，就在吳沙忻坐下來閱讀那篇《刺胳針》文章的前幾天，全球知名的mRNA公司，也就是美國的莫德納（Moderna）宣布和佛奇（Anthony Fauci）領導的美國國家過敏和傳染病研究所（National Institute of Allergy and Infectious Diseases）合作開發冠狀病毒疫苗。

吳沙忻從朋友那裡得知，美國的監管機構不會要求莫德納進行毒理試驗，因為相同的配方已在2019年另一項疫苗開發過程中做過試驗，他們可以直接展開臨床試驗。

反觀，打算在冠狀病毒疫苗中使用mRNA和脂質這種組合的BioNTech，並沒有這類毒理試驗的數據。雖然個別成分已在其他試驗中各自接受試驗，但是從沒有在組合的狀態下檢驗。在這種情況下，監管機構通常會要求提出申請的公司針對預計注入人體內的候選疫苗完成全新的毒理試驗。但是吳沙忻和圖雷西知道PEI有很大的彈性空間，如果能提出令人信服的計畫，PEI有可能寬貸。

▌ 被嚴格監督的疫苗開發

PEI跟其他監管機構一樣，肩負著一項最重要的任務。過去一百年間，除了納粹試圖抹去PEI創始人（保羅・埃里希為猶太人）功績的那段黑暗時期，大部分時間，這項任務都是PEI官員

的指導方針，任務的原則就是：「不要造成傷害」。

　　監督疫苗開發的過程，並非一直如此嚴格。十八世紀，史上第一支疫苗出現後，科學家可以自由地製造疫苗，並在不受監督的狀況下立刻進行實驗性療法。後來，經歷1900年代初期，跟其他病毒交叉汙染所引發的一系列疫苗災難之後，西方國家的政府開始要求疫苗上市前須獲得許可，並對疫苗的開發和生產過程進行控管。

　　1955年，惡名昭彰的「卡特事件」（Cutter incident，一批小兒麻痺症疫苗導致四萬名美國孩童罹病）發生後，監管機構進一步增強管控力道，新藥上市的時間也慢慢地從幾個月增加到幾年[31]。

　　這間德國的藥物監管領導機構承載著一段更為痛苦的歷史，入口外還樹立著一座紀念碑。德國在二次世界大戰大屠殺期間對囚犯進行藥物實驗的恐懼，催生了1947年訂定的《紐倫堡公約》（Nuremberg Code），規定人體試驗的進行必須完全出於受試者自願，以在動物試驗中累積的安全數據為基礎，病人承受的風險永遠不應超過潛在的益處，這些準則也建立於隨後的國際宣言中。除此之外，他們還規定，試驗應以隨機方式進行，不能讓受試者知道自己接受的藥物是否為安慰劑。

　　這類公約奠下了PEI、FDA和其他機構在二十世紀末採取謹慎態度的基石，並在1980年代和1990年代愛滋病流行期間成為眾人注意的焦點。尋求接受實驗性療法的人士認為，阻止病人使用「可能的救命藥物」而造成的傷害，應該也適用「不要造成傷害」（do no harm）的原則[32]。

在冠狀病毒大流行之後的幾個月內，這樣的爭議又浮出水面，像地塞米松（dexamethasone，川普在感染後就是接受此藥治療）之類在早期研究中顯露出前景的藥物療法，並沒有立即提供給患者。

包括PEI在內的現代監管機構，不再認為自己的角色只是確保把藥物開發中的危害降到最低，他們還會做出一系列的「價值判斷」，尋求風險與報酬之間的平衡。有些判斷相對簡單，比如為了成功治療癌症，付出永久性掉髮的代價可能還是值得的。但大部分時候，這些評估複雜得多。他們曾經多次嘗試把做決策的方法化為公式，但最終都是靠著一群關在房間裡的專家權衡各種選擇。

這個過程並非萬無一失。2006年，德國一間衍生自符茲堡大學（Würzburg University）、距離BioNTech梅因茲總部東方僅一百四十四公里，名為泰基因羅（TeGenero）的公司開發出一種治療癌症的方法。在動物試驗中，這種新藥沒有顯現出毒性[33]，但人體試驗參與者在接受給藥後僅僅幾個小時，就出現重症情形，某些個案還產生了永久性的器官衰竭[34]。

十年後，來自葡萄牙的生技公司在法國黑恩（Rennes）對一種用於治療焦慮和慢性疼痛的藥物進行試驗，導致一位受試者死亡，其他六名受試者住院，而這個會阻斷神經傳導物質的藥物，在動物試驗中同樣沒有產生不良效果[35]。

這兩種實驗性的藥物都會干擾人體的生理過程，而疫苗，尤其是mRNA疫苗並不會。疫苗是透過模仿自然感染來發揮作用。

但監管機構從過去的災難中學到，毒理試驗並不能展現藥物作用的全貌。

不久後，他們引入了最低預期生物效應劑量（Minimal Anticipated Biological Effect Level，MABEL）的方法，也就是說，當生技公司為了測試新藥或風險類藥物而進行人體試驗時，不再以被認為是安全的最高劑量開始試驗，而是必須根據體外及動物試驗結果，以經過證明能引發反應的最低劑量開始。這樣的試驗全都由一名作用有如「哨兵」的自願受試者開始，在對其他受試者進行試驗前，這名哨兵的狀況都要受到監測。

必須兼顧速度與安全

吳沙忻和圖雷西相信，BioNTech的冠狀病毒疫苗毒理試驗，會引發嚴重擔憂的可能性微乎其微。在其他試驗中，人體對BioNTech疫苗所含的多數個別成分，包括脂質在內，都顯現出良好的耐受性。的確，BioNTech的mRNA藥物從來沒有以肌肉注射的方式進入人體，但他們曾經把藥物直接注入病人的血流中，血液注射所要求的安全性標準遠高於肌肉注射。

圖雷西對PEI的專家小組說道，透過謹慎設計的第一期試驗，可以減少自願受試者受到傷害的可能性。她表示，為了減輕任何潛在風險，臨床試驗會以非常低的劑量展開，對單一位受試者進行試驗，並留置接受疫苗注射的受試者住院過夜，以監測潛在的副作用。

要開始使用較高劑量，或是納入更多自願受試者前，必須經

過安全委員會的批准，在臨床試驗過程中的每一步，安全委員會將對手邊所有證據進行審查。毒理試驗甚至可以跟一期人體試驗同時進行，一旦受試動物行為出現異常，一期人體試驗就會立刻暫停。

PEI的專家小組仔細聆聽，並做了大量筆記。「改變毒理試驗的順序，有很大的討論空間，」在場PEI的微生物專家貝克雷吉安－丁（Isabelle Bekeredjian-Ding）如此說道。但專家們不同意讓吳沙忻和圖雷西的團隊為這項研究放棄正常程序，他們想要更多數據。

親眼見證病毒大爆發的奇楚克承認，在當下，對於疫情是否會發展成世界大流行，PEI「仍不能肯定」。「當時我們並不知道疫情會不會影響到世界上的各個地區，或者……就這麼消失不見，」他這麼說，並提到了在2009年「很快就消失」的豬流感大流行。

奇楚克還說，當時我們也不清楚這個冠狀病毒有多危險。奇楚克強調，但這些都不影響他們要求BioNTech進行毒理試驗的決定。他說：「很顯然地，我們堅持要進行重要的研究。」尤其是那些可以判斷mRNA疫苗究竟會不會對器官造成傷害的研究。

在原則上，吳沙忻和圖雷西瞭解PEI專家的立場。但他們擔心這會使臨床研究推遲好幾個月。「我們也會盡全力確保試驗的安全性，」圖雷西這麼說：「然而，有鑑於先前的mRNA疫苗臨床經驗，我們認為針對動物進行毒理試驗並不會提供進一步的資訊。」

最後，PEI專家和BioNTech產生分歧的地方，並不是加快流程的風險，而是這麼做的效益。坐在這對夫妻對面的許多專家，臉上露出懷疑的表情，他們認為這個致命程度似乎遠不及伊波拉的病毒，終究會受到控制。

「在個別受試者身上，我們看待風險的角度是一致的，」吳沙忻說道：「但就是否可以在這個狀況下直接進行謹慎的一期人體試驗，雙方意見不同。他們還沒看到不受控制的大流行病。」

吳沙忻相信，一旦各國政府和監管機構領會到這場新型冠狀病毒災難的真正規模，PEI的立場就會改變。但是，拿出看著父親試圖修理收音機時學到的耐心，等待專家想通他的思維模式，這麼做實在是充滿風險。

舉例來說，1957年流感大流行期間，在幾個月內對既有疫苗進行調整，拯救了幾百萬人。然而，十年後，當香港出現新型流感病毒株時，科學介入的時機就太遲了。1968年的流感大流行最終的死亡人數高達四百萬。

▌ 與病毒賽跑

更近期的疾病爆發事件，讓我們在瞭解速度的重要性上，學到了寶貴教訓。2009年4月，歐巴馬政府啟動了豬流感疫苗計畫。根據美國公共衛生機構的估計，在疫情爆發後六個月，人們開始接種疫苗，大約讓一百五十萬人免於染疫。

但多年後，美國疾病管制與預防中心發表的一份報告中，包含了一項重要的統計數據，報告指出只要疫苗提早一週推出，預

防染疫的人數幾乎可提高三成，提早兩週則是六成，如果這項計畫可以提早八週開始，可以避免數百萬人染疫[36]。

跟PEI專家小組開會時，吳沙忻不知道有這份報告，但在1月的那個週末，他已經讀了夠多資料，從而建立了相關的基本概念。他斷言，面對這場迫在眉睫的大流行病，「未來幾週有決定性的地位」。在德國也遭受冠狀病毒襲擊之前，BioNTech可以準備的時間很短。「我擔心，」他說道：「這個風險／效益的評估很快就會發生變化。」

就在吳沙忻說話的同時，在美國華盛頓地區出現了第一名2019-nCoV（當時尚未定名）的確診病例，患者是一週前才從武漢返回美國的男子。病毒早已無所不在，疫苗是碩果僅存的工具。坐在PEI會議室裡，吳沙忻想著，如果這個病毒的致命程度極高，決策機構會不會取消所有臨床試驗，直接大規模地使用未經測試的疫苗來避免全球人口遽減？

他心想，這樣的看法還是別說出口比較好。

這場跟PEI專家小組進行的會議，雖然過程從不激烈，但總是你來我往地辯論，就這樣持續了兩個小時。幾壺咖啡和幾個放著獨立包裝餅乾的盤子很快就空了。

隨著會議進入尾聲，PEI的專家表示會和歐洲、美國及亞洲的監管機構保持聯繫，並密切注意情勢發展。接著，他們詢問BioNTech何時會發出進行臨床試驗的正式申請，這個問題的時間架構讓吳沙忻和圖雷西心頭一沉，他們問道：「BioNTech能在年底前提出申請嗎？」

非常明顯地，PEI仍期待在傳統的時間架構下開發疫苗。在這對夫妻的眼中，專家小組並不相信BioNTech能夠在選殖疫苗建構體和生產臨床試驗材料的步驟上加速，這使得監管程序上的門檻變成了限制疫苗開發的因素。

這對夫妻不想驚動PEI專家，兩人互看了一眼，輕聲地回應了專家小組。圖雷西承諾當他們的團隊「對時間排程有更好的瞭解時」，會再跟PEI聯繫。她沒說出口的是，BioNTech在幾週內就能做好準備，而不是幾個月。

吳沙忻仍不願意放棄，他還是希望能夠調整毒理試驗的時程。離開PEI的會議室之前，他告訴與會人員BioNTech會自己對所提出的疫苗建構體，以及冠狀病毒大流行所帶來危險進行詳細分析。

孩提時，吳沙忻不在乎他得被迫等到父親自己發現修理收音機的最佳方式。事實上，吳沙忻表示，一旦他意識到，放手讓父親自己做出正確決定才是唯一有效的策略後，他們的關係就變好了。但現在，面對如此高風險的情勢時，這方法就不好用了。波普爾是對的：現實——在這個狀況下，所謂的現實就是冠狀病毒危機——最終會追上所有人，包括PEI的專家小組。

到了3月中，全世界的確診病例數將超過二十萬，好幾國的監管機構放棄對某些疫苗技術要求全面性的毒理試驗。但那時候，全世界已經處於封鎖狀態，已然浪費了幾週寶貴的時間。坐上車子準備從蘭根返家時，吳沙忻啟動了第二計畫。

「羅珊巴姆，」他說：「預定毒理試驗。」

第三章
未知數

　　回到BioNTech在梅因茲特別打造的園區時，吳沙忻的想法從快速開發冠狀病毒疫苗，轉向了一個跟家庭更有關的問題。他們全家人預定在兩週後前往西班牙的加那利群島（Canary Islands）旅遊。

　　2019年，這對夫妻答應青春期的女兒前往這裡度假，當時他們大部分的閒暇時間都投注在公司上市的準備作業上。想要在最後一刻說服女兒，為了一個遙遠的疫情威脅而必須待在天空陰沉灰濛的德國，幾乎是不可能的任務。

　　不過，出國也是會帶來麻煩的。BioNTech內部一些需要在工作崗位上待命的員工，早已取消了自己的假期。BioNTech的資深科學家克萊德相當熱衷鐵人三項競賽，每年要參加三到四場比賽，為了專注帶領小型的光速計畫團隊，也已經退出即將舉辦的賽事，吳沙忻還在早會上稱讚他的致力奉獻。

　　不過，吳沙忻知道一旦計畫全面展開，他跟圖雷西可以得到一些寶貴的私人時間，而這短暫的休息將能支撐他們和女兒度過接下來動盪不安的幾個月。

　　不管怎樣，每年的三個假期，他們其實只是換個地方過一樣

的日子。吳沙忻和圖雷西總是利用假期追趕工作進度，甚至藉著嚴格的鍛鍊計畫，利用飯店的跑步機和游泳池，來讓自己變得更健康，期間偶爾去海灘消遣一下。「其實我們就是把假期變成體能訓練營，」圖雷西這麼說，這對夫妻期待這次的西班牙之旅也是如此。

兩人的待辦事項清單上，大部分的任務是閱讀和審查科學期刊論文、打電話、回覆電子郵件，吳沙忻認為，這些都是在享受冬季最後一縷陽光時可以做完的事。一如往常，吳沙忻堅持額外付費託運一個裝滿電子產品的行李箱，裡面有一台筆記型電腦和兩個大型螢幕，少了這些東西，他腦裡的點子沒辦法成形。這家人還會自帶咖啡機和磨豆機，確保兩位醫生一整個早上工作所需的燃料，並可以維持一致的工作品質。

過去，吳沙忻和圖雷西表面上是在放假，但實際上還是會聯絡員工。根據這些經驗，BioNTech的員工知道，不管老闆人在何方，公司的業務或多或少都會如常進行。

至於出國旅遊的危險性，吳沙忻認為，在「必然會來到的封鎖措施」之前，在德國當地購物中心感染這個可怕疾病的機會，會比在蘭札羅提島（Lanzarote）的海灘上來得高。所以，跟圖雷西討論許久之後，他們決定不顧一切地往南移動。

▋ 捉襟見肘

但在他們帶著超大行李箱離開之前，關於BioNTech兩年一度的工作事項設定會議，有件小事需要他們注意一下。

2月13日，BioNTech的一千三百名員工幾乎全部聚集在梅因茲車站一處舊的郵政倉庫（Altes Postlager，常做為表演或街頭美食場地之用）參加全員大會。

公司供應輕食午餐，財務長波伊廷走上台，在有塗鴉藝術妝點的背牆上，他開始播放投影片，概略描述曾為新興公司的BioNTech在2020年有哪些雄偉目標，包括開設美國總部，並在已經進行的十一項臨床試驗之外，再另外啟動九項臨床試驗。

拜這些目標所賜，BioNTech三億歐元的年度預算已經捉襟見肘。事實上，由於支出增加，以及在2020年新聘了約兩百名員工，BioNTech的財務狀況很快會回到在紐約上市之前的情形。波伊廷表示，如果無法籌措資金，到了2021年中，公司將會沒有資金可用。

波伊廷沒有提到肯定會給BioNTech帶來更多壓力的光速計畫。為了避免光速團隊受到一連串相關詢問的干擾，董事會決定保密，即使對內也一樣。

在計畫進行的早期階段，BioNTech的策略向來是不要透露太多，對於冠狀病毒的計畫，吳沙忻和圖雷西也傾向封口。BioNTech剛成立的對外溝通部門由三十一歲的安娜托維（Jasmina Alatovic）和另一名新進員工所組成。吳沙忻和圖雷西希望等到開發出可用的疫苗原型時，再來回答記者、分析師和投資者提出的問題。

波伊廷在禮貌的掌聲中結束了他的簡報，吳沙忻接著走向講台。隨著入場音樂聲結束，他回顧了BioNTech許多現有的計畫，

從mRNA到抗體療法，再到開發T細胞和細胞激素（cytokines）能力的產品。

▌ 責無旁貸

但一如往常，他那些沒有提前準備完美的投影片，讓很多人沒有辦法清楚理解他想說的。接下來幾分鐘，當員工們吃著茶點時，吳沙忻透露了祕密。他知道封鎖措施已經迫在眉睫，這可能是最後一次當面激勵大家的機會。

首先，他略微介紹了相關的科學知識，包括一張新型冠狀病毒四要素的圖片：棘刺、包膜（envelope）、套膜（membrane）、核殼蛋白（nucleocapsid protein）。

接著，他總結了跟疾病特徵有關的文獻，這種冠狀病毒引起的疾病現在被稱為新冠肺炎。兩天前，世界衛生組織宣布了這個新疾病的名字，試圖取代常用的SARS-CoV-2，他們擔心SARS-CoV-2這個詞會在「對第一次SARS爆發有痛苦記憶的人」心中造成不必要的恐懼，進而產生意想不到的後果[37]。

吳沙忻上台報告從來沒有這麼謹慎詳細。他談到跟全球運輸路線有關的嚴格評估，以及目前可得的病毒傳播數據。他告訴大家，這個病原體，每感染一百個人，就會造成○‧三至三人死亡。病毒全球傳播的過程中，高峰期可能要到6月才會出現。在缺乏有效療法或疫苗的情形下，一場可能奪走三百萬人性命的大流行病即將來臨。他補充說道，有鑑於BioNTech本身技術的可能性，BioNTech認為自己有這個責任來嘗試對付這個新出現的威脅。

▌吳沙忻的警告

2021年夏天，我動手寫這本書之際，疫情造成的死亡人數遠超過四百萬，吳沙忻當時的觀點就像是難以置信的詭異預言。

吳沙忻做出預測時，全球的確診病例只有四萬七千例，疫情也尚未傳播至超過二十五國淪陷的地步[38]。吳沙忻提出警告的關鍵原因在於病毒可以透過無症狀的人進行傳播，但在當時，這尚未被視為是一項主要風險，世界衛生組織表示「無症狀病例的傳染可能不是病毒傳播的主因」[39]。無論是梅因茲或整個德國，感覺都不像是會立刻遭受威脅的地方。

不久之前，梅克爾領導的政府告訴民眾，大家遭受感染的風險「相當低」[40]，衛生部長史巴恩還駁回了對抵達機場民眾進行體溫測量的呼籲[41]。但吳沙忻的警告就在那裡，以白紙黑字的形式藏在八十八頁投影片的其中一張，左下角有一個寫著「機密」的小小浮水印，右下角則是事件的日期，投影片的內容以就事論事的方式陳述事實。

幾張投影片之後，簡報畫面流暢地銜接至一張振奮士氣的照片，一位員工穿著公司品牌的綠色襪子和涼鞋，頭頂上有一句口號：「BioNTech就跟我們的員工一樣獨特！」

那個2月的下午，在那個洞穴般的大廳，這些投影片被投放到牆面之前，吳沙忻解釋了他的計畫，告訴大家公司會如何調派資源來對抗新冠肺炎。他快速地呈現一些圖表，那些都是他視之為BioNTech最有前景的mRNA平台，可以據此建構出一系列的

候選疫苗。

　　他說道，公司已下定決心去研究能否利用針對冠狀病毒的抗體來治療已經感染的病人。隨後，吳沙忻介紹了已經接下這些任務的人員，並要求他們上台。「到了某個時間點，」吳沙忻的聲音在裸露的磚塊間迴盪著：「有可能公司上下幾乎每個人都在忙這項計畫。」眾人開始嘁嘁喳喳地討論起來。

　　在計畫如此早期的階段，要是吳沙忻和圖雷西被迫面對群眾，而非自家員工，眾人的反應恐怕激發不了太多信心。這對夫妻愈來愈清楚，除非病毒傳播的速度快到在幾個月內感染全球三分之二的人口，否則，面對這個迫在眉睫的全球危機，預防疫苗是唯一的根本之道。

　　但是，有個煩人的問題弄得他們夜不成眠：萬一疫苗完全無法阻止這個病毒呢？

▌ 挫敗的疫苗開發史

　　引起擔憂的原因有很多。近代醫療史上有一系列的失敗事件，最大的教訓來自於為應付另一個致命病毒，也就是HIV，所做的拙劣嘗試。自從HIV在1980年代出現以來，幾十年間，一些突破性的療法已經大幅降低這個病毒的致死率，但沒有一種疫苗能夠提供足夠的保護力。

　　既然稱之為人類免疫缺陷病毒，可想而知這種病毒有能力抑制人體的免疫系統和免疫系統的專責部隊，病人除了要面對其他威脅，還容易罹患癌症和免疫缺陷導致的愛滋病。令科學家感

到挫折的是，HIV還以驚人的速率發生突變，因此很難找出可以放在「通緝犯海報」上提供免疫系統辨認的抗原，或者是攻擊目標。單一患者體內的HIV病毒株數量，通常超過全球流感病毒株的數量[42]。

另一個病毒，也就是會造成肝臟嚴重損傷的C型肝炎病毒（hepatitis C），同樣打敗了迄今為止科學家為研發疫苗所做的各種努力，即使能夠預防B型肝炎病毒（C型肝炎病毒的「親戚」）的有效疫苗已經問世好幾年。病毒演化得如此快速，就連已經痊癒的C型肝炎病人，還是容易遭受病毒的二度攻擊[43]。

此外，事實也已經證明，面對多種會導致急性腹瀉和痢疾，在低收入國家奪走數十萬名兒童性命的腸道感染症，疫苗僅部分有效[44]。簡言之，針對一個新出現的特定病毒，沒有任何通則可以預測疫苗開發的工作能否成功。

就冠狀病毒而言，疫苗開發的紀錄並沒有更光彩。任何一個曾在9月感冒的人都能作證，科學家並未研發出對抗普通感冒的疫苗（由於感冒症狀很溫和，科學家也沒有太積極開發相關疫苗）。普通感冒是由數十種不同的鼻病毒（rhinovirus）和冠狀病毒株所引起，因為太過於變化多端，所以無法用一個「一網打盡」的藥物來治療。研究顯示，抗體可以中和更危險的SARS及MERS冠狀病毒，但沒有具體的臨床證據指出疫苗可以針對人體內的冠狀病毒發揮功效。

此時，中國和日本也開始傳出不祥的報導，指出康復出院的新冠肺炎病人在幾週後又出現相同症狀。由於缺乏準確的診斷，

這些謠言並不可信[45]，也無從確定這些症狀是否源自於同一次染病。但這般可怕的故事暗示著再感染（re-infection）的可能性，若真如此，這將會對冠狀病毒疫苗開發者帶來沉重打擊。

▊ 未知中前行

如果處於恢復期的病人並未針對這個疾病發展出免疫力，或僅發展出些微的免疫力，那麼透過疫苗這種人工誘導的方式來激發持久的免疫反應，成功機率將大幅降低。再者，早期的相關數據指出，新冠肺炎的重症程度有明顯的個體差異，有些人（大多數是年輕人）不會有症狀，其他人的症狀則是發展成致命肺炎。對前者有效的疫苗，也能保護那些最需要疫苗的人嗎？

吳沙忻和圖雷西知道，就算可以透過人工的方式來激發人體針對病原體產生免疫反應，但疫苗效用可能存在著很大差異。流感病毒是你我熟知的敵人，幾十年來，科學界一直努力研究流感疫苗的作用機制。儘管如此，每年一劑的流感疫苗為接種者提供的保護，有時僅略高於40%，這種成效遠不足以阻止大流行病的蔓延。用疫苗來面對這個犯案手法仍是個謎的新型冠狀病毒，會是比較好的方法嗎？

此時，光速團隊還沒有答案。實際上，BioNTech將盲目摸索好幾個月。要到6月，他們才確定在大部分的狀況下，人體會記住並擊退新冠病毒。

2020年8月，第一例再感染的確診病例出現[46]，根據報導，一名三十三歲的香港男子在首次檢驗呈陽性之後，過了

一百四十二天，再度得到新冠肺炎。到最後大家終會明瞭，這類案例發生的頻率並不足以引起擔心。幾週後，吳沙忻和圖雷西將會昭告世界，疫苗可以預防絕大多數的接種者發展成重症。但在當時，圖雷西形容他們夫妻倆就像「活在未知裡」。

然而，疫苗是否有效幾乎可說是個次要問題。在生物科技的利基世界之外，幾乎沒沒無聞的BioNTech正把他們穩紮穩打建立起來的名聲，押注在一種若是建構不當、結果會弊大於利的產品上。同樣地，這種最糟的狀況有不少先例可循。

1960年代末期，在一項重大的臨床試驗中，華盛頓特區的兒童接種了針對呼吸道融合病毒（respiratory syncytial virus，RSV）開發的新疫苗。對大多數成年人而言，這種普遍存在的病毒所引發的症狀相對輕微，類似普通感冒。但嬰兒若感染RSV（和新冠病毒一樣是單股RNA病毒），通常會發展成嚴重的肺炎，甚至有可能喪命。每年有數百萬名嬰兒因為感染這種病毒而入院，RSV疫苗有望成為重大的醫療突破。

然而，隨之而來的是製藥史上最嚴重的一起臨床災難。接種疫苗的受試者中，約有八成一旦接觸到RSV病毒，症狀最終會發展成嚴重的呼吸疾病[47]，不久後就有兩名兒童因此死亡。疫苗不但沒有中和病毒，似乎還加劇了病毒的影響。這般悲慘的結果讓科學家感到困惑，因為疫苗裡只有一個未活化且無法複製的RSV病毒。有些人認為，是用來解除合成病毒威脅性的液體甲醛引發了不良反應，但多年來有許多其他疫苗也使用了這種化學物質，並沒有產生明顯的安全問題。

幾十年來，研究人員努力想要瞭解究竟是哪裡出了錯，他們檢查研究參與者的肺部組織[48]，也比較了疫苗對人類和小鼠的影響[49]，終於在2009年發現問題所在：兒童免疫反應所產生的抗體無法正確辨認RSV，這些抗體並沒有中和病毒，而是緊緊抓住危險的病毒顆粒，促使病毒進入健康的細胞。

▌ 依賴性增強現象

在1月那個重要的星期六，當吳沙忻從數百篇冠狀病毒研究中篩選資料時，他驚恐地發現，科學界在試圖對付SARS病毒時，也遇到過類似的陷阱[50]。他讀到在2005年，加拿大的研究人員利用減弱的痘病毒（pox virus）製造一種可以表現出棘蛋白（就是讓冠狀病毒外觀呈現「皇冠狀」，可與肺細胞受器結合的多瘤狀物質）的疫苗。

接著，他們在雪貂身上進行試驗，發現疫苗不僅無法發揮保護作用，接種疫苗的受試動物在接觸到病毒後，症狀遠比對照組更為嚴重[51]。以中國的恆河獼猴進行疫苗試驗的香港研究團隊，也確認了相同的狀況〔受試動物產生「嚴重急性肺損傷」（severe acute lung injury）〕[52]。後續以小鼠和兔子，進行包括MERS[53]在內的SARS後繼病毒進行疫苗試驗，也全部以不幸的結果收場。

雖然科學家無法確定到底哪裡出了問題，但他們提出一個強而有力的假說，這個假說在吳沙忻的腦海裡，就像一個發著光的霓虹警告標誌。

正常狀況下，疫苗對付傳染病時，最強大的武器就是抗體，

可以誘導免疫系統進入部署狀態。這個微小的Y型結構的抗體分子可以和入侵者結合（以冠狀病毒為例，就是和棘蛋白結合），阻止病毒發揮最主要的功能：跟健康細胞上的特定受器結合，就像鑰匙和鎖的關係一樣，然後藉此入侵細胞造成感染。

但是，如果這些專門攻擊病毒的部隊無法以正確的方式鎖定目標，那麼它們尖銳的突起構造反倒幫了病毒一把，提供一種讓病毒突破細胞膜的全新機制。此時病毒不再需要和特定受器結合，而是利用抗體的突起構造〔譯注：這個在抗體尾部的區域稱作恆定區（constant region）〕做為進入細胞的替代路徑，肆無忌憚地攻擊細胞。換句話說，如果擲向敵人的長矛稍微偏離目標，就會被敵人撿起來當成反擊人體的武器。

這種抗體依賴性增強現象（Antibody-dependent enhancement，ADE）其實並不是什麼新鮮事，科學家在1960年代就首次觀察到這種現象[54]。評估新疫苗時，這是監管機構一項最主要的關注重點。設計預防性的新藥物時，稍有一絲不精確就可能造成致命結果。多年來，研究人員透過試誤方式企圖避開這個障礙，但BioNTech沒有這麼多時間，在疫情演變到勢不可擋之前，他們只有一次設計緊急疫苗的機會。

在和兩位最親近的參謀，也就是克萊德以及戴肯（Mustafa Diken）商討時，吳沙忻提出了三種可能性。

第一種，也是最樂觀的一種，就是BioNTech相當走運，無論他們設計出來的疫苗多粗糙，都不會引發抗體依賴性增強現象或其他不良反應。

第二種則是最悲觀的可能性，那就是無論多麼努力地開發新冠病毒疫苗，最後都引起抗體依賴性增強現象。

第三種是最讓科學家興奮的可能性，那就是經過精心設計的疫苗最終消滅了病毒帶來的危險。「我們會設計不同的候選疫苗，」吳沙忻說道：「然後進行實驗，等著看數據告訴我們什麼結果。」

▌製造完美複本

想要製造出既有效又安全的冠狀病毒疫苗，最佳方法就是設計出棘蛋白的真實複本，BioNTech團隊的領導者對此沒有任何懷疑。2009年的一項研究發現，那些散布在冠狀病毒表面的小突起，是病毒得以感染人類的主因。

這篇論文還透露，人體針對SARS冠狀病毒所產生的免疫反應，主要鎖定的目標就是這些突起的蛋白質。讓免疫系統辨認這些蛋白質，是阻止死亡威脅最有效的方法。

「我們很幸運，」圖雷西這麼說，許多其他病毒就像一把展開的瑞士刀，透過大量不同形狀的工具入侵健康細胞，但冠狀病毒是「非常單維度的，單純利用單一分子來進入肺細胞」。光速團隊只要確保他們開發出來的疫苗能夠以「通緝犯海報」的形式來複製這種分子，供免疫系統詳細檢閱，並學習攻擊它。

然而，為了減少抗體依賴性增強現象這種災難發生的機會，免疫系統必須精準地打擊敵人。訓練免疫軍隊用的人工棘蛋白，外形必須符合自然界中棘蛋白的特殊模樣。

這項任務一點也不簡單。在附著到肺細胞之前，棘蛋白會變形成高腳杯模樣的薊狀構造[55]。一旦附著到細胞上，棘蛋白會繼續變形成有如一把尖銳彈簧刀的模樣，藉此刺穿細胞膜，讓病毒可以和健康的細胞融合，使病毒基因組到細胞內進行複製。

　　要讓疫苗發揮功效，理想情況下應該把疫苗設計為棘蛋白的高腳杯形狀。受過訓練的免疫系統會在棘蛋白變形成可以刺穿細胞的彈簧刀形狀前發動攻擊。運氣好的話，就能破壞病毒強大的對接機制。

　　對於在實驗室將活體新冠病毒去活化，藉以製造疫苗的公司而言，用來剝奪病毒攻擊力的方法，如使用甲醛或極端高溫，有可能阻止疫苗完美地複製棘蛋白的高腳杯形狀。

　　但是對 BioNTech，以及那些希望透過提供遺傳指令讓人體自行複製棘蛋白的人來說，困難之處在於蛋白質的結構天生就不穩定。當 mRNA 傳遞棘蛋白的序列（也就是棘蛋白的製造藍圖）時，人體最後可能產生結構稍有不同的蛋白質，而不是讓疫苗發揮作用所需的蛋白質。

　　如果人體的武力部隊無法正確辨認冠狀病毒，那麼可能造成疫苗無效。這也可能帶來危險，1960 年代的 RSV 災難，以及 MERS 和 SARS 原型疫苗的不幸故事，正是因此而起。

　　幸好，埋首苦讀研究資料的那個週末，吳沙忻發現距離梅因茲六千四百公里之外有位仁兄，他的職業生涯致力於穩定病毒抗原的結構，希望研究人員最後能藉此開發出對抗 RSV、HIV 和其他病原體的有效藥物。他就是葛拉漢（Barney Graham）。

▍ 盟友

美國國家衛生院（National Institutes of Health，NIH）資深免疫學家和病毒學家的葛拉漢，來自堪薩斯州，家裡開設養豬場。他原本念的是數學，最後把注意力轉向了生物學。

1980年代，在目睹愛滋病大流行肆虐之後，葛拉漢便著迷於瞭解HIV和其他惱人的病毒，如RSV。當他意識到是蛋白質變形阻礙了疫苗的效力，讓免疫系統狙擊手難以分離出攻擊目標時，他開始嘗試穩定蛋白質的形狀。2012年，利用現代生物工程技術，葛拉漢設計出一種可以保持「融合前」形狀的抗原，終於為開發安全的RSV疫苗帶來了希望[56]。

隨後，葛拉漢試著對MERS病毒做同樣的事，他所利用的檢體來自一位產生類流感症狀的博士生[57]。當時這位博士生剛從沙烏地阿拉伯的麥加朝聖歸來，而沙烏地阿拉伯就是MERS病毒最先被人發現的地方。

透過策略性地僅置換棘蛋白序列中的兩個胺基酸，葛拉漢得以穩定棘蛋白的結構，並誘發出更為強烈的抗體反應。在1月的那個週末，吳沙忻正是讀到了這一項突破性的進展，並立刻認定這對成功開發出新冠病毒疫苗來說有潛在的重要性[58]。

吳沙忻並不清楚葛拉漢是否已經開始研究新冠肺炎，但上海新型冠狀病毒的基因序列跟MERS病毒約有54%的相似度，這樣的相似度已足夠吳沙忻做出一些有根據的猜測。進一步檢視這兩種病毒的基因組，吳沙忻意識到葛拉漢的方法或許也能穩定武漢

冠狀病毒的蛋白質結構。利用這項設計，BioNTech的疫苗不僅更有機會發揮效用，還能避免可怕的抗體依賴性增強現象。

身為腫瘤免疫學家的吳沙忻，從來沒有和專長領域在傳染病的葛拉漢碰過面。經過一番研究，吳沙忻發現葛拉漢和莫德納這間mRNA公司有合作關係，而莫德納也已經大張旗鼓地宣布他們正在研發冠狀病毒疫苗。但吳沙忻說自己並未因此感到困擾，他說：「我相信我可以依靠科學家同僚的責任感。」吳沙忻毫不猶豫地發了一封電子郵件給葛拉漢，自介之外，也懇求對方提供學術上的幫助。

令人開心的是，葛拉漢很快就回信了，後續雙方也透過電話和電子郵件進行了友善的交流，討論手邊和新冠病毒棘蛋白構形有關的證據。碰巧，自從1月11日新型冠狀病毒的基因序列上傳之後，這位美國國家衛生院的科學家確實一直對此進行鑽研（事實上，葛拉漢就是推動公布序列的重要研究人員之一）。兩人的對話中，葛拉漢直爽地提供吳沙忻所需要的資訊，也就是分子版的保險箱密碼。

「我感覺得出來吳沙忻是一位傑出的科學家，」留著灰色山羊鬍的葛拉漢如此說道，他的辦公室裡擺著病毒蛋白質的立體模型。葛拉漢說：「我只是告訴他，如果要製造疫苗我會怎麼做，編號九百八十六和九百八十七的位置應該可以穩定棘蛋白。」

葛拉漢把跟莫德納產生專利衝突的問題擺在一旁，「我是公務員，」這位此時已退休的資深研究人員如此說道：「這麼做的原因全是為了讓事情進展得更快、更好。」至少，葛拉漢說自己

和美國生技公司的關係比較偏向概念性的合作，而且他也跟美國國家衛生院轄下傳染病機構的領導人佛奇討論過，如果能幫助全球擊敗這個新型冠狀病毒，他們應該把美國政府機構的專業知識公諸於世。

葛拉漢回憶道：「這場疫情感覺是個危機，我們內部做了決定，不會過度擔心智慧財產或機密的問題。」隨後，BioNTech的業務開發團隊和美國國家衛生院互相交換資訊，同意彼此的合作關係。

然而，對於棘蛋白的偵查，此時還有很長一段路要走。做了更深入的研究之後，吳沙忻發現研究人員之間意見分歧。

▋ 兩種方式大PK

許多人主張在疫苗中複製完整的棘蛋白，有些人認為僅複製其中一小部分，也就是所謂的受體結合區域（receptor binding domain，RBD），會是更好的方式。受體結合區域是棘蛋白最尖端的部分，就是這個區域讓棘蛋白能夠發揮功能，緊扣住肺細胞上的特定受器。理論上，對許多疫苗開發者來說，製造僅複製受體結合區域的疫苗會讓事情變得簡單許多。他們只需要在疫苗提供的「通緝犯海報」上重新畫出敵人一小部分的面容，而不需要畫出一模一樣的棘蛋白。

這種方法的擁護者認為，如此一來，除了疫苗的製程變得更容易，產生較少的基因「垃圾」（這樣的疫苗僅含兩百個胺基酸，也就是蛋白質的建構單位，而非完整棘蛋白的一千兩百個胺

基酸），還可以縮小目標範圍，大幅降低產生抗體依賴性增強現象的風險。棘蛋白的其餘部分不會受到抗體反應的影響，進而把抗體上Y型突起（也就是恆定區）幫助病毒入侵細胞的機會降到最低。

此外，免疫反應愈集中，抗體中和個別棘蛋白（一個病毒顆粒上有二十五到四十個棘蛋白）的機會就愈大[59]。鎖定受體結合區域，可以防止病毒上較不重要的部分造成免疫系統軍隊分心，迫使它們專注在最重要的事情上：把敵軍入侵健康細胞所用的武器尖端給弄鈍。

這種做法的支持者不乏一些科學界的重量級人物，特別是中國疾病預防控制中心的主任高福，是一位曾就讀牛津大學和哈佛大學的免疫學家。

高福和葛拉漢是舊識，這幾個禮拜以來，他們一直在討論各自支持的不同方法。葛拉漢相信他的設計，那就是「利用結構穩定的完整棘蛋白」，還是比較好，但他試圖委婉地說服吳沙忻改用針對受體結合區域的方式製造疫苗，他說：「我想幫助高福。」

莫德納要以完整的棘蛋白來製造疫苗，葛拉漢認為如果有其他人去嘗試另一種選項，對這個世界是件好事，畢竟誰也說不準這或許是更好的方法。他根本不知道BioNTech要製造一種面面俱到的疫苗。

葛拉漢的論點吸引了吳沙忻。他知道受體結合區域是所謂的「突變熱點」，假設病毒如常地開始出現變種，以完整棘蛋白製造的疫苗，效力可能會維持得較好，效用時間較長。

▌ 雙管齊下

然而，在科學的世界裡，光憑直覺是不夠的。在針對SARS和MERS病毒所做的臨床前試驗時，就曾以受體結合區域序列和完整棘蛋白序列來設計疫苗，但兩種方法從未經過直接比較或系統性的測試。任何一方都有大量令人信服的文獻加以支持，但在葛拉漢和高福之中，要知道誰勝誰負只有一種方法。光速團隊會對兩種方法進行探索，以吳沙忻鍾愛的波普爾經驗主義風格來跟隨證據的腳步。

在時間壓力之下，這麼做幾乎可說是魯莽。大多數其他的新冠肺炎疫苗開發者已經選定跑道，如選擇使用完整棘蛋白序列的莫德納和牛津大學、俄羅斯及中國的科學家。但吳沙忻和圖雷西相信，面對這個新型冠狀病毒，在不同抗原或疫苗目標之間做權衡取捨，換來的結果不是成功就是失敗。

他們知道，呼吸道疾病是窮凶極惡的敵人。透過空氣傳播的病毒顆粒落在鼻、口和肺臟內壁之後到入侵細胞之前，這幾公釐長的旅途，是免疫軍隊唯一發動突襲的機會。遭遇大量冠狀病毒時，如果抗體出現的速度不夠快，病毒就會刺穿細胞，在細胞內進行增殖，製造出數萬個、乃至於數百萬個複本。

早期的發表文獻指出，新冠病毒的棘蛋白與細胞受器結合的速度和力量都很驚人，就像魔鬼氈一樣緊緊附著，更增添了抗體及時中和病毒的難度。疫苗誘發的免疫反應能不能在敵軍突破屏障前加以攔截，是非常重要的關鍵。

為了應付這樣的挑戰，疫苗必須引發相當強烈的抗體反應。圖雷西和吳沙忻推斷，可能需要兩劑疫苗才能保護大多數人免於染疫。但藥物要做的工作不只是引發抗體，為了反擊冠狀病毒，並避免重複感染，新冠肺炎疫苗所含的抗原，不管是受體結合區域的序列，或是完整棘蛋白的序列，要能夠號召免疫系統的全副武力。

■ 免疫狙擊手

　　人體針對特定病毒來部署免疫狙擊手的方式，主要分成兩類。第一道防線是由抗體組成的體液免疫（humoral immunity），這些抗體會尋找在血液中遊蕩的外來物體，在它們有機會附著到細胞之前加以攻擊。第二波攻擊則是由細胞免疫發動，處理那些漏網之魚。這種由T細胞組成的專責部隊會攻擊並摧毀已經遭到感染的細胞。

　　面對一些最常見的病原體，T細胞這種特警部隊可謂多餘。舉例來說，光靠抗體就足以擊敗狂犬病的病毒[60]。但是結核病、愛滋病和瘧疾的病原體可以在被抗體中和之前就進入細胞造成感染，想要有效擊敗它們，T細胞是成功關鍵。針對SARS康復患者進行的早期研究顯示，T細胞參與了對抗病原體的戰役，說明想要擊敗這種新型的冠狀病毒，也需要免疫系統的全副武力。

　　在開發癌症療法（T細胞在此甚至更為重要）的過程中，BioNTech的團隊已經精通誘發這些反應的技術。他們不屈不撓地想要觸發人體對兩種類型的T細胞進行部署，這兩種T細胞各有

各的力量。

CD4 T細胞又稱輔助細胞（helper cell），角色就像是免疫反應早期的發起者和協調者。輔助細胞可以幫助其他免疫細胞保持活性，並留下長期記憶，讓這些免疫細胞在初次和病原體相遇之後的幾個月，甚至幾年，依舊認得敵人的模樣。

CD8 T細胞又稱細胞毒性T細胞（cytotoxic T-cell，CLT），它們具備驚人的能力，即使病毒躲在細胞內部也能偵測遭感染的細胞。細胞毒性T細胞會辨認遭感染細胞上的小碎片，因此在外巡邏的CD8 T細胞部隊就像具備了X光視覺，幫助它們發現並殺死敵人，即使敵人使出偽裝術也一樣。

吳沙忻在1月回顧手邊有關冠狀病毒的文獻時，發現一篇十五年前發表的研究，實驗證明CD8 T細胞會降低SARS病毒的致命性。有鑑於這種早期的冠狀病毒和新冠病毒很相似，這篇文獻中的證據形同說明想要阻止這種新型冠狀病毒奪人性命，強力的T細胞反應同樣相當重要。

█ 細胞激素風暴

然而，召來太多T細胞也是相當危險的。一如抗體可能引起抗體依賴性增強現象，T細胞部隊也有可能激起一場「細胞激素風暴」（cytokine storm），導致免疫系統過度活化並引發疾病[61]。正確部署時，T細胞可以救命，但如果T細胞抵達戰場的時間太晚，病毒若已經進入器官，那麼攻擊敵人可能會帶來附帶損害，並破壞健康的組織，在某些狀況下，這種反應可能是致命的。

吳沙忻說，這些可怕的可能性「把我搞瘋了」，他把開發出成功疫苗一事比喻成向特種部隊進行簡報。訓練有素的部隊可以強力圍攻建築物，同時讓百姓的傷亡程度降到最低。然而，如果部隊接收到錯誤的指揮，或者在敵人進守陣地時才開始部署，那麼敵我交火期間，部隊負責保衛的城鎮可能遭到摧毀。

　　能否成功地召集、訓練這些免疫武力，很大一部分取決於如何選擇抗原或疫苗目標，還有其中涉及的疫苗 mRNA 遺傳工程和遞送方式。想到這裡，吳沙忻和圖雷西花了好幾天把他們所知的免疫系統不同專責單位的行動方式，與手邊有關 SARS 病毒的資料進行整合，這種偵探式的做法深植在兩人的 DNA 裡。

　　在醫學研究這個高度政治化的世界，學者相當保護自己珍愛的理論，而且通常會對輕視自己的人懷恨終生。這對夫妻向來是嚴謹的不可知主義者，只有確鑿的數據可以影響他們，此時也是一樣。他們將對幾種疫苗進行評估，交替使用葛拉漢穩定棘蛋白的方法，或高福以受體結合區域為目標的方法。但是，每多一個新的疫苗建構體，光速計畫就會變得更複雜，BioNTech 得加快速度。吳沙忻已經要求二十位公司最資深的員工制定一套計畫，以最快的速度同時開發多種疫苗，並準備進行人體試驗。

　　不同於吳沙忻在1月時找員工進行的早期會議，面對這個新興的威脅，此時已經有更多相關證據。鑽石公主號遊輪已經在日本海岸邊進行檢疫，船上有數百人的新冠病毒檢測結果為陽性，進一步證明這個病毒快速傳播的能力。在德國，藥局的口罩已經銷售一空[62]。

▌除了物理定律，不接受別的藉口

　　但吳沙忻感覺到，BioNTech內部仍然有許多專家對他的急迫態度抱持懷疑。就在這對夫妻準備展開計畫已久的度假之旅前幾天，吳沙忻擔心的事成真了。吳沙忻安排了團隊會議，準備討論進度排程，但就在會議開始前幾個小時，螢幕上跳出一位公司主管傳來的訊息：「只是想通知你一聲，他們說不可能在9月前展開臨床試驗。」

　　那個下午，當吳沙忻走進擠滿了二十多人的辦公室時，氣氛非常緊張。聚集在一起的各部門領導人焦急地解釋道，他們還需要好幾個月才能開始一期的研究。他們逐一說明準備多種應用於人體的冠狀病毒疫苗需要哪些步驟，包括針對預定的mRNA平台收集更多數據、對個別候選疫苗做比較、進行長達數月的毒理試驗，還要生產足夠的疫苗供受試者使用。

　　「各位所說的我都聽到了，但我們還是得加速，」吳沙忻如此懇求辦公室裡的眾人。他溫柔但堅定地要求在場人員告訴他，每一個步驟無法加速的原因何在。

　　「如果你告訴我，這已經超出物理定律能及的範圍，那我就接受，」吳沙忻這麼告訴在場那些微慍的資深科學家。資深科學家對於自己經過反覆考驗的工作流程遭到質疑顯得不滿。「他會說：『但我念博士班時就是這麼做。』，」負責利用細菌來為疫苗抗原選殖基因序列的海茵（Stephanie Hein）說道：「而我們會回：『我們還是要等大腸桿菌生長啊！』」

對此，吳沙忻建議了一項速度更快的替代方案，只需要幾小時就能完成。但吳沙忻再次表達他的重點：只要疫苗有一絲機會可以擊敗病毒，光速團隊就必須同時完成這些任務。他說，這項計畫的口號是「先求最快，再求最好」，BioNTech無法等待最完美的建構體出現。他們所要做的就是弄清楚哪種抗原和哪種mRNA平台的效果最好，然後推出制勝的疫苗。

吳沙忻對著辦公室裡的同仁說：「一旦我們就定位，推出既有保護作用又安全的疫苗幫忙遏止現在的緊急狀況，未來若有需要，我們可以開發更好的第二代疫苗。」眼下的優先要務是解決未知數：疫苗是否有效？會不會造成傷害？

隨著討論繼續，顯而易見地，透過大幅加快速度的過程來回答這些未知的問題，在技術上是可行的，即使在場沒有幾個人相信在現實世界裡能夠做到。

為了讓公司內部盡可能開發多種候選疫苗，在實驗室和動物身上進行試驗，平常用於製造小量癌症藥物的設施將全天候運作，吳沙忻自己也說了，他承認要讓所有外部供應商以相同的速度運作起來是件很困難的事。然而，吳沙忻打算展開臨床試驗的目標很明確，他說：「我們得在4月開始。」

█ 急迫的中國藥廠

指導方針設定完成，吳沙忻、圖雷西和青春期的女兒前往西班牙蘭札羅提島，拖著電腦螢幕和咖啡機，有意識地避開大批人潮。當他們抵達陽光普照的目的地時，鑽石公主號遊輪上第一例

死亡病例的消息開始流傳，不安的感覺在他們心中逐漸升起。

　　然而，一如預料，這兩位醫生的度假日子都被光速計畫給占據了，中間穿插著安排好的短暫休息時間，用來跑步、游泳、健身或做高強度訓練，同時還要指導遠在梅因茲的團隊進行疫苗設計。跟中國製藥巨擘復星公司的合作關係在突然間加快了腳步，需要這對夫妻全神投入。

　　在武漢經營兩間醫院的復星親眼目睹冠狀病毒的疫情爆發，在1月的董事會議上聽過吳沙忻公布他對付這種新病原體的計畫後，復星便和BioNTech的策略長李察森簽訂合約。復星代表詢問的方式直截了當：「你們正在研究冠狀病毒疫苗嗎？如果是，能不能跟你們談談？」

　　復星並不知道這份合作關係得來全不費工夫。BioNTech的董事會早已開始擔心，不知道是否能在疫情最嚴重的地方進行臨床試驗。為了獲得更有用的研究結果，臨床試驗必須在一些受試者可能被感染的地區進行。「我們心想：『看來得在中國找個合作夥伴』，」李察森這麼說道，當時他通知吳沙忻復星前來接洽。

　　接著，在1月29日，吳沙忻和復星的回愛民交談，他是復星這間上市公司駐波士頓的執行總裁，同時也是一位腫瘤學家。吳沙忻發現回愛民非常瞭解BioNTech的能力，對他們癌症藥物的臨床試驗結果也很清楚。

　　「我注意到，他們比其他頂尖的mRNA公司更有優勢，」回愛民這麼說：「對我來說，更重要的是他們具備多元化的平台……可以提升疫苗成功的機會。」回愛民聲音也透露出急迫

感。幾週前，由於疫情爆發的關係，幾乎受困中國的妻子告訴他，中國正陷入一場大浩劫。比起吳沙忻交談過的許多歐洲決策者，回愛民不一樣，吳沙忻不需要說服他去相信這個世界正在面對的威脅。

花了許多時間在亞洲、試圖為BioNTech在中國取得進展的李察森表示，BioNTech還跟其他中國團體有過探討談話，但復星對BioNTech有「高度的興趣」。所以，跟回愛民初次通話後，僅僅過了兩週，吳沙忻便飛往波士頓和這位執行總裁親自見面。

他們的會談時間原訂兩個小時，兩人吃了頓清淡的晚餐，但「最後我們談了近三個小時，」回愛民說道：「而且還忘了吃飯。」兩人在幾張餐巾紙的背面草擬了在中國進行臨床試驗的計畫要點。

幾天之後，雙方簽訂了保密協議，同意初步的數據交換。吳沙忻和圖雷西在加那利群島度假期間，雙方制定了更為全面的研發計畫，由復星和中國的監管機構，即藥品審評中心（CDE）進行接洽。

2月22日星期六的清晨五點，在吳沙忻架設於飯店套房小廚房區的螢幕前，這對筋疲力竭的夫妻正跟中國藥品審評中心進行視訊通話，報告他們的光速計畫。

有了回愛民組成的團隊幫忙，這對夫妻在幾個小時前進行排練，他們的女兒則在泳池邊看書。在梅因茲的員工針對BioNTech提交給德國監管機構PEI的簡報檔進行修改和更新，由復星團隊漏夜翻譯，再寄給中國監管機構。

此時，這對夫妻透過螢幕看見一間位於北京的偌大會議室，十多名藥品審評中心的成員等著聽他們進一步報告。吳沙忻和圖雷西看到的場景對歐洲人來說很陌生：專家們保持著社交距離，而且全都戴著口罩。他們夫妻倆發現，這些親眼目睹過冠狀病毒毀滅性影響的專家，並沒有流露出自滿的態度。

跟中國藥品審評中心通話時，上半身穿著正式襯衫，下半身穿著海灘褲的吳沙忻向他們解釋BioNTech一系列的RNA技術，每隔幾分鐘就要停頓下來等口譯員轉達他的發言。人在德國的庫恩負責向專家解釋疫苗的製程。

輪到圖雷西報告公司的臨床試驗策略時，她顯得很緊張。「我看不懂我自己的投影片，因為上面全都是中國字，」她這麼說：「除了偶爾出現我看得懂的『BioNTech』。」但根據後續一連串被翻譯成英文的問題，可以知道專家們對她和其他講者傳達的內容相當瞭解。回愛民表示，這場原訂兩個小時的會議，持續超過四個小時，光速團隊也承諾後續會送交一份說明清單。

▌ 封鎖

隔天，事態發展愈見明顯，中國那世界末日般的場景即將成為歐洲人熟悉的畫面。出現第三例確診死亡病例後，義大利官方實施嚴格措施管控在國家北部爆發的疫情，關閉學校和超市，並取消足球賽事[63]。

接著，吳沙忻和圖雷西坐在西班牙的公寓房間時，鄰近的特內里費島（Tenerife）也傳出不祥報導[64]。在發現一位義大利醫生

和其妻子的冠狀病毒檢驗結果呈陽性之後，島上一間飯店裡共計一千名住客和員工得接受強制檢疫。

由於擔心未來醫療系統會崩潰，使感染者被迫待在家裡，導致家人暴露於風險之中，吳沙忻開始採買應急物資。他們十幾歲的女兒憶起：「我爸衝動地在亞馬遜網站上買了一堆東西。」吳沙忻訂購了手套、兒童及成人的全身防護衣寄回梅因茲。

當一陣異常強烈的撒哈拉風襲擊加那利群島，造成幾十年來最嚴重的一起沙塵暴，迫使所有機場關閉時，這家人更顯焦慮。再過幾天就是預定返家的日子，但此時望向窗外只能看見一片橙色霧霾。

令人寬心的是，天氣很快就好轉了，返回德國的航班如期起飛。回到家後，他們到在地超市買了許多日常雜貨。靠近收銀台時，吳沙忻和圖雷西的女兒拉住他們，三人來了張自拍照，記錄全新的時尚配件：三人臉上的口罩。

第四章

生物駭客 mRNA

　　波伊廷接到電話時，人正在奧地利的阿爾卑斯山滑雪。電話那頭傳來略帶恐慌的聲音，述說一輛地區性的火車在穿越德國西南部時被一列警車和救護車攔了下來，地點就在一座中世紀的小鎮外[65]。穿著全身防護衣的醫護人員進入中央車廂，扶著一位看起來稍有不適的男性。

　　幾小時前，BioNTech人力資源部的一位員工透過電話，向波伊廷念了來自通訊社的報導，內容提到這名男性是從義大利搭機，經米蘭抵達德國的乘客。他從法蘭克福機場搭上火車，當火車沿著納黑河（Nahe river）河岸行進時，他產生了類似流感的症狀，因為擔心遇上最壞的情況，他撥通了新設立的冠狀病毒熱線。現場立刻部署了緊急醫療服務，醫護人員詳細記錄車上乘客的資料，以防未來有需要追蹤確診個案。

　　這起事件幾乎沒有引起任何驚恐。除了登上萊茵蘭─伐爾茲邦（Rhineland-Palatinate）地方電視台的新聞快報之外，其他地方沒有太多相關報導。

　　那天是2月26日，儘管確診病例數快速攀升，但義大利僅有四百例有通報的病例。火車上那名男性感染新冠肺炎的機率仍然

相當低。但這起事件發生的地點，是一個大部分德國人在地圖上也找不太到的地方，這讓波伊廷曬傷的頸背寒毛直豎。

目前為止，伊達爾—奧伯施泰因（Idar-Oberstein）最為人所知的事蹟，就是男演員布魯斯・威利（Bruce Willis）出生於此。BioNTech最大的製造中心也在這裡，負責生產癌症臨床試驗所需的材料，這裡的團隊早已開始研究是否能以現有的設備進行冠狀病毒疫苗早期的批量生產。這場流行病已經近得叫人害怕了。

「好，現在先這樣。」波伊廷掛上電話前這麼說，意識到自己的假期可能已經結束，他摘下雪鏡，脫下手套，用手機發了封簡短的電子郵件，收件的對象是他在BioNTech董事會1月時針對新型冠狀病毒做過初次討論後，由他所成立的危機專案小組，「準備開會吧，」他寫道：「愈快愈好。」

▌ 病毒入侵

儘管是公司的財務長，但波伊廷也負責用人管理。目前為止，他在BioNTech推行的衛生措施僅限於一段透過公司內部網路才能看到的影片〈InteRNA, geddit?〉，在生日快樂歌的背景音樂中展示洗手的技巧，然後在走廊上放了一罐抗菌凝膠洗手劑。在火車被攔的消息傳出前一天，這位天性快活的高階主管提議要測試視訊會議的軟體，當時有些中階主管還覺得他太大驚小怪。

此時的BioNTech正準備完成收購美國波士頓一間小型癌症藥物公司Neon Therapeutics的計畫，波伊廷相信在這兩國之間的往返行程很快就會成為不可能的事。「但是，」他回憶道：「我以

為我還有幾天時間。」

　　跟危機專案小組討論過發生在伊達爾—奧伯施泰因的事件之後，他準備採取進一步的行動。歐洲各地的貿易展覽會和運動賽事都已經取消，超市貨架上的義大利麵和衛生紙也被一掃而空。波伊廷心想，如果地方列車上的一名乘客就能引發混亂，要是萬一BioNTech有一位出差員工或國際員工染病，公司不就要因此關閉幾週。

　　趁著妻子帶著四個男孩滑雪時，波伊廷開始草擬嚴格的指導方針。凡是自冠狀病毒流行地區返回的人，或是同住者最近曾經去過這些地方的人，兩週內都不能進入公司各個場所。

　　吳沙忻和圖雷西堅決支持這樣的新規定。他們開始擔心，因為在光速計畫團隊夜以繼日地製造新冠肺炎疫苗時，其他幾名員工已經在不知情的狀況下參加了一個可能造成疫情大為擴散的活動，也就是一年一度的梅因茲狂歡節（Mainz carnival）。

　　這個會讓吳沙忻夫婦逃出城躲避人潮的活動極受歡迎，是全國媒體報導的素材。展示著政治人物諷刺漫畫的大型花車，還有數十萬名狂歡者在街頭遊行的盛況，這些照片通常會登上頭版。

　　這是梅因茲當地人不想錯過的固定活動，「我每年都會扮裝參加。真的，幾乎每年都去，」負責管理BioNTech實驗室的佩里諾（Francois Perrineau）這麼說：「現場真的萬頭攢動。」活動結束後，佩里諾有點症狀，他以為自己感冒了，此時他並不知道自己距離成為造成公司疫情爆發的「零號病人」（Patient Zero）有多接近。

在個人層面上，吳沙忻的偏執也沒有消退。2月底，這家人從加那利群島回來之後不久，有一天，在家裡看書的女兒接到了母親的電話。「親愛的，聽說你生病了？我很擔心，」跟吳沙忻同行的圖雷西刻意提高聲量這麼說，這讓健康無虞的女兒滿頭霧水。很快地，她知道這是因為父母正在參加一場擁擠程度超乎預期的活動，而吳沙忻正急於脫身。「別擔心，」圖雷西繼續誇張地表演著：「我們馬上回家照顧你。」不久後，吳沙忻衝進家門，直接走向浴室，在手上和臉上塗抹肥皂。

晨跑途中，圖雷西會收聽一個新的播客節目，主持人是來自柏林夏里特醫院（Charité hospital）的病毒學家德羅斯騰（Christian Drosten），此人即將成為全國知名人物。

第一集播出當天，就是火車在伊達爾—奧伯施泰因被攔下來的那天。當時，德國僅記錄了十幾例病例，而且仍在將防護裝備和消毒劑送往中國[66]。曾參與SARS病毒的發現。也研究過MERS病毒的德羅斯騰，雖然對於民眾往返義大利一事抱持著輕鬆的態度[67]，但他也強調，由於未針對新冠肺炎進行廣泛的檢驗，所以不可能評估真正的感染人數，而這數字很可能比官方公布的多出許多。有件事他很清楚：大流行病真的來了[68]。

▍ 優勢與劣勢

當圖雷西從播客節目切換成讓雙腿可以跑個不停的1980年代熱門金曲時，她思索著德羅斯騰的看法。說起對付這個病毒，BioNTech已經先輸在起跑線上。傳統的疫苗製造商所依賴的方法

速度較慢，過程較繁複，但有幾個重要的優勢：他們的平台已屢經試驗，幾億人安全地接種了根據這些方法製造的疫苗，現有製造廠設備完善，隨時可準備生產幾億劑的疫苗。相形之下，還沒有任何 mRNA 藥物得到批准可做為公共用途。

將 mRNA 平台搭配特定脂質（用來包裝 mRNA 分子）一起注射到肌肉中，對於這樣的組合方式，BioNTech 沒有相關的臨床數據，這一點跟同為 mRNA 公司的莫德納有所不同。

雖然在實驗室裡已經證明這種做為 BioNTech 創新基礎的複雜機制相當可靠，但誰也無法預測它是否能在人體內發揮作用，進而對抗一種幾乎沒有被研究過的病毒。就許多層面而言，都看不出 BioNTech 有能力製造出適合銷售的冠狀病毒疫苗。

但圖雷西知道，BioNTech 有一項特殊的優勢。幾十年來的研究，讓她和吳沙忻的團隊能夠在幾週內製造出有效的疫苗。在最黑暗的時期，不可能的事發生了。冠狀病毒似乎是個可以擊敗的對手：科學界已經清楚地描述了新冠病毒的棘蛋白，要解除它的武力並不難。

時機也很湊巧，過去幾年來，BioNTech 終於用 mRNA 平台完善了他們的免疫工具箱，讓這些分子有更強的能力。同時BioNTech 也獲得了各式各樣特殊脂肪酸配方，可以提供足夠長的保護時間，讓脆弱的 mRNA 分子能溜進人體細胞內。如果這個新型冠狀病毒從動物傳播到人的時間再早一些，這些技術都尚未發展到可用於臨床試驗的程度。但現在，面對一個多世紀以來最嚴重的公共衛生危機，它們恰好組成了理想的隊形，可以帶來新的

醫療突破。

▌ 疫苗的來時路

為了瞭解 BioNTech 已經攀越哪些山峰，以及這些有可能幫助光速團隊在 2020 年達到新高峰的工具，我們得先回到 1796 年。當時，詹納首度為他園丁的兒子接種了牛痘，鋪下了通往現代疫苗接種的道路。

接下來幾個世紀的疫苗接種，原則上或多或少保持著這個英國人所用的方法。詹納注意到，接觸過牛痘病毒的擠牛奶女工鮮少染上相似於牛痘、但致命程度更高的天花。

他刻意讓園丁兒子接觸到活體的牛痘病毒，以提供對抗天花的保護力，此舉讓這個孩子的免疫系統立刻動了起來。最重要的是，當這個孩子遭遇更危險的敵人，也就是天花病毒時，免疫系統已經記得敵人的樣貌，並以更強大的反應做出回擊。

這背後的觀念雖然影響深遠，但實際上相當簡單。如果把免疫系統想像成一個軍營，那麼疫苗就像是拖著俘虜衝進軍營大門的哨兵，指揮閒置軍隊不計一切地消滅這個敵人，以及任何跟敵人長得很像的傢伙。

當然了，對於這個過程背後的分子機制，詹納和其同時代的人一無所知。病毒學和免疫學的研究領域在當時尚未建立，而且直到 1930 年代電子顯微鏡問世之後，我們才有機會親眼檢視病毒的樣貌[69]。即使現在用的是經過弱化或完全失去活性的病毒或細菌，而非活體病原菌，但這項基本技術仍是當今大多數疫苗的核

心。這個方法幫助世界擺脫了光在二十世紀就奪走三億人性命的天花[70]，也讓小兒麻痺和麻疹幾近絕跡。

然而，傳統的疫苗接種方式總是有缺點。在詹納的時代，牛痘要能夠人傳人，唯一的方法就是採集感染者的膿液接種到他人身上。有效歸有效，但這種「手臂對手臂」的可怕技術，通常跟孤兒有關（譯注：十九世紀初，因牛痘疫苗活性僅十二天，於是利用孤兒輪流染病，當作疫苗活性的保鮮盒），而且有時還會助長梅毒等其他疾病的傳染。後來，醫生們開始改用動物膿疱裡的膿液，實用性是提高了，但並沒有降低太多風險。

如今的疫苗以更安全的方式，把所含的病毒呈現給免疫系統。若要完成大量人口的接種，必須要製作百萬份以上相對應的目標病毒或是相似版本，這個繁瑣又漫長的製作過程常伴隨著不斷汙染的威脅[71]。

在某些狀況下，製造病毒複本的過程在培養皿或燒瓶中進行，維持攝氏三十七度與維持特定濕度的恆溫培養箱中，以提供病毒理想生長環境。然而，大多數讓我們得以擺脫病毒威脅的疫苗，並非在實驗室以細胞培養法製造，而是靠雞蛋幫忙。

▉ 雞蛋與疫苗

以流感疫苗為例。每一年，大型製藥公司的技術人員都會收到一組來自世界衛生組織的小玻璃瓶，裡面裝著世界衛生組織推測有可能是下個冬季最主要的季節性流感病毒株。

為了生產足以供應製造數百萬劑疫苗的材料，製藥廠必須對

這些病毒進行數百萬次的複製，這時候雞蛋就派上用場了。把病毒注入已受精的雞蛋卵黃中，讓病毒在卵黃中增殖，再由科學家對病毒進行純化和去活性的工作，這通常是透過極端高溫或消毒劑來完成。

這麼辛苦的過程並非總是成功，在雞蛋中生長的病毒可能會發生突變，若真如此，它們就無法完美地符合現正流行的流感病毒株，進一步限制了疫苗生產的數量。

除了容易出錯之外，這個由雞和蛋構成的疫苗生產系統還有另一項明顯的限制，這項限制讓為了處理豬流感爆發而召集內閣的美國總統福特（Gerald Ford）在1976年憂心忡忡。他最主要的擔心是美國的雞蛋數量不夠開發出足量的疫苗。據說，當時的農業部長向福特保證「美國的雞已經準備好履行職責」，但自此之後美國還是在保密地點儲存了數百萬顆雞蛋，以防大流行期間雞蛋需求激增[72]。其他幾個已開發國家也採取這種做法。

豬流感疫苗的生產速度並未因此提升多少。2009年，當歐巴馬政府試圖對付新的豬流感病毒株時，疫苗開發的速度頂多和母雞生蛋的速度一樣快。「就算你朝牠們大喊，牠們也不會變得更快，」當年的美國疾病管制與預防中心主任佛利登（Thomas Frieden）這麼告訴記者[73]，他所指的就是雞蛋。

美國花了數十億美元開發其他替代疫苗平台，但沒有一個被證明足夠有效。當美國太空總署的物理學家正在測試一種每隔三小時就能測繪整片天空的新型望遠鏡，替人類對暗物質的瞭解提供了前所未有的洞見，但是說到地球上的大流行病，佛利登承

認：「我們手邊工具現代化的程度或速度，並不如我們所期待。」豬流感疫苗大約花了六個月才在藥局上架販售，錯過了第二次疫情高峰[74]。

近幾十年來，利用上述方法來生產疫苗的成本愈來愈低，過程也經過改良以達到最高效率。有些研究人員還採用了修改過的技術來製造無需使用雞蛋的「重組蛋白質次單元」（recombinant protein subunit）疫苗。

這種方法無須複製整個病毒，而是複製病毒的片段，在偌大的鋼製生物反應器中進行培養，再送進人體讓免疫軍隊認識它們。但並非所有片段都適用這個方法〔諾瓦瓦克斯（Novavax）、賽諾菲和其他公司以此法製造新冠肺炎疫苗〕，而且通常要花上幾個月來確定在疫苗中適合複製哪些蛋白質。

■ 新形態的疫苗技術

科學家愈來愈關注這些有前景的技術。1950年代初，華生（James Watson）和克里克（Francis Crick）發現DNA複雜的分子結構之後（每位學童的科學課本裡都可以看到這種梯子般的雙螺旋結構），科學界對DNA分子的興奮之情，幫忙開闢了疫苗的新領域。

疫苗的製造不再是將活體或實驗室培養的病毒注入人體，而是注入病毒的基因材料，理論上，這麼做可以把我們的細胞變成工廠，讓細胞自己製造蛋白質。衝進戰情簡報室的哨兵不再需要拖著銬上手銬的入侵者，而只要帶著一組DNA指令，讓細胞

生產出數百萬份栩栩如生的敵人複製品，也就是我們先前比喻的「通緝犯海報」，把它們當成標靶來訓練免疫軍隊。

然而，DNA疫苗大部分是失敗的，一開始的興奮之情只催生了少數幾種動物疫苗。科學家開發了其他的替代技術，像是以常見的病毒為材料，在剝奪病毒造成傷害的能力，並限制其增殖能力後，用病毒來包裹基因指令。

這些特洛伊木馬，也就是所謂的病毒載體（viral vector），最初被應用於具有開創性的伊波拉疫苗中。2020年，牛津／阿斯特捷利康製藥公司、嬌生公司（Johnson & Johnson）、俄羅斯的史普尼克疫苗（Sputnik）和中國的康希諾（CanSino）也以此法製造新冠肺炎疫苗，各獲得不同程度的成功。

等到吳沙忻夫婦把注意力轉向冠狀病毒時，他們已經擁有一種在他們眼中看來更優雅、更靈活、也更有效的解決方案，終於有望把停留在詹納家後院實驗程度的疫苗科學往前推進。這是他們幾十年來致力奉獻累積而來的結果，目標只有一個：改善癌症患者的治療成效。

這對夫妻對免疫學的興趣，並非從傳染病開始。1990年代初期兩人都還是年輕的醫生，他們相信適當地瞭解免疫系統或許有助於他們部署精密複雜的免疫武器，藉此對抗奪走病人性命的癌症腫瘤。

有這種想法的絕對不是只有他們而已。完整的「免疫治療」領域已經出現，許多投身其中的研究人員也試著達成相同目標（但大多數都失敗了）。不過，吳沙忻夫婦早年還在戀愛時就已經

開始合作，當時免疫學界正在發生一場可能振興免疫療法前景的革命。科學界一步一步地以迷人的方法詳細揭露免疫系統自我組織的驚人方式，進展突飛猛進，最後，在詹納之後近兩百年，科學家終於開始瞭解疫苗的運作原理。

科學家愈來愈清楚的是，經過幾百萬年來的演化，免疫系統發展出特殊的分子武器，訓練了專責的細胞部隊來保護人類，並抵禦病原體。在這段期間，免疫系統的武力會遭遇施展各種詭計來逃跑的病毒，但無論如何，人體最終會找出方法戰勝這些狡猾的入侵者。

在科學家逐漸瞭解免疫系統戰略的過程中，也開闢了一個充滿可能性的世界。吳沙忻夫婦意識到，病人體內就有充裕的武器庫和訓練精良的軍隊，也許能加以重新利用，讓它們把目標轉向癌細胞。

▓ 兩種防禦

免疫系統之所以忽略在健康人體內逐漸茁壯的癌細胞，是因為免疫系統沒有把癌細胞視為危險。由於我們無法預測腫瘤出現前看起來是什麼模樣，所以不可能一開始就在預防疫苗中以複製「通緝犯海報」的形式來阻止它們生長。

在這對夫妻和世界各地一小群腫瘤免疫學家心中的「聖杯」，就是利用免疫系統的力量來開發癌症療法，訓練人體把現有的癌細胞視為威脅，然後進行武力部署，加以攻擊，使腫瘤縮小。這些藥物想要利用的機制跟疫苗一樣（在科學圈，它們被稱

為癌症疫苗），但要這麼做，吳沙忻夫婦需要破解免疫系統所使用的複雜語言。

將近一個世紀以來，科學家在這方面偶有突破，這些突破加深了我們對免疫系統的瞭解。舉例來說，科學家瞭解到人體內有兩種防禦力量。

第一種是所謂的先天性免疫（innate immunity），由駐紮在我們身體各處（從皮膚到黏液，再到器官）的多功能軍團組成，它們會跟所有遭遇到的外來物質作戰。繼續沿用軍事的比喻，它們就像是體內的標準步兵團，是病原體的殺手，舉例來說，有新的割傷出現時，它們立刻在現場集結、消滅入侵的細菌。

第二種是所謂的後天性免疫（adaptive immunity，也稱適應性免疫），疫苗製造商就是希望訓練它們（如抗體和T細胞）精準地鎖定特定威脅。長久以來，科學家清楚知道這兩種免疫力量並非獨立運作。就跟正規的軍隊一樣，狙擊手會和步兵合作，協調彼此的攻擊[75]。但一直到了吳沙忻夫婦在宏堡擔任菜鳥醫生時，研究人員才終於透過一系列風馳電掣的發現，搞懂這些單位是如何溝通的。

▋ 樹突細胞

這些新發現的其中一項關鍵，是一種形狀有如章魚般的奇特結構，在1970年代由加拿大免疫學家史坦曼（Ralph Steinman）首度發現。在位於曼哈頓上東區的實驗室裡，史坦曼透過一種特殊的顯微鏡，鑑定出這些有著樹枝般結構的「樹突細胞」

（dendritic cell）。這項發現讓史坦曼在2011年獲頒諾貝爾獎[76]，便是科學家在瞭解免疫系統過程中的失落環節。

接下來幾十年間愈見明顯的是，樹突細胞負責執行許多功能。這些「哨兵」駐紮在皮膚和組織裡，在體內巡邏，尋找細菌和病毒等外來入侵者的蹤影。一旦用觸手捕捉到入侵者，樹突細胞就會把入侵者送到體內特定地點，那兒有正在擦亮武器、等待召喚、負責狙擊任務的T細胞，以及隨時準備戰鬥、負責製造抗體的B細胞。先天免疫系統的標準步兵團和後天免疫系統的專責單位之間，正是由樹突細胞擔任溝通橋梁。

在這對夫妻的想像中，樹突細胞是免疫軍隊的高階將領，從環境中和其他細胞那兒收集資料並加以分析，再利用這些情報把軍隊派遣到戰略前哨。對此深深著迷的吳沙忻夫婦開始研究樹突細胞，在相關研討會中聆聽演講（包括史坦曼的演講），也關注同行科學家所做的研究，以瞭解樹突細胞在人體免疫反應中所扮演的關鍵角色。

憑藉著對免疫系統的溝通方式有了全新且不斷深入的瞭解，癌症免疫學家開始進行許多臨床試驗。他們招募已經試遍所有標準療法的病人，利用胜肽、蛋白質和病毒載體，把新發現的腫瘤特徵描繪在「通緝犯海報」上，送進自願受試者體內。公開發表的學術論文指出，這類方法有些確實可以觸發受試者體內的T細胞反應，激勵著這對夫妻繼續從事相關研究。

但吳沙忻夫婦知道，為這些早期試驗的結果而感到興奮為時過早。許多研究人員並沒有瞭解到，他們對手的本性多麼頑強。

不同於外來的病原體，癌細胞是內部的敵人，它們由健康的細胞演變而來，等到需要使用藥物時，癌細胞已經擴散到病人全身，這會讓免疫系統的狙擊手難以辨認敵我。

這種敵人的陣仗也著實驚人。儘管只是個直徑一公分的小腫瘤，就包含了多達十億個癌細胞。一個直徑五公分的腫瘤裡就有一千兩百五十億個癌細胞。每一天，癌細胞都會不受控制的進行分裂，數量不斷增加。

刺激T細胞加入戰鬥是不夠的，「我們算過，當時可用的癌症疫苗技術所能激起的免疫反應，比實際所需的強度低了一百到一千倍，」吳沙忻回憶道：「免疫系統的軍隊要不是對癌症疫苗沒有反應，要不就是根本沒機會戰勝具備壓倒性優勢、數量遠遠超過它們的癌細胞。」

他們瞭解到，必須部署龐大的T細胞軍隊才能成功地與如此強大的對手，來場細胞與細胞的對戰。「我們知道需要另一種疫苗，」吳沙忻說道：「要成功地實現這個想法，必須有更強大、更有效的疫苗。」

▍客製化的腫瘤疫苗

之所以需要更好的技術還有另一個原因。隨著吳沙忻夫婦的研究有所進展，世界各地的學者愈來愈清楚每個人的癌症都不一樣，不一樣到無法以「一網打盡」的藥物來處理的程度。一開始相當看好癌症疫苗前景的腫瘤免疫學界也得接受現實，那就是用這種方法對抗腫瘤，並不如他們所想的那麼容易。

出於失望，有愈來愈多科學家轉向其他主題，但在薩爾邦大學的實驗室裡，吳沙忻夫婦繼續深入挖掘。「如果每種癌症都不一樣，」他們心想：「那我們何不開發一種可以針對每位病人的腫瘤進行量身訂做的疫苗技術呢？」

為此，他們需要做到兩件事。「第一件事是找出跟免疫軍隊交流的通用方式，讓它們精準地瞭解敵人的分子特性，」吳沙忻這麼說：「另一件事就是發出警報，強調必須針對這項資訊優先採取行動。」在實際面上，他們需要一種可以直接把訊息傳達給樹突細胞（免疫系統將領）的方法，並讓它們詳細瞭解正在接近的敵人有哪些特徵，如此一來，樹突細胞才能大規模地部署免疫軍隊。

DNA是吳沙忻夫婦最初的選擇之一。

不同於之前的疫苗，直接接種含有DNA的疫苗，並不需要先在細胞培養物或雞蛋中培養出被當作「通緝犯海報」來使用的蛋白質。取而代之的是，這項技術讓醫生只需傳遞基因資訊，也就是一組製造蛋白質的指令，到人體內。

如果樹突細胞認真看待這項資訊，那麼人體就可以根據這些指令，以蛋白質的形式自行製造出「通緝犯海報」，當成是訓練T細胞所用的標靶，這在對抗癌症時尤其重要。吳沙忻夫婦在小鼠身上進行DNA疫苗試驗，得到一些令人興奮的初期成果。但是，當他們試圖在人類的樹突細胞上如法炮製時，卻換來失望的結果。

因為DNA可說是基因訊息的原稿，通常深藏在位於細胞中

央的細胞核裡。齧齒類動物的細胞分裂時，可以允許外來的DNA分子進入細胞分裂時形成的間隙當中，但人類的細胞沒有這麼好客。事實證明，人體樹突細胞對外來DNA的吸收既不均勻也不充分。

很快地，吳沙忻夫婦就根據克里克（Francis Crick）首度提出的分子生物學的中心法則，也就是DNA製造RNA，RNA製造蛋白質，找出了解決方法。換句話說，帶有基因資訊的源頭DNA把製造蛋白質的指令交給RNA，再由RNA把指令帶到細胞的生產線上。

人工合成的RNA很容易製造，而且就這兩位醫生所知，這種人工分子是安全的。與其將DNA送入病人體內，讓DNA製造出RNA，再讓RNA指揮細胞工廠製造有「通緝犯海報」作用的蛋白質，不如從中切入，直接把RNA送入人體。

更棒的是，mRNA只負責一項任務，就是把DNA所含的實際指令，傳送到細胞生產線上，而且mRNA完成工作的地點大部分在細胞質。位於細胞膜之下的細胞質是細胞中一塊大面積的區域，製造蛋白質的辛苦工作就在這裡進行。吳沙忻夫婦推論，比起把外來DNA送進不好客的細胞核裡，把mRNA送進細胞質容易多了。

▋ 醫界邊緣人

有關mRNA的實驗早在1970年代就已開始了[77]，實驗主要是讓科學家進一步瞭解細胞機制的運作方式。到了1990年，美

國的基因療法先驅沃爾夫（Jon Wolff）發現，注入小鼠肌肉內的 mRNA 會被小鼠吸收，而且小鼠體內會產生對應那段 mRNA 編碼的蛋白質[78]。他聲稱，這是一個「開發疫苗的替代方案」[79]。

不久後，法國里昂附近的研究人員也在類似的實驗中得到正面結果[80]。但這些由 mRNA 愛好者組成的不同團體，甚至說不上位在主流醫學界的邊緣，吳沙忻還說了：「就算同處在一個小圈圈裡，我們大部分都忽略彼此的存在。」

有了新發現卻不受重視，這應該是要被認真看待的現象，然而他們幾乎都採取完全忽略的態度，反而把注意力轉向其他學科。經驗豐富的免疫學家甚至不認為利用 mRNA 來製造疫苗是可行的，不過，這倒不是沒有原因。

儘管 DNA 有種種缺點，但 DNA 能夠保存長達好幾週，且保存狀況相當良好。操作 DNA 分子時，技術人員必須穿戴無菌口罩、手套和實驗衣，但做好這些基本防護措施也就夠了。這也是警探可以從凶案現場輕鬆取得 DNA，採集時無需太過講究的原因。至於化學結構穩定，也可以耐高溫的 mRNA 分子，卻會被無所不在的「核糖核酸酶」（RNase）立刻毀壞，我們的頭髮、呼吸和皮膚上都有這種酶的存在。

吳沙忻夫婦在宏堡第一次操作 mRNA 分子時，必須竭盡全力地保護這種脆弱的分子。一個不小心印上了指紋的燒杯，就有可能毀了整個實驗。「我們用超過三百度的溫度烘烤玻璃器皿，」圖雷西說道：「而且還開發了特殊的吸量管。」

後來加入吳沙忻夫婦實驗室的科學家克萊德（Sebastian

Kreiter）回想起來，認為這對夫妻在進行早期的mRNA實驗時，發展出某種程度的偏執：「我得把整段前臂塞進塑膠袋裡，對每個表面進行噴灑清潔的工作，」克萊德在做實驗時還要使用昂貴的不含核糖核酸酶汙染的水和特殊的清潔工具，他說：「我生活在恐懼裡。」

更糟糕的是，進入細胞以後，mRNA一樣不穩定。在抵達可以製造相當數量蛋白質的細胞工廠之前，mRNA通常就被消滅了。但是，正當世界上其他人都認為mRNA的脆弱是一道無法逾越的障礙時，吳沙忻夫婦和散落各處獨自致力鑽研這項技術的人卻認為mRNA的降解性質「價值連城」。

首先，這代表mRNA分子在完成任務後會自然分解，因此比較不可能對身體造成傷害。然而，更重要的是，驅策核糖核酸酶消除mRNA的演化動力，對正在開發癌症療法的人來說其實是有利的。

▋ 恰到好處的驚慌

在1990年代的變革期間，免疫學家發現一項幫助詹納讓疫苗發揮效用的「心照不宣的小祕密」。從疫苗生產的早期開始，科學家就觀察到在疫苗裡加入去活性的細菌，可以讓疫苗發揮更好的效用。因此，有些疫苗開發者會刻意在疫苗中加入鋁之類的外來物質，藉此強化疫苗的效力。

到了二十世紀末，這種方法為何有效的原因變得明朗[81]。霍夫曼（Jules Hoffmann）[82]、比尤特勒（Bruce Beutler）[83]和詹韋

（Charles Janeway）[84]三位研究人員，各自獨立地發現樹突細胞等免疫細胞的表面上有特化感受器，接觸到危險病原體上常見的某些物質時，會觸發這些感受器。

他們意識到，光是讓在外巡邏的免疫軍隊將領收集情報是不夠的，這些樹突細胞偵測到入侵者所含的物質時，還需要有一定的驚慌程度，才足以發出警報並召集軍隊。跟真正的將領一樣，樹突細胞不會在每場戰役中投入所有軍力，它們會評估威脅的程度，並根據戒備狀態做出判斷。

在疫苗中加入去活性的細菌可以提醒樹突細胞注意有害物質，是一種早期的簡陋做法。最好的做法是加入定義明確的「佐劑」（adjuvant，源自於拉丁文 *adjuvare*，意指幫助），佐劑是一種安全的物質，可以直接觸發這些剛被科學家發現的樹突細胞，也有助於刺激免疫系統[85]。

以mRNA做為疫苗平台的其中一個好處就在於，mRNA本身就是天然的佐劑。原因很簡單，就目前已知可對人類造成威脅的病原體中，最古老的就是RNA病毒，在二十一世紀被發現的冠狀病毒也是RNA病毒。

大約五萬年前，尼安德塔人把他們對抗RNA病毒的遺傳防禦機制傳給了我們的祖先[86]，從那時候起，免疫哨兵就一直守衛著人體各個可供病毒入侵的門戶。它們唯一的任務就是阻止RNA類型的威脅，包括來勢洶洶的流感病毒、愛滋病毒、茲卡病毒、伊波拉病毒和C型肝炎病毒。這也就是促使核糖核酸酶演化的原因：為了阻止外來的RNA穿過我們的皮膚，或透過身體的孔洞入

侵人體。

人體內的細胞因為會預期安全的 mRNA 是來自細胞核，而非突然來自外在，所以發展出更進一步的防禦方式。當遇到外來的 mRNA 時，體細胞內建的感應器會發出警報，派遣免疫軍隊爭先恐後地前來解除外來分子的威脅，這就是所謂的「內生性佐劑功能」（intrinsic adjuvant function），吳沙忻夫婦相信這對疫苗開發有莫大的助益。

雖然有前景可言，但 mRNA 疫苗仍是未經雕琢的璞玉，調整其功效是一項困難的任務。讓軍隊過度恐慌並不是理想的結果，這可能導致嚴重的副作用。吳沙忻夫婦和他們的團隊必須弄清楚如何以正確的劑量來確保免疫軍隊接收到適當的資訊和刺激，他們得對 mRNA 進行微調，找出一種有效的方法把 mRNA 送到正確的身體部位。

在進行早期研究時，吳沙忻夫婦偶然看到一篇研究論文，這篇文章可謂完美地展示了 mRNA 技術還有克服許多障礙的事實。當時，美國有位博士後研究員內爾（Smita Nair）一直在研究以細胞為基礎的癌症疫苗。

1995 年，在一個關鍵的日子，她的同事，也是未來丈夫的博奇科斯基（David Boczkowski）遞來了一根貼著「解方」標籤的試管[87]，裡面裝的是從癌細胞萃取而來的 mRNA。

他們沒有把裸露的 mRNA 直接注入小鼠血液中，因為這樣會導致 mRNA 難以存活，而是把 mRNA 注入從小鼠身上取出的健康樹突細胞，再將這些經過轉染（transfection）的細胞送回同一隻

小鼠體內。

他們在隔年發表的期刊文章上解釋道，這麼做的結果引發了強烈的免疫反應，小鼠也因此免於受到某些癌症細胞造成的傷害[88]。這項發現讓內爾和博奇科斯基的實驗室負責人吉爾博亞（Eli Gilboa）相當興奮，立即成立了一間mRNA公司。

▌一定有更簡單的方法

這是一個帶來正面結果的關鍵發現，表示mRNA療法可以利用樹突細胞來引發適度的T細胞反應。但內爾、博奇科斯基及其團隊所使用的方法既麻煩又昂貴，如果在現實世界如法炮製他們的癌症藥物，必須先抽取病人的血液進行培養，以分離出健康的細胞（這個過程可能需要幾週時間），另透過活體組織切片（biopsy）取得腫瘤樣本（可能需要多次嘗試才能獲取足夠的材料）並萃取其RNA，再把RNA注入健康的細胞中，最後把轉染的細胞送回病人體內。

過程中每個步驟受到汙染的風險都很高，而且只有設備齊全的醫院才有辦法執行這項任務，這個做法的概念很出色，但在技術面上不會比詹納的方法更有效率。「這樣就失去了mRNA的優雅和簡單，」吳沙忻說道：「一定有更簡單的方法。」

到了1999年，努力追尋著更簡單方法的吳沙忻夫婦來到約翰尼斯・谷騰堡－梅因茲大學（約翰尼斯・谷騰堡是梅因茲最出名的市民，也是印刷術的發明者）。他們受邀在這所大學建立一個由德國研究基金會（German Research Foundation）出資贊助，

並接受奧地利的腫瘤學家休伯（Christoph Huber）監督的獨立研究團體。

吳沙忻夫婦在休伯身上找到了志同道合的感覺，休伯曾參與免疫療法的早期試驗，試圖以引發全身性免疫反應的方式促使人體殺死癌細胞，但這種藥物沒能成功，而且讓受試者承受了嚴重的副作用。和吳沙忻夫婦一樣，休伯相信只要確保以特定的方式活化免疫系統，就可以解決這個問題，而他也創造環境讓研究人員測試想法以達成目標。

■「通緝犯海報」該送到哪？

到梅因茲之前，為了磨練相關技能，吳沙忻前往蘇黎世大學醫院著名的免疫部門展開為期一年的訓練[89]。圖雷西招募能人志士時，吳沙忻週間待在瑞士，週末則搭火車回到德國。這樣的通勤往返是值得的，吳沙忻在蘇黎世結識了庫丁（Thomas Kündig），這位曾進行DNA疫苗實驗的醫生發現，把DNA注入小鼠的脾臟，比起注入其他部位更能引發免疫反應。吳沙忻因此瞭解到，疫苗把「通緝犯海報」傳送到身體的哪個部位，也是很重要的一件事。

吳沙忻夫婦後來瞭解到，「通緝犯海報」被送到哪裡之所以很重要，在於擔當免疫系統將領的樹突細胞，並非全都生而平等。有些出沒在淋巴結（脾臟是人體最大的淋巴結）的樹突細胞特別擅長捕捉mRNA，並確保mRNA攜帶的指令得到執行。

淋巴結是一種形狀有如菜豆種子的器官，分布在我們的腋

下、鼠蹊部和幾個身體的前哨站，它們就像是免疫系統的情報中心，是菁英部隊的集結點，可謂生物版的五角大廈，把樹突細胞蒐集來的情資整理成指令，下達給待命部隊。

進一步的實驗指出，在這些生物版五角大廈出沒的樹突細胞會以相當敏捷的速度執行任務。雖然，注入淋巴結的mRNA一如預期地在幾分鐘內就被核糖核酸酶給切碎，但駐守此處的樹突細胞工作效率之快，已吸收足夠大量的mRNA。它們還會根據mRNA所攜帶的編碼產生大量的蛋白質，這些就是有警告免疫系統之用的「通緝犯海報」。

經過演化後，樹突細胞會不斷地搜尋外來RNA，是一項可以讓免疫學家善加利用的特色。這種名為「巨胞飲作用」（macropinocytosis）[90]的特殊機制，後來由梅因茲的研究團隊下了明確的定義。

說來諷刺，吳沙忻夫婦之所以放棄他們對DNA疫苗所做的初步嘗試，就是因為樹突細胞。當時他們發現，樹突細胞攝入DNA分子的效果並不好，但是對象換成長久以來受到忽視的mRNA時，樹突細胞就不是個問題了。要喚醒免疫系統軍營中那些無所事事的士兵，樹突細胞是關鍵。

就算搞清楚免疫系統的運作方式，以及疫苗如何利用免疫系統的力量，這場仗也才算是打了一半。另一半則需要利用這些見解來改善他們最愛的mRNA平台，才能為病人轉譯出有效的藥物。接下來的二十年，吳沙忻夫婦投身奉獻，致力於同時解決這兩項任務。

▊ 招兵買馬

抵達梅因茲不久後，有關這對醫生夫婦要解決 mRNA 雙重任務的消息很快就傳了開來，對相似主題有興趣的科學家也因此好奇起來了。第一位就是克萊德，在 1990 年代中期，這位訓練有素的醫生跟吳沙忻夫婦一起在宏堡的薩爾邦大學攻讀博士學位，後來便與這對夫婦失去聯繫。

在偶然的機會下，克萊德也來到了梅因茲，在休伯手下工作，但是因為覺得自己已經走到了學術盡頭而離開。正當他打算放棄研究、回去當個醫生之前，他找了剛落腳於梅因茲的圖雷西徵詢意見。

當時圖雷西還在裝修她跟吳沙忻分配到可以用來創建實驗室的二十七坪空間。兩人就坐在這個空蕩地方僅有的兩張椅子上，談了將近一個小時，過程中圖雷西給老友提出幾項職涯選擇，最後她說：「但當然，你也可以加入我們的實驗室。」

休完婚假之後，克萊德在 2001 年夏天加入了這間實驗室，預計研究的主題是病毒載體藥物。在這個基礎上，吳沙忻大方地同意放棄自己原有的研究方向，但克萊德才剛感到寬心沒多久，吳沙忻又說：「算了吧！我們要研究 mRNA。」

當時，兩千公里外的戴肯（Mustafa Diken）正在土耳其的安卡拉攻讀分子生物學和基因學。2000 年代初期，他趁著暑假到一間位於伊斯坦堡的公司實習，這間公司利用了吳沙忻夫婦早期的一項研究發明：一種稱為 SEREX 的技術，可以幫助科學家發現

腫瘤抗原。

　　受到這個創新工具的吸引，戴肯查閱了背後相關的科學期刊論文，不禁注意到作者的名字。「我心想，『這倒有趣，待在德國的土耳其科學家！』」戴肯這麼說：「我從文章中記下了他們的電子郵件地址，然後寫了封電子郵件過去。」他希望吳沙忻夫婦能感受到同鄉情誼，並提出要求以博士生的身分加入他們的實驗室。沒有得到回音的戴肯繼續堅持寫信，直到有一天，收件匣出現來自圖雷西的郵件。當時即將回土耳其探親的圖雷西表示，可以撥出點時間跟他聊一聊。

　　兩人在土耳其首都一間擁擠的小咖啡廳裡相談甚歡。說起對轉譯醫學的興趣，戴肯的堅定和謙遜引起了圖雷西的共鳴。圖雷西提出一份與mRNA相關的期刊論文清單，建議戴肯好好熟悉一下，並且告訴他如果德國當局同意，他將會是加入梅因茲計畫的完美人選。幾個月後，戴肯搭機前往法蘭克福，面帶微笑的吳沙忻前來接機，戴肯就在這對夫婦家的沙發上度過了在異鄉的第一個夜晚。

　　克萊德、戴肯和其他十五個人組成了這個緊密團隊的核心，在吳沙忻夫婦的溫和引領下，他們試著彌合科學創新和藥物開發之間的距離。他們低調地改進相關技術，這些技術終將成為BioNTech工具箱裡的重要支柱。2020年初，他們打開這個工具箱，用來對抗新冠肺炎。

　　2002年春天的某一日，吳沙忻夫婦從整合各項科學工作中，短暫抽身去結了個婚，沒有盛大的結婚計畫或華麗的婚禮場地。

事實上，兩人都沒有考慮太多細節，結婚前一天，「他們問我和一位同事能不能當見證人，」擔任兩人私人助理許久的亥能（Helma Heinen）這麼說。亥能趕忙去買了些花，隔天早上在梅因茲的戶政事務所跟她的老闆碰頭。簡短的儀式過後，四人返回工作崗位，這對新婚夫婦直接回到實驗室。「這很正常，」亥能說：「永遠都是工作最重要。」

訓練樹突細胞

說到他們此時的工作，首要任務是針對那些可以找到樹突細胞的mRNA，大幅改善它們的潛力，這對吳沙忻夫婦所提倡的癌症療法來說尤其重要，因為要能成功地攻擊數十億個癌細胞，必須引發相當強烈的免疫反應。

因此，梅因茲的研究團隊需要樹突細胞根據他們在合成mRNA裡提供編碼產生大量蛋白質，在免疫系統的軍營裡四處張貼「通緝犯海報」，而且這麼做的時間要夠長，長到足以讓免疫系統的狙擊手T細胞得到適當訓練。

然而，問題在於宿主細胞內本來就有mRNA，外來mRNA必須和它們競爭待在蛋白質生產線上的時間。病毒和細菌之所以危險，是因為它們通常能利用惡意併吞的手段取得勝利。侵入細胞後，它們會阻止細胞內正在進行的mRNA轉譯工作，進而保障自己的複製程序。原則上，吳沙忻夫婦認為，他們可以讓人工合成的mRNA向這些有侵略性的病原體學習。

或者，也可以採用另一個策略，就是去瞭解為何人體內某些

mRNA轉譯出來的蛋白質特別多，而其他較為一般的mRNA轉譯的蛋白質較少。如果，這對夫妻能確保藥物中所使用的mRNA可以成為細胞蛋白質生產線上的優先處理項目，那麼它們終將躍上樹突細胞待辦清單的首位，並占據榜首一段時間。為了實現這個目標，吳沙忻夫婦和他們新建立的核心團隊搖身一變，成了生物駭客菁英小組。

所有mRNA都具備相同的基本構造：一條單股的分子，其中包含數千個交替出現的醣基和磷酸基。每個醣基上都連接著G、A、U、C四個鹼基中的一個。這些字母組成的序列就是mRNA攜帶的遺傳資訊。

mRNA分子的中央是一個較大的編碼區，當中標示著通用的起始和停止記號。這個編碼區裡包含著蛋白質的施工計畫，mRNA分子會強迫細胞產生這些蛋白質。

編碼區的左右兩側是所謂的「骨架」（backbone），此處的編碼不會被轉譯為蛋白質，但每個骨架區域都扮演著特殊角色，共同執行許多功能，包括確保mRNA分子如穿線一般，以可以被讀取的方式進入細胞的蛋白質生產工廠，並在生產線上停留夠長的時間，好讓細胞製造出多個蛋白質複本，而不是被細胞既有的mRNA擠下生產線。

吳沙忻夫婦的團隊對這套系統的每個組成要件都很關注。多年來，他們有系統地評估各種優化方法，看看是否能為人工合成的mRNA爭取到「貴賓通行證」，讓免疫系統的將領不致忽略它們，並使它們成為蛋白質生產線上優先處理的項目。

▌ mRNA 達陣

他們的付出有了回報。2004年12月的一個早晨，研究團隊聚集在一台流式細胞儀前面。流式細胞儀是一種看起來有如老式雷射印表機，但可以計算細胞數量，並對細胞進行分類的儀器。

七十二小時前，研究團隊中手上工夫最穩定的薩拉米（Raouf Selmi）拿著跟指甲銼刀差不多大小的解剖刀，劃開小鼠腋下讓微小的淋巴結顯露出來。稍停一會兒拍了張紀念此刻的照片之後，他精準地朝小鼠淋巴結注入一些經過優化處理的mRNA。此時，電腦螢幕上正顯示著攸關成敗的結果：形狀有如章魚的樹突細胞不僅吸收了mRNA，還根據mRNA攜帶的編碼，表現了足量的蛋白質，促使免疫系統大規模地部署狙擊手。

掃描結果顯示著一個藍色團塊，也就是淋巴結，上面布滿了數百萬的紫色斑點，看起來就像長了嚴重的紅疹。這些斑點就是吳沙忻夫婦花了數十年想要誘使它們採取行動的T細胞。這些生物駭客成功地操縱了它們的目標。以mRNA這種一直遭受低估的分子為基礎來製造新一代的癌症藥物，突然間似乎可行了。

到了2006年，在mRNA骨架中做了一些調整後，吳沙忻率領的團隊用一段mRNA把免疫反應的程度提升到原來的五千倍。在德國研究部所舉行的全國性競賽中，吳沙忻展示了這個突破性的進展，成為這場競賽的其中一位贏家，獲得六百萬歐元的獎金資助，條件是在兩年內成立新公司。至此，BioNTech的基石已經奠定。

不屈不撓的考里科

幾千公里之外，另一位固執的生物駭客正在用自己的方法解決mRNA的缺點。

1976年，來自匈牙利的考里科（Katalin Karikó）從南部城市塞革德（Szeged）一位大學講師那兒初次認識了mRNA分子。深受吸引的她立刻決定以此為主題攻讀博士，並在彌漫著香菸雲霧的實驗室裡做實驗。

她做的研究幫助她逃離了當時仍奉行共產主義的匈牙利，因為美國賓州的天普大學邀請她前去做進一步的相關研究。根據當時匈牙利的社會制度，她最多只能帶五十美元出國，於是她把變賣家中汽車所得的九百美元，加上丈夫的津貼，等同一千美元左右的金額縫進了女兒的泰迪熊玩偶裡[91]，然後動身前往美國。

然而，接下來二十年，她經歷了一連串無情的挫折。考里科試著將mRNA分子注入小鼠體內時，有些小鼠會因此死亡，她認為這可能是因為劑量太高，導致免疫系統引發發炎反應。此外，這位生化學家也遇到了和吳沙忻夫婦類似的問題，也就是細胞轉譯mRNA指令的程度不夠。最後，考里科落腳的賓州大學厭倦資助她鍾愛的計畫，強迫她在降職和轉換研究領域之間做出選擇。

然而，好運很快找上了選擇前者的考里科。在美國國家衛生院和大名鼎鼎的佛奇結束合作關係後，韋斯曼（Drew Weissman）來到費城。

1998年，上網輕鬆搜尋電子期刊的年代還沒來臨，在爭搶用

量極大的影印機時，考里科和韋斯曼相遇了，兩人聊起考里科在研究mRNA時遭遇的挫折。後來，他們找到一種方法讓mRNA分子變得足夠穩定，確保mRNA分子進入細胞後可以引發大量的蛋白質生產。

他們發現，把mRNA編碼中的U〔代表尿苷（uridine）〕改換為會自然產生的替代物，如甲基假尿核苷（methyl-pseudo-uridine），可以讓mRNA分子進入「隱身模式」，使免疫系統中經演化出會對外來mRNA做出反應的先天免疫受器（innate receptor）無法正確偵測到mRNA，大幅忽略mRNA的存在。

儘管這般突破在2006年獲得專利，考里科在職涯上還是繼續遭逢屈辱。2013年，當她從日本參加研討會返回時，發現自己的椅子出現在走廊上，她的辦公室已經被清空，讓另外一位研究人員進駐。

同年稍晚，陪著身為奧運划船選手的女兒前往歐洲參加錦標賽時，考里科來到BioNTech跟吳沙忻碰面。她早已拜訪過CureVac，CureVac也對她的創新研究表現出興趣，有了這些mRNA同好作伴，她感到寬慰。「這是我人生中第一次不用解釋RNA有何優點，因為他們都是RNA的信徒，」考里科這麼說道。

不過，在梅因茲受到的接待讓考里科更為醉心，在吳沙忻開口邀她加入BioNTech前，兩人談了幾個小時，討論彼此共同的熱情。幾個月後，BioNTech宣布考里科加入公司團隊，擔任副總裁一職，「我學校的主管還嘲笑我說，」考里科回憶道：「他說『這間公司連網站都沒有！』」

▌ 人體實驗

　　BioNTech著實保持低調，但吳沙忻夫婦的團隊並沒有閒著。2012年，梅因茲團隊對疫苗建構體的試驗，從小鼠身上移轉到了人類身上。得到德國監管機構的批准後，他們將裸露的尿苷mRNA注入晚期黑色素瘤病人的鼠蹊部淋巴結。

　　這個過程並不簡單，他們必須使用為孕婦產檢時常用的超音波掃描機和凝膠，來確保注射針頭徹底插入菜豆形狀的淋巴結裡。然而，結果令人大感驚訝。針對經過編碼的癌症抗原，或稱目標，有數十位病人產生了強烈的T細胞反應。

　　克萊德表示：「我們證明只要將少許的mRNA注入淋巴結，剩下的工作就交給人體去完成。」很明顯地，人體的樹突細胞，尤其是那些駐紮在人體五角大廈的樹突細胞，會急切地吞下mRNA，並根據其中所含的指令行事。

　　作用機制也許已經很清楚，但給藥的方式，也就是把mRNA送進鼠蹊部，並不太理想。除此之外，吳沙忻思索著，把mRNA注入雙腿頂端的兩個淋巴結就能引發這麼強烈的反應，「如果疫苗可以進入人體所有的淋巴組織，招募所有常駐的樹突細胞採取行動，那會引起多麼強烈的免疫反應？」

　　吳沙忻夫婦和他們的團隊又回到實驗室。他們知道，靜脈注射是最有效的方法，可以讓藥物在人體內獲得最廣泛、最系統性的分布。然而，由於RNA很快就會被分解，在經由血液前往淋巴結的路途中，mRNA需要受到一些保護。

有許多一流的技術可以完成保護mRNA的任務，但BioNTech的團隊選擇了脂質配方這種最簡單的方式。其中一項包含微小脂肪球的配方，在幾年後將成為BioNTech冠狀疫苗計畫中的重要元素。脂質可以保護mRNA不被人體中四處巡邏的酵素所分解，同時避免mRNA分子在前往目的地的過程中，受困在肝臟或肺臟。

2010年代，吳沙忻夫婦率領的團隊反覆使用好幾十種化學組成略有不同的脂質，期望找到和他們的mRNA最為匹配的對象。「初期完全就是用試誤的方式來進行，」圖雷西這麼說：「但後來我們開始對脂質有了些瞭解。」研究團隊開始瞭解到，除了脂質本身很重要以外，脂質和mRNA的組成也很重要。經過數百次的實驗，他們發現特定大小的脂質奈米顆粒和明確的mRNA／脂質比例是成功關鍵。

經由血液，mRNA所攜帶的編碼訊息找到了常駐在人體五角大廈裡，警覺性相當高的免疫將領，它們利用mRNA的編碼訊息來訓練免疫軍隊。由梅因茲研究團隊設計出具備生物駭客性質的mRNA骨架，經過脂質包裹之後所製造出來的疫苗，可以引發相當理想的免疫反應。「通緝犯海報」已被四處張貼在免疫系統的軍營裡。

吳沙忻夫婦感覺到他們已經接近一開始設下的目標，也就是製造可透過靜脈注射的mRNA癌症疫苗，於是開始加速臨床試驗的腳步。2014年，BioNTech展開一項新的臨床試驗，首度在病人身上注入由脂質包覆的新型mRNA疫苗[92]。這項突破性的進展刊登在一篇具有里程碑意義的學術論文中，躍上了著名的《自然》

期刊[93]。

　　幾年後，到了2017年，吳沙忻已有足夠自信告訴《自然》期刊，自己「絕對相信」mRNA技術就是癌症療法的未來。他告訴採訪記者，不同於令人失望的DNA疫苗，mRNA沒有受到「過度炒作」，吳沙忻說：「這項多年來一直未受重視的技術，現已足夠成熟，可以兌現承諾了。」[94]

　　2018年10月，在馬奎斯萬豪酒店（位於紐約時代廣場）的八樓宴會廳，藉著一場名為「化科學為生存之道」（Translating Science into Survival）的活動，吳沙忻將2014年mRNA靜脈注射試驗的追蹤數據，呈現給同聚一堂的免疫學家[95]。前一天才因利用人體既有的防禦機制來對抗晚期腫瘤[96]，而與本庶佑（Tasuku Honjo）共同獲得諾貝爾醫學獎的癌症免疫學家艾立遜（James P. Allison）也來到現場，受到眾人熱烈歡迎。

　　眾人深信癌症免疫療法的時代終於來臨，吳沙忻帶來的試驗結果更是振奮人心。圖雷西在觀眾席看著吳沙忻告訴大家，在接受BioNTech的mRNA藥物治療後，好幾位受試病人的腫瘤縮小了。所有受試病人體內都有強烈的T細胞反應[97]，某些病人體內還產生了數十億個免疫狙擊手。萬病之王終於迎來了強大的對手，免疫系統的所有武力都已經過訓練，像雷射光一般精準地聚焦在這可怕的疾病上。

　　至此，經過兩百多年的研究，疫苗學的領域終於出現可以取代詹納那種草創技術的有效系統。只要把經過優化處理和適當包裝的mRNA送進淋巴組織，在淋巴內待命的免疫將領，也就是樹

突細胞，將會吸收這些分子，並發出足夠響亮的警報，激起強烈的免疫反應。

然而，吳沙忻夫婦不知道的是，就在短短十五個月後，這項即將臻至完善的技術會被推上一個更大型的舞台，展現出令其他人屏息以待，足以終結一場大流行病的潛力。

第五章

試驗

　　新冠肺炎是傳染病，而在2020年1月時，BioNTech主要仍是間研究癌症的公司。雖然吳沙忻夫婦是因為懷抱著「打敗人類最難纏的對手──癌症」的共同理想而結合，但這不代表他倆對病毒沒有興趣。他們一直都知道，他們針對腫瘤所研發的各種技術，可以用來改善和其他疾病有關的疫苗及治療方法。

　　他們成立的第一間公司，也就是甘尼美製藥公司，最初的商業模式就包括了一種由吳沙忻研發、可以快速鑑別新病原體基因序列、並開發出對應抗體的技術。「早在那時候，」圖雷西說道：「我們就已經把傳染病和全球大流行病放在心上。」

　　由於這項對投資者有商業利益可言的發明，在醫療上並沒有可應用的層面，甘尼美便轉而專注在癌症上。後來，到了BioNTech時期，多了些餘裕的吳沙忻夫婦重新思考，想把這項創新技術應用在傳染病疫苗上。從免疫學的角度來看，這類產品的開發過程會比癌症藥物來得簡單。

　　但傳染病疫苗的市場受到少數幾間態度保守的大型公司控制，他們對吳沙忻夫婦的創新技術有所懷疑。單獨行動也不是個辦法，比起癌症療法，開發這類疫苗需要進行規模大上許多的三

期試驗，需要數萬名受試者，以及全球化的配銷和商業網絡，除了要投入巨額資金，還得聘請數千名員工，而BioNTech只是梅因茲一所大學的小型子公司。

吳沙忻夫婦決心著眼於長期發展，他們甘願讓其他人去摘取「低處的果實」，也就是針對常見的傳染病（這些疾病的治療藥物，無論多麼不完美，都已經存在）來開發疫苗。「我們想要專注在我們的強項，」吳沙忻這麼說：「聚焦在傳染病的『三大巨頭』：愛滋病、結核病和瘧疾。這些疾病要不是非常複雜，就是難以治療，醫界常用的技術無法適當地應付它們。」

但一開始，吳沙忻夫婦也得挑選一顆「低處的果實」來為公司的傳染病部門奠下基礎。兩人和他們的團隊先以廣為人知、已經被人研究幾十年的流感病毒為目標。由於市場上已經有大量的流感疫苗，所以透過跟傳統疫苗比較，他們能夠輕易地判斷以BioNTech穩定成長的mRNA工具箱為基礎所開發出來的藥物，是否真的有效。2011年，BioNTech這項被吳沙忻夫婦刻意隱藏起來的先導計畫，得到了德國政府的資助。

▌ 死鴿房裡的員工

兩年後，BioNTech聘用了第一位有傳染病專長的員工。一開始，厄芭（Stephanie Erbar）發現自己並非位於BioNTech的營運核心。「大家都害怕遭受感染，」她這麼描述開發癌症藥物的同事：「只有到了下午或傍晚，實驗室都沒人的時候，我才能進去工作。」BioNTech有個被暱稱為「死鴿房」（因為曾有隻鴿子卡

在天窗，屍體慢慢腐爛）的空間，她的第一間辦公室就在那裡。

到了2014年，情況開始好轉。當時BioNTech聘請了第二位病毒學家芙格（Annette Vogel），這位年輕的動物疾病專家是德國南部人，原本在杜賓根做研究，後來加入這個中世紀城市裡的聯邦研究機構。

工作幾年後，芙格的雇主改換陣地到黑姆斯（Riems），這是一座位於波羅的海的小型半島，上面幾乎只住著傳染病專家和他們的實驗對象，也就是幾十隻綿羊和牛。芙格無法承受這種與世隔絕的感覺，正準備辭職時，她從一位在BioNTech工作的朋友口中得知，這間公司正在招募具備她這種專長的人才。芙格上網查詢相關的職務描述後，懷疑自己是不是成了朋友惡作劇的對象，那時是2014年，再過六年即將開發出醫療史上一項最重要藥物的BioNTech，竟然連個網站都沒有。

儘管如此，跟圖雷西通過電話，又去了一趟梅因茲之後，芙格同意加入BioNTech的傳染病「團隊」。芙格與厄芭一起，開始謹慎地調整BioNTech的癌症技術，用以對抗病毒，並且向特定病原體特色有所瞭解的學術機構尋求幫助。芙格可能還不太清楚，開發癌症疫苗的同事已打下了哪些基礎；在她眼裡，病毒學似乎「仍是BioNTech的業餘愛好」。

在2015年，BioNTech又聘請了一位技術人員，從兩個人擴編為三個人的傳染病團隊，開始進行他們第一項重要計畫。這是由倫敦帝國學院領導的歐洲倡議行動，目的是開發保護性和治療性的愛滋病疫苗。接著，他們和拜耳（Bayer）的動物衛生部門合

作，研究農場動物的疫苗，又和賓州大學一起針對大量病原體展開研究[98]。

不久後，蓋茲基金會投入資金，BioNTech與輝瑞在2018年展開一項蓄勢待發的流感病毒計畫。但是，當同為mRNA公司的莫德納和CureVac已經展開傳染病疫苗的臨床試驗時，在當時仍以發展癌症疫苗為優先考量的BioNTech，類似的計畫依然停留在探索階段。

新冠肺炎襲擊中國時，透過與帝國學院重要免疫學家沙托克（Robin Shattock）的合作關係，BioNTech的傳染病疫苗進入到最接近人體試驗的階段。由英國出資，針對伊波拉病毒、馬堡病毒（Marburg virus）和拉薩熱（Lassa fever）開發疫苗的計畫，已經在英國的監管機構，即藥物與保健產品管理局（Medicines and Healthcare products Regulatory Agency，MHRA）完成申請，準備進入一期研究，但距離真正開始還要好幾個月。

在公開展示的場合中，BioNTech幾乎沒有提起這項計畫以及其他類似計畫，2020年初，吳沙忻在舊金山摩根大通醫療健康年會演講時，一直到了第四十二張投影片的底部，才首度提到BioNTech的傳染病疫苗生產計畫。

在生物科技界，這時的BioNTech仍是一間專注於癌症的公司。當然，在檯面下，梅因茲那邊已經動員了數百人進行對抗病毒的疫苗開發工作。但是在吳沙忻啟動光速計畫時，這個如今由芙格管理、明確地致力於傳染病研究的部門，在當時只有十五個成員。

四種版本的 mRNA

就科學的角度而言，開發傳染病疫苗不是什麼大問題。的確，這幾十年來吳沙忻夫婦所完成的工作，大部分都是在治療癌症的前提下深究免疫療法，但這是一項和「重新指揮免疫系統自然機制有關的工作，人體之所以發展出這些機制，是為了抵禦病毒」，圖雷西解釋道：「我們其實是把所有相關知識應用在這些機制最原始的目的上，也就是保護人體不受病毒傷害，然後往前跨出了一小步。」

在這方面，BioNTech已經累積了相當程度的知識，並悄悄地開發出四種版本的合成mRNA，並針對mRNA的各個建構單位，以移除、替換或重組方式來達到增強mRNA分子自身能力的目的。他們所開發的第一個、也是最廣為使用的合成分子，就是尿苷mRNA，或稱uRNA，憑藉其「佐劑」活性，也就是發出警報的能力，這種分子可以激起相當強烈的T細胞反應。

經過脂質的包覆，BioNTech打造出可用於靜脈注射的分子，以非常低的劑量就能在癌症病人體內激發免疫反應。但是uRNA並未與可用於肌肉注射的脂質，也就是新冠肺炎疫苗所需的脂質結合，因為uRNA本身就有補充性的「佐劑」功能，同時含有脂質和uRNA的疫苗效用可能過於強大，以致於引發類似流感的症狀。

第二種版本的mRNA是一種經過修改的mRNA，或稱modRNA。除了包含吳沙忻夫婦所做的修改，modRNA還採用了

考里科和韋斯曼獲頒專利的發現：針對尿苷基因編碼的其中一個字母進行置換，使mRNA分子進入「隱身模式」。他們這項突破性的發現已經由BioNTech加以應用[99]，有助於人體適當地耐受modRNA，而且幾乎沒有副作用。然而，修改過的modRNA大幅削弱了mRNA分子的內生性佐劑功能，也就是降低了mRNA分子驚動在體內巡邏的免疫將領，使其採取行動的能力。

不同於uRNA，modRNA需要可用於肌肉注射的脂質來幫忙，利用脂質的佐劑效用來彌補這個問題，但當時他們還不清楚脂肪球有沒有這個能力。

自我擴增mRNA（self-amplifying mRNA，或稱saRNA），以及反式擴增mRNA（trans-amplifying mRNA，或稱taRNA）[100]是BioNTech陣容中較近期的成員，是擁有龐大潛力的新秀。

顧名思義，這兩種mRNA分子有自己的「複印機」，也就是自備複製能力，可以大幅提升疫苗抗原（如冠狀病毒的棘蛋白）在細胞的產量，並延長占據細胞生產線的時間。但這些新的mRNA平台，無論添加脂質與否，都未曾在人體中進行試驗。在小鼠體內，saRNA或taRNA疫苗發揮的效力，在人體中是否同樣有效仍是未知數。

早在新型冠狀病毒出現之前，吳沙忻在2013年成立的跨學科小組「理想mRNA團隊」[101]就已不斷地針對這些平台進行修改。在每兩個月一次的會議上，他們詳細討論使用不同技術所得到的最新實驗數據，並以嚴謹的科學態度質疑實驗結果，從中提出假說，再進行假說的推翻或確認。

有時候，這種愉快的聚會，氣氛就像是大學的辯論社團。喝著咖啡、吃著餅乾，所有參與者無論經驗多寡都樂於提出反對意見，並盡力完善自己的論點，還會打賭接下來的預定研究會產生什麼結果。

　　這樣的討論不僅讓他們對mRNA骨架區域做了大量可以提高疫苗效力的修改，還改善了製造和純化疫苗的方法，從而提升產量並提高mRNA的活性。這個團隊的每項發現都建立在先前的突破之上，「你永遠無法達到完美，」吳沙忻這麼說：「最理想的版本永遠只是暫時的。」

■ 測試脂質配方

　　到了2020年2月，這些修改還在持續進行，在沒有臨床數據的情況下，光速團隊的專家並不想把賭注押在單一種mRNA版本上。他們之所以不願意從BioNTech的工具箱裡挑選單一工具來對付新冠肺炎，除了因為想要對個別的mRNA平台進行測試之外，還因為手邊沒有相關證據說明在跟某些脂質結合以後，這些技術發揮作用的狀況。

　　多年前，在對癌症疫苗進行優化調整時，吳沙忻夫婦發現這些用來包覆mRNA的脂質會導致「mRNA的影響力倍增」。除了可以透過調整脂肪球的成分來實現mRNA的靜脈注射或肌肉注射，還可以藉此精確地調控mRNA分子在體內的目的地，讓疫苗開發者可以選擇將mRNA分子送進特定的器官和細胞類型。光速團隊所選擇的脂質，跟BioNTech旗下每個mRNA平台結合後會

產生何種結果，仍是一個有待討論的問題。

自從吳沙忻夫婦初次學習到脂質奈米顆粒配方的技術開始（為了將癌症疫苗直接注入病人血液，而非鼠蹊部的淋巴結），兩人和他們的團隊進步飛快。規模不斷擴張的BioNTech專家團隊持續針對各種目的，以系統性的方法測試各種脂質混合物，其中一個目的就是讓疫苗能夠直接注入人體肌肉。

這些新的脂質配方所肩負的任務，就跟那些應用在癌症疫苗中的脂質一樣：讓mRNA能找到坐鎮在人體最大型淋巴結（人體五角大廈）裡的樹突細胞（免疫系統的將領）。BioNTech的團隊雖然已是分子偽裝大師，但他們堅持採用開放的態度，不只測試自己調製的脂質配方，也測試了由其他更專業公司所調製的配方，其中最好的配方來自加拿大的阿奎塔斯公司。

所有用於人體的藥物成分，都必須以可重製且可控管品質的方式進行生產。脂質奈米顆粒配方的製程尤具挑戰性，前置作業就需要一年。

在2020年1月吳沙忻夫婦決定開發冠狀病毒疫苗的那個重要週末來臨之前，BioNTech內部並不急著製造可以透過肌肉注射的藥物。當時只有一種可用於肌肉注射的脂質能夠立刻進入生產製程，就是原本要在BioNTech和輝瑞合作的流感疫苗中接受測試的阿奎塔斯脂質配方。

2月初，BioNTech首次和德國監管機構開會時，就是提交了這種脂質配方。雖然知道這種配方是安全的，但他們不知道的是，這種脂質和他們多年來研究的各種mRNA平台結合後，會使

mRNA的效用提升或降低。莫德納和CureVac雙雙啟動冠狀病毒的疫苗計畫，對於預計使用的mRNA形式及脂質配方都已掌握了大量的臨床數據，而BioNTech什麼都沒有。

這也是BioNTech之所以最不可能成為新冠肺炎疫苗開發候選者的另一項原因，更別提還要在吳沙忻設定的時限，也就是2020年底要達成目標。BioNTech整整落後競爭對手一大圈，為了趕上進度，光速團隊需要趕快找出制勝的建構體，他們沒有時間進行反覆的修改，沒有時間追求完美。

針對新冠肺炎疫苗，他們至少需要同時對二十種可能的組合以及不同的劑量進行測試。以modRNA、uRNA、saRNA和taRNA為基礎，用阿奎塔斯的脂質進行包覆，再搭配略有不同的棘蛋白完整序列或受體結合區域序列，然後同時對每一種版本進行評估。

技術人員夜以繼日地工作，觀察每一種疫苗成功召集免疫系統聯軍（抗體以及擔任狙擊手的T細胞）的程度，以及效用持續的時間。與此同時，在這樣的基礎上，專家團隊會設計實驗，測試疫苗建構體對哺乳類動物而言是否安全。為了節省後續的時間，從第一天開始，他們就以符合臨床試驗的高標準規格來生產實驗材料。

自從吳沙忻夫婦將目標對準癌症以來，兩人在科學和創業方面獲得的專業知識，將全部用來對付這個新疾病。透過淘汰的方式，他們的團隊會找出可供全球數十億人注射的候選疫苗。然而，在此之前要先處理一件事：生產一批測試用疫苗。

▌ 跌跌撞撞

2020年1月11日，多虧了任職於上海公共衛生臨床中心且思緒敏捷的張永振教授，他將新型冠狀病毒基因編碼的定序結果上傳至virological.org這個開源網站，跟其他所有的疫苗製造商一樣，BioNTech也從中受惠。

在1月底那個重要的週末，吳沙忻研究了這份分子藍圖，並藉此草擬了幾種候選疫苗，但這些都只是紙上（或者該說螢幕上更為恰當）談兵而已。

要製造實際的疫苗材料，第一步就是為候選疫苗打造出DNA的原版複本，再以此為模板製造出RNA。海茵（Stephanie Hein），也就是負責管理BioNTech「RNA倉庫」（一個用來為公司的疫苗及療法儲存抗原或疫苗目標的實際倉庫）的分子生物學家，很快制定了這些模板的基因序列。它們共含有多達四千個核苷酸，由五十到八十個核苷酸構成的小區塊組合而成，是一段完美無瑕的基因編碼[102]。完成這個步驟之後，接著便進入選殖程序，並檢查序列的準確度。

這就是所謂的基因合成（gene synthesis），BioNTech在多年前就針對這個方法建立了實驗室的作業程序，到了此時，這已是他們的常規作業。然而，某些候選疫苗的DNA模板選殖作業，其過程卻是出乎意料地曲折。海茵和她的團隊已經竭盡所能，卻仍無法讓個別核苷酸或序列片段以正確的方式接合起來。他們試過各種可能的方法，但每次分析選殖模板時，序列總是有問題。

另一個團隊早已急切地等著接收這些DNA，好讓他們準備生產實際的候選疫苗，DNA作業的遲滯有可能導致吳沙忻雄心勃勃的計畫有所拖延。雖然前面還有更大的挑戰等著他們，但是在2月中，光速團隊身處險境，他們被一項本該是最小的障礙給拖慢進度。

回想起這個意料之外的挑戰，吳沙忻非常冷靜。「有時候，」他若有所思地說：「實驗室就像是遭逢厄運。突然之間，久經試驗的日常程序不再有效，開始出現錯誤。這時你得排除問題，你會開始懷疑一切。你更換試劑，重複每個步驟，結果還是失敗。你覺得整個團隊就像一支連簡單傳球都做不好的足球隊，這顆球一直到處彈跳，啃蝕著你的自信心。在這種情況下，不能給團隊施加壓力。你不能批評他們，你必須鼓勵他們，建立他們的自信心。接著，突然間，球又滾動起來，每個人都像世界冠軍一樣地踢球。」

一開始，這種突然的轉折似乎難以捉摸。事實上，發現一位同事懷孕時，海茵又遭遇了進一步的挫折。因為選殖過程中會用到的康黴素（Kanamycin）對胎兒有毒，所以這位同事立刻被請出實驗室。海茵這麼說：「我們從三人團隊變成兩人團隊，其中一個還是兼職員工。」兩年來，這是她第一次不得不穿上實驗衣，親自動手做實驗。

接著，在2月的某一天，兩位生物化學家，齊根哈斯（Thomas Ziegenhals）和德格慕勒（Johanna Drögemüller），想出了一個巧妙的解決方法。與其期待接合成功，他們建議製造團

隊不如使用BioNTech「RNA倉庫」中現有的DNA模板來規畫流程，這些模板的特徵及長度，都和冠狀病毒疫苗所需要的模板很相似。這麼一來就減輕了海茵基因合成團隊的壓力，讓他們在知道自己沒有拖延整體計畫進度的前提下，可以專心地矯正錯誤。就跟選殖過程中遇到的其他問題一樣，這件事情來得突然，去得也快。

結果證實，新製造出來的序列是正確的。海茵的團隊開始製造出一個又一個完美的殖株。2月底，他們完成了第一個疫苗建構體。

▌ 疫苗選拔賽

3月2日，以齊根哈斯和德格慕勒的「倉庫」解決方案進行準備的疫苗製造專家，用海茵成功製造的DNA模板生產出第一批產出RNA。他們將材料倒入一個五十毫升的袋子裡，並立即在攝氏零下七十度進行超低溫冷凍，以確保分子的穩定性。

BioNTech梅因茲總部外，有輛車子正等著運送這批RNA前往位在維也納的保立馬，這趟運送過程所費不貲。家族企業保立馬已與BioNTech建立合作關係，並擁有專業技術能將mRNA與阿奎塔斯脂質做結合。幾天後，裝滿疫苗的冷凍小玻璃瓶會被放在保麗龍盒裡，越過邊境運回BioNTech。

BioNTech的二十個疫苗建構體，每一個都會重複這樣的運送過程。電子郵件持續往返，以一種特勤工作人員護送總統的方式不斷更新狀況，像是「RNA已經離開建築物」，或是簡單的一句

「移動中」。

這顆球又開始滾動了，BioNTech的團隊像冠軍球隊般地進行著這場比賽。

第一批裝著疫苗的小玻璃瓶很快就回到了梅因茲，由芙格領導的團隊開始設計一場疫苗選拔賽。

二十個候選疫苗互別苗頭，目標是找出能以極低的劑量引發免疫反應的疫苗，光速團隊會以這個方法選出後續用來進行臨床試驗的疫苗建構體。在未來幾個月，這些選拔標準也會影響BioNTech決定以哪一個疫苗建構體來進行第三期臨床試驗，以及最終會向全世界提供哪一個疫苗建構體。

一開始，BioNTech團隊計畫進行最簡單的「體外」試驗，其實就是在玻璃培養皿上進行。由兩位技術人員對細胞進行mRNA轉染，觀察細胞是否產生新型冠狀病毒棘蛋白的完美複製品。從科學的角度而言，這是很普通的試驗，但說到對後續供臨床試驗或商業用途而批量生產的疫苗進行品質檢查時，這些試驗就顯得非常重要。

▌ 動物試驗

接下來要在另外的地點進行動物試驗。以八隻小鼠為一組，將候選疫苗以低、中、高三種不同的劑量分別注入小鼠體內。注射完成後即開始監測有無副作用的跡象，六週的試驗期間內，研究人員每隔一段時間就會抽取小鼠的血液，進行數百次非成即敗的試驗。

由克蘭茲（Lena Kranz）和沃梅（Mathias Vormehr）率領的團隊則是在血液樣本中尋找兩種T細胞：CD4 T細胞，又稱為輔助型T細胞，也就是扮演免疫反應發起者和指揮者角色。以及在外巡邏，天生具備「X光視覺」，可以辨識並殺死施展偽裝術敵人的CD8 T細胞。

經常讓對方無法接話的克蘭茲和沃梅，就像是BioNTech的「穆德和史考利」（譯注：影集《X檔案》的主角），他們在研究生期間就對BioNTech的癌症疫苗開發有所貢獻，此後也成為領先全球的T細胞偵探。

他們能夠判斷候選疫苗中所表現的新型冠狀病毒棘蛋白是否引發T細胞做出反應、免疫系統是否執行了它們所需的免疫反應，或是產生讓新冠肺炎患者病情惡化的反應。不過，克蘭茲和沃梅負責的試驗相當複雜，需要一段時間才能完成。

與此同時，芙格的團隊將利用技術已經相當成熟的酵素免疫吸附法（enzyme-linked immunosorbent assay，在生技界常以如人名般親切的字首縮寫ELISA表示）來判斷疫苗建構體是否能在小鼠體內誘發足夠的抗體。

ELISA跟新冠肺炎疫情大流行後常用來檢測無症狀傳播，以及用來確定康復患者體內是否有抗體的檢驗方式很相似，但做法相對簡單。不過，ELISA無法區別抗體是單純地與病毒結合，或者是以一種能夠中和威脅、阻止病毒進入健康細胞的方式與病毒結合。為了查明抗體是否發揮功效，芙格的團隊必須設計出具有「金標準」的實驗，也就是病毒中和檢測（virus neutralisation test，VNT）。

　　BioNTech已經具備檢測中和抗體的技術能力，他們在與輝瑞合作開發流感疫苗的早期階段就做過這類試驗：將培養出來的病毒，以及含有具備中和潛力的抗體血清一起注入健康細胞中，五天後進行檢查，觀察細胞是否死亡，或者抗體是否發揮了預防感染的效用。

　　這些過程都是在BioNTech的實驗室裡完成的，操作流感病毒的法規限制並不多。但面對具有高度傳染性的新型病毒，監管機構得採取更多保護措施，截至2020年2月底，全球已有三千人因新型冠狀病毒而喪命[103]。

　　自1970年代開始，操作危險微生物時就要遵循分級制度，並採取相應安全措施。致死率約為90%的伊波拉病毒，被歸類為最危險的病原體，相關實驗必須在「生物安全等級第四級」（biosafety level four，BSL-4）的專門實驗室裡進行，操作人員必須穿著在災難電影場景裡會看到的全身防護衣，並使用獨立的呼吸裝備。

　　至於存在已有幾個世紀的流感病毒，如今大多數人體內已具備一些對抗流感病毒的自然防禦機制，則被歸類為「生物安全等級第二級」的病原體。操作這類病毒時，人員必須採取標準的防護措施，如穿戴手套和口罩，但幾乎不需要其他專業設備。

　　新冠肺炎的活體病毒樣本則歸類在生物安全等級第三級，也就是只能在「生物安全櫃」（biosafety cabinet）（譯注：或稱無菌操作台）中進行相關操作，生物安全櫃是一個由玻璃隔屏保護的

工作空間，操作人員透過一個小縫隙將手臂伸入其中。

生物安全等級第三級實驗室的牆面、天花板和地板需要使用不透氣的建材，並設置附有密封門的前室，以及抗震的結構設計。實驗室的氣流必須嚴格受控，所有固定裝置都要能夠承受使用工業強度的化學物質進行定期清潔[104]。

BioNTech沒有生物安全等級第三級的實驗室，中和抗體檢測必須在外部承包商提供的空間進行。這麼做的花費相當昂貴，因為得將數千個樣本放在超低溫冷凍容器中來回運送，計畫進行的速度也會因此慢下來。不用懷疑的是，承包公司只會在正常工作時間內上班，對疫苗建構體進行依序地而非同時的檢測。待數據蒐集、配方調整和再次檢查錯誤等工作都完成後，光速團隊才會初次看到相關數據，那會是三至四週後的事，疫苗評估作業的速度將大幅減緩。

▌ 天降援手

除此之外，還有一個更大的問題：有能力在短時間內進行中和抗體檢測的外部承包商，說巧不巧地，大都位於義大利托斯卡尼區的中心，而這個地方正快速成為新冠肺炎的傳播熱點。

義大利北部已經進入部分封鎖的狀態，義大利的二十個行政區也全都出現新型冠狀病毒的蹤影。就算承包商的實驗室還能持續運作，也沒有發生員工集體感染的狀況，來回運送小鼠血清樣本仍有可能受到極大阻撓。BioNTech需要趕快找出替代方案，而這個解決方案奇蹟似地從最不可能的地方冒了出來。

在德國受教育的生化學家穆伊克（Alex Muik）並不是光速團隊的成員，他是從參加其他部門會議的同事那兒才初次聽說了光速計畫，在茶水間閒聊時才知道芙格的團隊在檢測過程中遭遇困難。儘管忙於研究BioNTech的癌症藥物，但對穆伊克來說，這個新得知的消息就像蝙蝠俠投射在空中的信號一樣顯眼。

多年前，穆伊克在科學職涯早期所學會的特殊技術，原本是一項對BioNTech而言不太有用的技術。然而，就在此時，他的專業即將派上用場。

搬到梅因茲之前，有十年的時間，穆伊克一直在研究溶瘤病毒（oncolytic virus）（一種特殊的病原體，可以極有效率地進入腫瘤細胞，將其撕扯碎裂）以追尋早期的免疫療法[105]。溶瘤病毒中的水泡性口炎病毒（vesicular stomatitis virus，VSV）和狂犬病毒有親緣關係，但是危險程度較低，在人類身上會引起類似流感的症狀。

攻讀博士學位期間，穆伊克致力於改造會傷害神經系統的水泡性口炎病毒，使其可以被安全地注入癌症病人體內。他的做法是把來自其他病毒的無害蛋白質與水泡性口炎病毒接合，結果發現水泡性口炎病毒確實禁得起這番操作。這個過程就像是從積木塔上抽掉一塊積木，小心地把會引發重症的部分替換掉，但又不至於破壞整個病毒，穆伊克因此將水泡性口炎病毒的毒性降低了一百萬倍。

2016年，熱衷研究臨床創新技術的穆伊克申請了BioNTech的工作機會，並獲得錄用。能夠加入這麼一間野心勃勃的新創公

司，穆伊克感到相當興奮。他知道自己必須把過去大部分的專業知識拋在腦後。在BioNTech，他研究的對象不再是溶瘤病毒，而是一種藉著改善T細胞反應來對付癌症的免疫療法。然後，新冠肺炎就出現了。

3月2日，在聽說光速團隊遭遇的困頓之後，穆伊克寫了一封電子郵件給芙格，禮貌地詢問對方打算如何進行中和抗體檢測。在後續的交流中，他得知光速團隊打算和一間即將被新冠病毒給吞沒的義大利公司合作。替代方案則是建立一間生物安全等級第三級，配置所有專業設備的實驗室，只是這麼做要花費的時間實在太長。但穆伊克提出建議：「我可以開發一套公司內部的檢測方式。」

▌ 打造贗品

穆伊克表示，BioNTech不需要使用新冠病毒的活體樣本，只要找上他的老朋友，也就是水泡性口炎病毒，就行了。

在穆伊克的職業生涯早期，他已經把水泡性口炎病毒最危險的部分換成無害的蛋白質。這一次，他也可以把新冠病毒有害的部份抽掉，換上從新冠病毒分離出來的棘蛋白，這些棘蛋白會跟包膜整合在一起，進而剝奪病毒的感染能力。如此一來便製造出一種偽病毒，它包含了新冠病毒中被BioNTech視為疫苗目標的部分，但無法引發新冠肺炎的症狀，穆伊克的想法其實就是打造無害的新冠病毒贗品。

想要知道BioNTech疫苗建構體所部署的抗體能否精準地鎖定

新冠肺炎，並給予足夠強大的反擊，光速團隊必須觀察抗體能否讓由水泡性口炎病毒完美複製的棘蛋白失去活性。更重要的是，由水泡性口炎病毒衍生的新冠肺炎偽病毒，被列為是生物安全等級第一級的物質，表示在BioNTech既有的實驗室裡就可以進行操作。「這只是個想法，」穆伊克給芙格的電子郵件上這麼寫著：「你覺得如何？」

芙格知道，科學家常透過這種試驗來觀察中和抗體發揮作用的早期跡象。然而，BioNTech過去從不需要使用這種方法，況且，要用足以支持現實世界藥物開發的高標準來從頭設置偽病毒試驗，而非單純地做研究，這會是一項挑戰，因為需要確認會用到哪些專用設備並加以訂購、購買試劑、校準所有成分以確保結果一致。

但穆伊克很有信心，憑藉以往的經驗，他告訴芙格他可以很快地完成設置，開始進行這項試驗。「那真是太棒了！」她回答道：「但我真的分身乏術，我們沒有辦法支援你。」

不屈不撓的穆伊克繼續前進。然而，必須把伴他度過青年科學家時期的水泡性口炎病毒先弄到手。說得具體一點，他需要質體（plasmid），也就是一種含有病原體部分DNA的分子。

由於水泡性口炎病毒並不是BioNTech的實驗對象，所以公司並沒有儲備這種材料。穆伊克於是撥了通電話懇求他的老友：「我需要一些水泡性口炎病毒的質體，現在就要。」幾天之後，他開著他的白色福斯汽車，後座裝著乾冰容器，準備前往取回他的急件。

然而，他還缺了一項關鍵要素。為了讓經過修改的水泡性口炎病毒表現棘蛋白，他得使用原始棘蛋白的基因材料，而非海茵團隊一直努力在公司內部生產的穩定版棘蛋白。穆伊克並不知道，他的老闆已經超前了好幾步。

　　2月21日，吳沙忻在寫給專案經理羅珊巴姆的電子郵件中提到，在法蘭克福西邊設有廠區的中國義翹神州公司（Sino Biological），可以提供包含冠狀病毒棘蛋白完整序列的DNA模板。正把兒子送去幼稚園的羅珊巴姆立刻致電義翹神州瞭解詳情。接著，準備前往公司的羅珊巴姆順路買了兩杯咖啡，到公司後便在海茵的辦公室外等待，急著跟海茵確認義翹神州的產品是否符合光速團隊的試驗需求。

　　答案是肯定的，但因為合成作業在中國進行，她意識到DNA模板可能需要幾個星期才能抵達德國。羅珊巴姆把這份擔憂告訴吳沙忻，吳沙忻回答：「我知道，我已經先用我的個人信用卡訂購了。」

　　3月5日，穆伊克正在為他的開創性試驗準備儀器和材料時，接到了來自吳沙忻的訊息。好消息是，含有棘蛋白編碼區的DNA已經抵達梅因茲；壞消息是，義翹神州誤把包裹送到了TRON的櫃台接待員手中，TRON是吳沙忻夫婦和他們的良師益友休伯在十年前共同創立的研究機構，和BioNTech坐落在同一條路上。

　　光速團隊謹遵波伊廷的指示，盡量減少與外人接觸以免遭受感染。親自前往TRON取件似乎有點冒險，於是，穆伊克和

TRON的職員相約在BioNTech總部對面碰頭。幾分鐘後,兩名戴著口罩的男子走向公車亭完成交貨,這過程在路人眼裡看起來肯定像是毒品交易。

▊ 啟動遠距辦公

當穆伊克忙著複製這珍貴的DNA模板時(BioNTech園區內部首次出現真正的冠狀病毒片段),芙格的團隊收到了自維也納運回、已經包覆著脂質的首批mRNA。3月9日,從保立馬連夜趕回的一輛黑車停在BioNTech總部外,車上載著幾十個小玻璃瓶,裡面裝著足供進行動物試驗的材料。3月11日,他們將疫苗注入小鼠體內,而世界衛生組織也在同一天宣布疫情進入全球大流行。

疫情警戒狀況開始迅速升級。3月13日,大多數的德國聯邦下令立即關閉學校和托兒所,以梅因茲為首府的萊茵蘭—伐爾茲邦並沒有這麼做,儘管如此,拜德國的聯邦制度所賜,波伊廷還是很快就遇上了人力問題。

光速團隊中有許多成員住在鄰近的巴登—符騰堡邦(Baden-Württemberg)和黑森邦(Hessen),在這兩個聯邦,只有重要工作人員可以把孩子送去幼稚園。這些聯邦的官方當局從來沒聽說過BioNTech,更別提BioNTech的疫苗計畫,因此拒絕照顧BioNTech員工的孩子。BioNTech在主要園區的會議室設立了緊急托兒所,波伊廷的團隊則在官僚體系中進行疏通,目的是獲得一封官方信件,說明BioNTech是對抗新冠病毒的重要成員。

光速團隊的成員也因類似的問題無法獲得足夠的個人防護裝備。手套和實驗衣供不應求，而且只保留給規模夠大的機構使用。BioNTech沒有這種地位，實驗室經理佩里諾和公司的通訊長安娜托維開始打電話給政治人物，解釋BioNTech正在進行的工作，並詢問該怎麼做才能優先承購安全防護產品。

　　拋棄式圍裙等用品的嚴重短缺已經阻礙光速團隊為這項破紀錄行動付出努力。中國的復星公司甚至寄了口罩來支援新的合作夥伴。「曾有一刻，連手套都得回收使用，」佩里諾說道：「這真是太可怕了。」

　　德國已關閉通往奧地利、法國和瑞士的邊境，並在感染率高的地區實施宵禁。德國總理梅克爾尚未宣布全國封鎖，但外出為在家自學的孩子買披薩時，波伊廷聽到愈來愈多限制規定，心裡有了不祥的預感。

　　幾天前，德國確定出現第一例感染新冠病毒的死亡病例，隨後死亡人數迅速增加至八人[106]。此時光速計畫啟動僅僅六週，與危機處理團隊討論過後，波伊廷下令BioNTech的非必要員工全都得待在家裡。

　　感染新冠病毒的擔憂來到新高點的吳沙忻，已經早一步做出防疫行動。幾週前，他已經放棄與人碰面要先握手的習慣，甚至連觸摸需要他簽名的文件都顯得勉為其難，而且簽好文件後一定會洗手。

　　他寫了電子郵件給公司的營運部，詢問是否可以在公司的停車場設置開放式的帳篷，實現更安全的會面，得到的回覆是這會

需要一段作業時間，而且是不切實際的做法。早在公司其他人居家辦公之前，不希望在光速團隊最需要指導時因為感染病毒而不能工作，吳沙忻夫婦就已經開始在家上班。

在新冠疫情爆發之前，吳沙忻一家人已經覺得由兩間臥室、兼具客廳和餐廳功能的開放式空間，以及一處緊湊的擴建空間組成的居家環境很擁擠。他們一直想換個更大的地方住，但喜歡都市生活的吳沙忻不想搬到郊區，而想在他們目前的住處附近找到更大的居住空間實在很困難。

這會兒，一家三口擠在這間公寓裡，更是讓人產生幽閉恐懼的感覺。女兒透過視訊會議來跟上學校的進度，與朋友保持聯繫。吳沙忻夫婦則是不斷加入Zoom會議，和監管機構、合作夥伴及供應商開會。這對夫妻開發全球第一種新冠肺炎疫苗的工作，全憑網際網路聯繫。

不需要多加說服，大部分BioNTech員工都甘願接受這樣的宿命。梅因茲園區已經人滿為患，辦公空間和會議室供不應求。為容納新員工而採用的開放式辦公室計畫，幾乎是為了防止疾病傳播而量身制定的。波伊廷下達指令時，多數員工面臨的急迫問題不是物流，而是時間。「他們會問：『這種狀況什麼時候結束？』」波伊廷只能回答：「我們也不知道。」

然而，為了維持光速計畫的運作，BioNTech仍然需五百多名員工到現場上班。BioNTech得盡可能地限制感染風險，但他們沒有制定必要準則的經驗。實驗室經理佩里諾與在空中巴士（Airbus）、拜耳和妮維雅（Nivea-maker Beiersdorf）工作的朋友交

談，詢問他們如何實施社交距離等類似措施，吸納別人採用的規則加以整合。「一開始我們毫無頭緒，」他這麼說，但BioNTech很快想出方法：把重要員工分成兩組，輪流上班。

除了重要的核心科學家，其他留在公司現場的人多數參與的是BioNTech實驗室的運行或清潔，或看顧製造設備。羅珊巴姆是建築物裡唯一一位管理職的人員，在公司為數不多的閒置會議室裡，她找了其中一間設立自己的作戰室，因為家裡有個剛會走路的小孩滿屋子晃蕩，所以她決定在公司工作，即使週末也不例外。意識到自己清醒的時間多數會在辦公室裡獨自度過，她從家裡帶來一項可以放在書桌上的紀念物，那是她兩歲兒子畫的一間小房子。

■ 克難

與此同時，穆伊克正在進行他的偽病毒試驗。3月10日，也就是在公車亭取得DNA模板的五天後，他設計的試驗已經初具雛形，但遠稱不上完美。偵測疫苗誘發的抗體是否中和了冠狀病毒是一個很複雜的過程：非洲綠猴（African green monkey）的健康細胞跟肺細胞一樣，擁有可供新冠病毒結合的受器，把這些細胞放入有如鬆餅盤的小型孔盤中，再將含有疫苗建構體的小鼠血液（希望其中含有中和抗體）與攜帶冠狀病毒棘蛋白和綠色螢光酶的水泡性口炎病毒混合，經過一個小時左右，這兩種物質會結合，再將其加入含有非洲綠猴細胞的孔盤中。

如果偽病毒成功感染了細胞，即BioNTech疫苗中的抗體無法

阻止病毒感染發生，那麼在特殊顯微鏡下會看到受感染的細胞發出綠色螢光。如果小鼠血液中的抗體成功地解除了冠狀病毒棘蛋白帶來的威脅，非洲綠猴的細胞就不會遭受感染，或僅有相當少數的細胞遭受感染，那麼在顯微鏡底下就不會觀察到綠色螢光。

但是，在沒有抗體的狀況下，被感染的細胞也只占細胞總數的一小部分：四萬個細胞之中的五百個。在顯微鏡下觀察時，五百個或五十個受感染的細胞看起來幾乎沒有差別，難以藉此判斷疫苗的成效。接下來幾週，穆伊克和他唯一一位同事珊格（Bianca Sänger）將嘗試以手邊可用的儀器來解決問題。流式細胞儀速度太慢，數據雜訊太多，微量盤式分析儀同樣有不夠精確的問題。

過程中，剛成為BioNTech夥伴的輝瑞團隊寫了電子郵件給芙格，要求他們提供穆伊克實驗的「標準作業程序」，好讓他們在紐約也可以嘗試進行相同的實驗。輝瑞想要的是一份逐步引導實驗進行的指南，其中包含所有與實驗材料、儀器和技術相關的詳細資訊。芙格把這封電子郵件轉寄給穆伊克，他回覆了一個代表笑臉的表情符號。輝瑞要的「標準作業程序」根本不存在，為了避免汙染，他們通常不會把筆記本帶進實驗室，穆伊克跟許多同行一樣，在拋棄式的紙巾上潦草地寫下實驗紀錄。最終，他會把這些紀錄變成前後連貫的實驗操作指南，但就目前而言——即使梅克爾已警告這是自第二次世界大戰以來，德國所面臨的最大挑戰[107]——穆伊克只能交出一堆皺巴巴的紙巾。

然而，穆伊克的方法奏效了，3月27日，他中了大獎。一台

大小跟微波爐相當，搭載高靈敏度螢光偵測器的細胞分析儀完成了任務。在幾分鐘內，這台儀器提供了精確的讀數，讓他知道九十六個孔盤中有多少發出綠色螢光的細胞。穆伊克在筆記型電腦上把數據轉換成圖表，出現一條向上延伸的S型完美曲線。

兩個月前，吳沙忻首次瞭解到八千五百多公里之外，有個奇特的新型病原正在傳播，而此刻，眼前的證據指出，mRNA疫苗可以讓冠狀病毒最強大的武器失效，BioNTech候選疫苗所誘發的抗體可以阻止這種時而致命的感染繼續傳播。

他們把實驗結果寄給吳沙忻，得到了吳沙忻的祝賀。穆伊克和珊格擊掌慶祝後，立刻回到工作崗位。

還有其他幾十個樣本等待測試，整個過程依舊不甚穩定。穆伊克所使用的細胞分析儀在較大型的製藥公司裡會有好幾台，而且通常處於閒置狀態，但BioNTech只有一台，而且為了因應癌症計畫的進行，它早已處於高度運轉的狀態，兩次運行之間至少需要十分鐘的冷卻時間。

穆伊克聯絡這台儀器的製造商莎多利斯（Sartorius），詢問他們如果讓儀器接連運轉，會不會造成傷害？他們要穆伊克放手去做，祈禱儀器不會故障，如果真的發生機器過熱的狀況，他們告訴穆伊克：「打個電話通知我們。」

穆伊克和珊格開始進行十小時的輪班工作，以充分利用可以操作這台儀器的有限時間。每過一天，人和機器都更接近過勞的狀態。最後，公司派了兩位技術人員支援他們的實驗室，這個得在短短幾週內檢驗數十年來創新研究的成果是否有所回報的團

隊，此時成員總共有四人。

　　但無論如何，在製造可用疫苗的道路上，BioNTech踏出了關鍵的一步。就連堅信mRNA會走到這一步的芙格也承認，她在看到小鼠試驗的第一批讀數結果時起了雞皮疙瘩：「整條曲線上只有一個小突起，但這表示有事情正在發生。」這樣的波形跟我們在心臟監測儀上看到的波形很相似，這種新的視覺化呈現方式說明抗體已經開始戰鬥。

　　此時，還沒有相關數據說明光速團隊的疫苗建構體能否激起T細胞反應，這類的試驗更複雜，需要更長時間才能得到結果。BioNTech必須根據芙格和穆伊克的實驗結果，以及吳沙忻夫婦訓練有素的直覺來選擇用以進行臨床試驗的候選疫苗。不過，吳沙忻以自己的方式記錄了這一刻：他把這個小小的波形設為電腦的螢幕保護程式。

第六章
締結盟友

芭塔（Roshni Bhakta）第一次聽說 BioNTech 要跟輝瑞合作開發新冠肺炎疫苗的消息，是因為她的電腦螢幕上彈出一條用粗體大寫字母強調的路透社快訊。

這位陪著德國籍丈夫回到家鄉的美國分子生物學家，在累積了專利和授權方面的專業知識後（她形容自己這是「從修車技師變成汽車銷售員」）成為了 BioNTech 的員工。做為科學家，她熟知公司擁有的技術；做為精明的商務專員，她知道如何善加保護公司的智慧財產。

對 BioNTech 業務發展而言，她所扮演的角色變得愈來愈重要，因為 BioNTech 正不斷地與藥物開發商建立合夥關係。天性使然，吳沙忻很容易相信新的合作對象，尤其是他覺得跟相關研究人員志同道合的時候。芭塔的作用就是確保吳沙忻給予對方的信任沒有遭到利用。「我的工作，」她說道：「就是保護公司。」正因如此，3月13日星期五早上出現在電腦桌面上那條快訊，才會讓她大吃一驚。

那條快訊是這樣的：「致力於提升自身抗病毒療法潛能的輝瑞公司，與 BioNTech 攜手開發有潛力的冠狀病毒 mRNA 疫苗。」

剛給自己泡好一杯茶的芭塔驚訝地轉頭看著那天早上辦公室裡唯一一位同事，也就是BioNTech的通訊長安娜托維，然後說道：「我們……我們跟輝瑞達成協議了？」

芭塔的部門只有三個人，除了談起和中國復星公司的合作，沒有任何人提到這項即將展開的新關係，安娜托維也沒有聽到任何的風聲。芭塔知道，這不可能是跟輝瑞合作開發流感疫苗的協議內容，因為根據這份協議，來自美國的輝瑞集團不能開發其他的藥物。

沒多久，芭塔就知道答案了。早上九點，路透社發布快訊後過了半小時，芭塔的上司，也就是BioNTech的商務長馬雷特，寄來一封電子郵件。信件內容包括路透社那則快訊的文章連結網址，以及一行指示：「請整理一份條件書。」

所謂條件書就像是公司內部提出的「願望清單」，概述與輝瑞的合作關係形式，如BioNTech應堅持的權利，以及財務和科學層面應提供合作夥伴哪些協助。芭塔立刻著手準備，並在十五個小時後，也就是星期六的凌晨一點半，把文件寄給了馬雷特。

▍尋求合作就是場冒險

停下來喘口氣之後，芭塔逐漸瞭解擬定這份合作關係背後的邏輯。雖然這不是正統的宣布方式，但也並非完全在意料之外。自從吳沙忻公布了冠狀病毒疫苗計畫，公司的管理階層和資深員工愈來愈清楚地知道，除了初期研究和早期試驗，剩下的部分BioNTech都無法獨力進行。

有一小段時間，流行病預防創新聯盟（Coalition for Epidemic Preparedness Innovations，CEPI）或蓋茲基金會等國際機構似乎有可能介入，幫助小型生技公司進入藥物開發的後期階段、取得相關原料，以及擴大生產規模。

然而在現實中，這樣的計畫很快就瓦解了，因為大部分公司都想走自己的路，或者跟自己的國家合作。BioNTech要不得投入政府的懷抱，然後才能提出某些要求，要不就得說服製藥巨擘伸出援手。

BioNTech的董事長傑格爾支持後者。他認為，一項mRNA產品要能被廣泛接受，勢必需要大型製藥公司站出來發揮影響力。此外，疫苗得在超低溫的保存條件下才能進行全球運送，至少在剛推出的時候是如此，BioNTech需要一間習慣處理這些複雜物流問題的公司來幫忙。

跟大型公司合作，不僅可以得到一定程度的訴訟保護，尤其在美國，「不勝訴，不收費」的律師一定會哄誘少數心生不滿的病人對任何新藥的製造商發起法律挑戰，特別是以新技術為基礎的藥物。

然而，更重要的是，傑格爾知道BioNTech得加快腳步。他認為，投注在光速計畫上的資金若想獲得回報，BioNTech必須在全球對疫苗需求量仍相當高時，讓自家的疫苗成為最先上市的前三種疫苗之一。

為此，他們需要在幾個月內向監管機構證明，BioNTech的候選疫苗在牽涉到數萬名多國受試者的大規模第三期試驗中，能夠

展現出色的療效和安全性。全球只有五間製藥公司能以這種規模和速度進行全球性的疫苗研究，它們是：默克、嬌生、賽諾菲、葛蘭素史克（GlaxoSmithKline，GSK），以及輝瑞，其中之一已經是BioNTech的合作夥伴。

接下來該怎麼走似乎很明確。但是對吳沙忻夫婦而言，這條路並不好走，過去的慘痛經歷告訴他們，這條路上充滿了各種利益權衡。

吳沙忻夫婦的獨立，以及BioNTech的獨立，其實得來不易。BioNTech的存在是奠基在「優先追求科學卓越，而非短期利潤」的決心之上。是一對想要以特別方式留下遺產給家人的巴伐利亞億萬富翁出資贊助，才讓BioNTech免於淪為製藥巨擘的獵物。吳沙忻夫婦一直不願為了換取特權地位而冒險和奉行投機主義的夥伴打交道。

這對醫生夫婦從早年的商場經驗中得到教訓。一再遭到大型藥廠拒絕之後，圖雷西表示兩人是因為「出於絕望」，所以決定將自己的公司從梅因茲及蘇黎世大學的研究團隊中分離開來。看著美國的生技公司光憑一種概念性產品就能獲得龐大金援，吳沙忻夫婦認為，若要將他們研發的許多創新技術應用在病人身上，他們必須獨立作業。

但那年是2001年，是一個不能更糟的時機。「網際網路泡沫」的破滅深深影響著德國，新興市場指數（Neuer Markt index，為了與聚焦於高科技股票的紐約那斯達克指數互別苗頭而成立）的崩盤就是一例。風險規避型的德國投資者受到勸誘，贊

助了少數幾間科技新寵，結果損失了大筆財富，發誓再也不會涉入這種炒作。

就算在股市前景樂觀的時候，歐洲大陸也稱不上是一個對生技公司特別友善的環境。關注這塊產業的投資基金屈指可數，定期分析相關新創公司的分析師更是寥寥無幾。「到頭來，我們明白已經別無他法，」圖雷西這麼說。

於是，吳沙忻夫婦開始尋找對單株抗體有興趣的投資者，在治療癌症的領域，這是發展相對成熟的區塊。從沒想過要成立公司的吳沙忻認為，他們就像是《魔戒》（吳沙忻最喜歡一部奇幻電影）裡的佛羅多・巴金斯，他告訴圖雷西：「持有魔戒和毀滅魔戒都不是佛羅多的選擇，他只是被迫接受了這項任務。」

▌得來不易

但是，要推銷自己的公司可不容易。對德國的投資者來說，吳沙忻夫婦的個人資料並不是太有吸引力。德國幾乎沒有任何一位具備移民背景的出色企業家，吳沙忻和圖雷西也沒有任職哈佛或約翰霍普金斯大學等美國名校的光環。

在德國，懷抱雄心壯志的科學家通常會選擇在美國落腳，因為創業投資者對「赴美科學家」的重視程度遠高於對留在德國的科學家。但吳沙忻夫婦的實力，加上圖雷西辯才無礙地用德語解說他們的研究成果，為他們贏得了一些懷疑者的心。

最後，他們成功地從一位瑞士投資者那兒募集了七百萬德國馬克（約新台幣一億一千五百多萬元），是當年德國唯一一間

這麼做的新創公司。他們從歌德的一首詩中取字，把公司命名為「甘尼美」（Ganymed），這個字的發音聽起來和土耳其語中意指「得來不易」的詞彙很相似。

在甘尼美營運早期，吳沙忻夫婦覺得這場在商業界的旅程遠比不上哈比人的旅程來得危險。

後來，到了2007年，吳沙忻夫婦的良師益友，也就是來自於奧地利、和他們在六年前一起創立甘尼美的腫瘤學家休伯（Christoph Huber）突然發現公司正陷入絕境：甘尼美已從好幾項臨床前試驗中獲得成果，經歷兩輪融資之後，正準備進行首次人體試驗。

他們需要在成本高昂的大規模研究上砸錢，但資金已經用完，而位於蘇黎世、曾為甘尼美提供種子資金、此時仍是甘尼美最大投資者的創業投資公司Nextech則想要退出。對於持有旗下新創公司的時間該有多長，Nextech的規定相當嚴格，現在他們需要「退出」以回收他們的投資報酬。

這些年，吳沙忻夫婦習得一些商場上的專業知識，他們知道Nextech的退出可能帶來三種結果：要不被迫與另一間生技公司合併，要不賤價出售公司，或者不得不申請破產，導致公司珍貴的專利落入清算人手中，這是最糟糕的情況。尋找新的金主似乎也行不通，畢竟誰會願意接手一間被前任金主拋棄的公司？幸好，三人透過別人介紹，認識了一對極為熱情又與眾不同的金主。他們以七十五億美元賣出非專利藥廠巨擘赫素（Hexal）後，將幾百萬歐元的小部分資金投入甘尼美，對於不能購買更多

股份，他們似乎有些失望。這讓吳沙忻夫婦意識到，如果有任何人能幫助他們擺脫困境，那就是第二章提到的湯馬斯・史特朗曼（Thomas Strüngmann）和安德瑞亞斯・史特朗曼（Andreas Strüngmann）這對雙胞胎兄弟了。

■ 求援

2007年9月，別無選擇的吳沙忻夫婦和休伯來到位於慕尼黑的史特朗曼辦公室。在一間可以俯瞰繁忙電車軌道的會議室裡，三人敘述著他們的困境。

坐在他們對面的是雙胞胎中態度比較和藹的湯馬斯，以及史特朗曼家族的投資顧問傑格爾。坐在兩人旁邊的是創立MIG這間小型投資基金公司的莫施曼（Michael Motschmann），幾個月前，跟湯馬斯在巴伐利亞邦風景如畫的特格爾恩湖（Lake Tegernsee）湖岸邊打高爾夫球時，是莫施曼讓湯馬斯注意到吳沙忻夫婦的生技公司。

討論過程中，傑格爾透露史特朗曼辦公室雖有意增加在甘尼美的持股比重，但甘尼美的瑞士金主以及機構投資人（如德國國有開發銀行KfW）不願股份遭到稀釋，導致湯馬斯難以行事。但他知道，什麼都不做會導致吳沙忻夫婦的創業氣勢停頓下來。

湯馬斯的口頭禪是：「只有對的人，才有成功的公司。」他不願意讓這些對的人離他而去，「他們讓我深深著迷，」湯馬斯這麼說：「我心想：『這對夫婦可以實現我們的夢想』。」他轉向吳沙忻和圖雷西，開口問道：「如果甘尼美垮了，你們有什麼應

對的好方法？」

　　吳沙忻陷入沉思。他們夫妻倆和梅因茲大學裡的一小群科學家，一直默默地進行著包括mRNA療法在內的好幾項計畫，而且已經開始考慮成立第二間公司，那是一間致力於研究少數幾種下一代癌症治療平台的公司，透過可以鎖定腫瘤的個人化藥物來幫助癌症病人。但是，被Nextech攪得心神不安，各自持股比例也已經降低至1.5%以下的吳沙忻夫婦，不願意又落入依賴外人的處境。曾有一位藥廠的高層主管警告他們，「生技公司註定會消失」，要不被收購，要不就是更常見的——破產。

　　吳沙忻夫婦進行的其他計畫，代號NT，取「新技術」（New Technologies）之意，是彌足珍貴的計畫，不能讓它們淪落至此。吳沙忻認為，他們可以賣掉甘尼美來籌措資金，再加上德國政府的資助，這些錢雖不足以讓新公司在幾年內把產品推向市場，但足以讓NT計畫緩慢而堅定地繼續前進，他們也無須為定期融資以及向基金經理人推銷公司等雜事費心。

　　然而，他們還是勉為其難地開始向史特朗曼辦公室裡的投資人報告一些近期研究，包括mRNA癌症療法，以及由腫瘤專一性抗原構成的資料庫，裡面包含了吳沙忻夫婦以早期人工智慧技術找出的抗原，可以用來鎖定腫瘤細胞。他們強調這些都是處於早期階段的創新研究，投資這些技術有相當大的風險，吳沙忻說道：「我們明白地表示，這些技術還要十年才有辦法實現。」

　　吳沙忻告訴與會人士，他們想要打造一間與眾不同的免疫治療公司，研究範圍從mRNA、細胞和基因療法，涵蓋到生物專一

性抗體和免疫調節劑（immunomodulator）。他們不能、也不會做出和臨床試驗時間表有關的承諾，相反地，一旦認為時機成熟，他們會透過人體試驗來測試這些創新技術，而不是配合投資者的融資週期。

儘管吳沙忻開出這些條件，湯馬斯依舊相當興奮。這位訓練有素的經濟學家，從創辦製藥事業的父親以及身為醫生的兄弟安德瑞亞斯身上學到了一些科學專業。他隱約感覺到外界對mRNA平台有所懷疑，但他天生就喜歡支持別人不看好的事物，特別是跟家族最近獲得的財富相比，投資吳沙忻的金額不算太多。他賺進的錢足夠讓他犯點投資錯誤，也禁得起他有時憑直覺做事。「當時我對這件事還不太瞭解，」他欣然承認：「但我就是有種直覺。」

▌ 金主加入

吳沙忻夫婦報告完之後，彼此關係還不算熱絡的湯馬斯轉向他們，問了個實際問題：「吳沙忻博士、圖雷西博士，你們需要多少錢？」沒料到這個問題的兩人趕忙計算在五年內啟動幾項二期臨床試驗所需的成本，然後告訴在場的與會人士，要做到這個程度，大約需要一億五千萬歐元。湯馬斯立刻站起身，請大家容他出去打個電話。幾分鐘後，跟安德瑞亞斯通完電話的湯馬斯回到會議室，向大家宣布：「我們可以拿出這筆錢。」

困惑的吳沙忻夫婦先是互看了一眼，再看向同樣吃驚的休伯和莫施曼。他們知道，對史特朗曼家族設立的Athos投資公司來

說，資助全新企業是極不尋常的做法，他們沒有提供種子資金的習慣，而是傾向在新創公司已經初具架構後進行投資。此外，這對兄弟已經投資了甘尼美，他們一直擔心吳沙忻夫婦若是離開了甘尼美，將注意力轉向新公司，會使得甘尼美完全失去方向，賤賣出售的價格甚至會更低。但吳沙忻夫婦的即席報告讓湯馬斯聽得興致盎然，他堅信不出幾年，吳沙忻夫婦就能顛覆製藥界。

湯馬斯強調，Athos 保證讓吳沙忻夫婦在五年內可以不受干擾地專注於新公司，毋須煩惱銀行餘額。湯馬斯和傑格爾相信，五年過後，吳沙忻夫婦的公司將創造足夠的價值，有能力募集更大量的資金。在那之前，就由史特朗曼家族和 MIG 貢獻的一小筆金額來湊齊這一億五千萬歐元。他們全都加入了。

不過，吳沙忻夫婦和休伯還沒打算開始慶祝。他們堅持，這間新公司——也就是整合了 NT 計畫名稱在內的 BioNTech——必須完全根據他們提出的條件來設立。此時情況所有轉變，輪到 Athos 來說服三位厭倦商場鬥爭的創業家。傑格爾回憶道：「我告訴他們我們是家族辦公室，不會一直關注投資報酬。」

感覺到吳沙忻夫婦仍抱持著懷疑態度，湯馬斯拋出了一項令人無法抗拒的提議，他願意接受「不得過問」的條件。這表示至少未來幾年，這對兄弟完全不會干涉公司事務，三位創業家可以隨心所欲地決定公司前進的方向。為了回應吳沙忻的要求，並展現長期參與的決心，Athos 還同意在 2023 年以前，放棄「強制出售公司」的權利，讓 BioNTech 有十五年的安穩期，這是大部分創業家做夢也想像不到的喘息空間。

■ 歧見

　　然而，接下來幾週，創立新公司的過程變得複雜起來，因為
Nextech同意放棄甘尼美的股份。這時換史特朗曼兄弟變得舉棋
不定，他們是否應該同時投資甘尼美和BioNTech？吳沙忻夫婦有
辦法管理兩間公司嗎？

　　湯馬斯提出更大膽的做法：買斷甘尼美現有投資者的股份，
讓圖雷西擔任執行長，並在甘尼美投入足夠的資金，以吸引潛在
的買家。「只要給湯馬斯一點信心，他就會勇往直前，」傑格爾
這麼說。但安德瑞亞斯的信心沒有這麼堅定，到了4月，吳沙忻
也有了新想法。

　　為了消除雙方歧見，這對雙胞胎兄弟約了大家在陶努斯
山（Taunus，位於法蘭克福北方，是風景秀麗的山區，法蘭克
福有許多富人住在此地）一處隱祕的休閒勝地碰面。羅斯柴爾
德別墅建造於1888年，是威廉・羅斯柴爾德（Wilhelm Carl von
Rothschild，法蘭克福知名銀行家族的後裔）的避暑別墅，用來招
待世界各地的貴族。接下來一百二十年間，這棟別墅吸引了許多
偉大的思想家和領袖前來，尤其在1940年代後期，德國憲法有一
部分的草稿就是在這裡完成。

　　跟湯馬斯、莫施曼和傑格爾一起坐在這新古典貴族式建築的
門廳裡，吳沙忻夫婦知道這是個有重要歷史意義的地方。他們喝
著茶，透過大面積的凸窗看向連綿起伏的翁鬱山丘，不難想像這
片高地何以吸引了這麼多重要人物。在逐行檢查BioNTech協議書

草稿時，他們心裡或許想著：「許多更重要的交易都是在這間房裡完成協商，以雪莉酒杯的碰撞聲象徵定案。」

對吳沙忻夫婦來說，這樣的場面還沒出現。雖然在每一項懸而未決的議題上，他們幾乎都和史特朗曼兄弟達成妥協，但吳沙忻提出 BioNTech 公司的估計市值七千萬歐元，並要求夫妻兩人各保有25%的股份，這讓史特朗曼兄弟有所猶豫。在無法達成共識的情況下，傑格爾提議出去走走。

漫步在別墅外的綠地上，吳沙忻和傑格爾努力地避談工作。兩人尷尬地聊了一會兒身邊事物和家庭，但他們始終知道，如果返回別墅時雙方還沒達成協議，合作關係可能會破局。他們都知道，時間不等人。史特朗曼兄弟的資金還沒到位，吳沙忻已經替尚未定名為 BioNTech 的公司聘請了幾名科學家，並且自掏腰包支付他們薪水。吳沙忻很快就把錢花光了，他向傑格爾坦承，再過四個禮拜，他就付不出這些基本員工的薪水。

走到花園中心的小湖邊時，傑格爾已經準備好提出建議。站在橋上的他，轉身面向吳沙忻：「來吧，讓我們搞定這件事。給你20%的股份，另外保留5%，如果五年後一切順利，湯馬斯會把那5%給你。」傑格爾伸出手。吳沙忻握住了他的手，並提出了另一項建議：「不如反過來做吧，我拿走25%，如果失敗了，我退還5%給你們。」吳沙忻這顆新發展出來的商業頭腦，讓傑格爾不禁流露欽佩之情，他微笑著答應吳沙忻會盡力說服史特朗曼兄弟。

回到別墅後，兩人在一幅油畫前停下腳步，畫中人物是幾

位德國《基本法》（Basic Law）的創立者。第二次世界大戰結束後，他們聚集在羅斯柴爾德別墅，商討如何讓德國走上復興之路。吳沙忻和傑格爾仍處在互相熟悉的階段，兩人都不敢大聲說出自己的想法。他們心情激動地想像著未來的某一天，這幅畫的旁邊可能會掛上另一幅畫，描繪著BioNTech誕生的那一刻。

▍ 永遠「正在建置中」的網站

2008年6月2日，BioNTech在梅因茲靜悄悄地誕生了。幾週後，雷曼兄弟（Lehman Brothers，美國投資銀行）倒閉，全球陷入金融危機。

多虧有史特朗曼兄弟預付的資金，BioNTech才得以繼續前進。跟巴伐利亞的雙胞胎兄弟簽約後的幾個月，BioNTech同意以三百萬歐元收購一間位於柏林的胜肽製造公司，以便取得重要的實驗原料，同時減少公司對其他製造商的依賴程度。一年後，拜一系列進一步的收購行動所賜，吳沙忻夫婦成立的新公司已經有三百名員工。

一直以來，BioNTech保持了刻意匿名的低調作風。「我們根據自己的願景，一磚一瓦地建立了這間公司，」吳沙忻解釋道：「對別人來說，我們想做的事聽起來像是科幻小說的情節。經驗老到的製藥專家嘲笑我們想要開發個人化免疫療法的點子，我們沒有理由把想法公諸於世。」接下來五年，BioNTech不會出現在生技研討會上，而他們的網站上只有一條橫幅，寫著：「正在建置中」。

BioNTech的重點是在受到最少干擾的情況下，進行尖端的研發工作。吳沙忻夫婦持續廣泛地瞭解各種創新技術，累積有關製藥的專業知識。這一路上，他們遭遇過幾次挫折。2011年，吳沙忻告訴監事會公司正面臨選擇。從吳沙忻夫婦實驗室發展而來的研究團隊已經顯著地提高了mRNA的效力，另有一項癌症療法已經準備進入臨床試驗，他們相信這項試驗終會得到監管機構的批准。但吳沙忻認為，再多努力幾年，他們可以讓mRNA激發的免疫反應提升一百倍。他只是需要更多時間。

史特朗曼兄弟再次同意了吳沙忻的要求，並在接下來的幾次都選擇等待技術突破，而不是把BioNTech那些絕對已經可用的原型技術變成現金。湯馬斯記得那是一段很辛苦的學習過程。他發現，投資處於早期發展階段的生技公司，他說：「成本總是比你預計的還要高出許多，過程也比你想像的還要長。」

最後，為了紀念父親而成立了一間神經科學研究機構的史特朗曼兄弟，決定把投資在BioNTech上的金額提高一倍，資助他們持續改良創新技術。要是少了這筆錢，BioNTech就不會有足夠的時間開發出成熟的mRNA平台。幾年後，正是這些平台讓BioNTech得以在幾週內製造出二十種新冠肺炎的候選疫苗。

▊ 來自各方的壓力

然而，到了2013年，BioNTech成立已經五年，吳沙忻夫婦對史特朗曼兄弟許下的承諾，也就是進入二期研究，仍沒有半點跡象。其他製藥業的高階主管開始力勸傑格爾收回Athos的資

金，其中一位還警告他，這麼做「只是燒錢」。

　　BioNTech最大競爭對手的進度已經開始超越梅因茲的科學家，或者說，至少在外人眼裡是這樣。2013年3月，由英國和瑞典兩間公司合併而成的製藥界巨頭——阿斯特捷利康製藥公司，宣布和莫德納這間mRNA公司達成協議，其中包括兩億四千萬美元的預付金。幾個月後，阿斯特捷利康又獲得來自美國國防先進研究計畫局（DARPA，美國國防部的分支機構）的兩千五百萬美元。戳中BioNTech痛處的是，同樣來自德國的CureVac已經和嬌生、法國的賽諾菲，以及蓋茲基金會簽約。

　　BioNTech的投資者急切的希望也能完成類似的交易，因為公司根本沒有足夠的資金把吳沙忻夫婦的每個想法都推向臨床試驗，BioNTech很快就會需要外來資金，這些投資者想要知道，BioNTech研發的創新技術此時到底值多少錢？迫於無奈，吳沙忻同意讓馬雷特去探探情況；馬雷特曾在英國生技界和葛蘭素史克這間大型製藥公司磨練過銷售技能。

　　結果看來，生物製藥界開始逐漸認知到BioNTech這些專有技術的價值。從日本到歐洲再到美國，參加了每一場同意他與會的醫療研討會之後，馬雷特終於在2015年和總部設於印第安納波利斯的禮來（Eli Lilly）達成了BioNTech的第一項協議。來自美國的禮來同意投入總計六千萬美元的資金[108]，換取癌症免疫治療藥物的授權權利。接著，BioNTech又與丹麥的Genmab，以及隨後的賽諾菲完成了更大型、利潤更高的交易，然而，在吳沙忻的極力主張下，BioNTech與這些公司建立損益平分的合作關係。他堅

持認為BioNTech不該輕易放棄公司的獨立性，因此董事會立刻回絕了讓銀行家少量收購公司股份的提議。

這麼做讓一些資深的業內人士感到吃驚。2015年，馬雷特把BioNTech的計畫告訴默克公司當時的執行長帕馬特（Roger Perlmutter）時，曾在小型新創公司任職的帕馬特相當震驚，他警告馬雷特，自力更生比想像中還要困難許多。然而，在幾週內，BioNTech便與生技業界最成功的一間公司，也就是位於舊金山、在矽谷圈傳為神話的基因泰克，展開協商。

2016年9月，收購了基因泰克的瑞士羅氏公司，同意預付三億一千萬美元與BioNTech建立平等的合作關係。儘管對大藥廠沒有好感，但吳沙忻認為這是個機會。他本來就認識在基因泰克服務、地位崇高的免疫學家梅爾曼（Ira Mellman），兩人有許多共同的科學信念。

因為這層關係，吳沙忻願意藉這個機會看看BioNTech是否能利用羅氏的全球臨床試驗網絡，把可以救命的療法快速推向市場，並從中一邊觀察一邊學習。最重要的是，BioNTech也能夠從中受益，建立自己的商業專業知識，以便在未來限制合作對象的數量。

▌甘尼美的命運

與此同時，跟吳沙忻及休伯共同創立BioNTech、在過程中每個步驟都以非正式身分提供幫助的圖雷西，依然沒有正式職位。她的獨特才能需要發揮在其他地方，尤其是三人創立的第一間公

司甘尼美。已來到生技公司典型生命週期的關鍵階段，即將尋求以隨機人體試驗的方式來證明公司的核心概念，將產品的表現和既有的癌症療法做比較。

甘尼美原本的管理團隊有半數已經離開，吳沙忻也已經去了BioNTech，因此，甘尼美此時已縮減為一間兩人公司，在賽巴斯欽（Dirk Sebastian，甘尼美的元老級員工，負責公司財務）的支援下，唯一具備必要的科學及商業專業知識，能夠帶領甘尼美跨越這條線的圖雷西，同時擔任甘尼美執行長和醫療長。

儘管人手實在不足，但在首次進行的二期試驗中，甘尼美交出了吳沙忻夫婦始料未及的漂亮成績，圖雷西表示：「這樣的成果顛覆了局勢，證明我們是臨床創新研究者。」在罹患某類胃癌的受試者身上，傳統化療加上甘尼美新創的抗體療法，成功地讓病人的腫瘤縮小，並且阻止腫瘤重新生長，病人的存活率提高將近一倍。

振奮人心的數據讓甘尼美成為國際矚目的焦點，甘尼美也在全球最大型的癌症研討會ASCO上強勢亮相，包括《財星》（Fortune）在內的重要媒體問道：「為什麼從來沒有人聽說過這種有可能『顛覆癌症醫學』的『無名技術』？」突然之間，有好幾間公司想要收購甘尼美，來自日本的安斯泰來（Astellas）開出了令人難以拒絕的價碼。

2016年，史特朗曼兄弟同意以十四億美元售出甘尼美，是德國生技業界有史以來最大宗的交易。這對兄弟對吳沙忻夫婦新創公司的投資，一下子就得到可觀的回報。

對圖雷西來說，這是一樁喜憂參半的交易。她曾希望透過加速核准（accelerated approval）的機制把他們的療法推向市場，這麼一來，在進入第三期試驗時，世界各地的病人就有可能從中受益，而不需要等待試驗結束。結果，跟圖雷西的團隊完成龐大的交接程序後，安斯泰來最終決定自己進行大規模的全球試驗。截至2021年底，這項試驗還在進行中。

然而，甘尼美既已售出，圖雷西便可以毫無拘束地加入BioNTech董事會。眼前還有幾筆即將進行的交易，BioNTech的核心投資者希望圖雷西擔任醫療長，帶領公司許多不同的技術進入臨床試驗。但不願再次經歷失去甘尼美那種「失去另一個孩子」的感覺，使圖雷西有所猶豫。「售出甘尼美之後，我非常失望，」圖雷西說道：「慣行的生技商業模式和融資機制似乎是個阻礙，讓創新技術難以轉移到病人身上。」

吳沙忻、傑格爾、休伯、湯馬斯・史特朗曼，以及其他許多人，全都盡其所能地說服圖雷西加入BioNTech。「這次不一樣，」吳沙忻告訴圖雷西：「BioNTech會重塑這種模式。」史特朗曼兄弟強調他們致力於讓BioNTech發展成一間獨立運作的公司，而不是想著把它賣給規模更大的競爭對手。

這對兄弟和吳沙忻堅定的決心，讓圖雷西相信他們會一如既往地，在奮鬥的過程中齊心解決問題。圖雷西同意加入，因為知道未來的日子會很辛苦，所以她給自己買了個黃金鍊墜當作歡迎禮。這個她至今仍佩戴的墜子，一面刻著「提升毅力」，另一面刻著「堅守紀律！」。

▉ 你在浪費我的時間！

雖然，簽署合夥及合作協議對此時的BioNTech已是家常便飯，但想要獲得進一步的資金卻很困難。全球大多數極具潛力的投資者都在美國，但在這裡幾乎看不到外國的生技公司。「我們缺乏知名度，」BioNTech的策略長李察森這麼說，當時他正以投資銀行家的眼光看待生技產業。此外，基金經理人通常只會投資一家實驗性的mRNA新創公司，而許多基金經理人已經資助了莫德納。來自法國、能言善道的莫德納執行長班塞爾（Stéphane Bancel）成功地吸引了華爾街的注意力。

2016年，在飛往紐約參加花旗集團舉辦的醫療健康研討會之前，馬雷特透過大會的「快速約見」線上系統，讓有興趣的投資者和令人關注的公司藉此聯繫。他送出了幾十封會面邀請函，最後只有一位「策略及企業傳播顧問」答應跟他喝杯咖啡。

倍感挫折的馬雷特〔他的東倫敦腔（cockney）帶有英國演員溫斯頓（Ray Winstone）式的魅力〕打電話到許多曼哈頓基金經理人的辦公室，請求還在城裡的他們撥出半小時的空檔。

12月的這週，天空下著雪，這位蓄著短鬍碴的BioNTech高階主管，舉步維艱地穿梭在麥迪遜大道上的建築物之間，帶著一份說明文件解釋BioNTech何以成為德國最大型的未上市公司，擁有數百名員工及眾多合夥關係，還提到創辦公司的吳沙忻和圖雷西，近期在頂尖的《自然》期刊上發表了三篇文章。他得到的回應常是一臉木然的表情，有時候是更粗魯的對待：「你到底是哪

位？為什麼要浪費我的時間？」

歐洲人的反應更冷淡。2017年4月，馬雷特前往阿姆斯特丹參加會議，在一間傍著運河的小房間，有位說話尖酸的英國人反諷的表示，BioNTech已經價值二十億歐元，到了2020年底，BioNTech的市值將超過德意志銀行；在歐洲將是少數幾間價值超過十億歐元，相當珍貴的新創公司或獨角獸企業。語畢，房間裡爆出一陣笑聲。

馬雷特上台報告完後，茶敘時間有位朋友悄悄地走了過來。「他們在討論你，」他這麼說，指著一群聚在角落、西裝革履的男性基金經理人，這位朋友說：「而且他們認為你瘋了。」

希望募集三億歐元的馬雷特不為所動，這是他覺得合理的價格，他不會因此讓步，何況許多努力程度遠比不上BioNTech的美國公司，公司的估計市值往往叫人咋舌。「這時候我意識到，我們不可能、永遠不可能從歐洲的專業基金那兒募集到半毛錢，」馬雷特說道：「所以我把時間花在美國。」

▎覓得投資人

不喜歡做推銷工作的吳沙忻，把主要的募資工作都交給馬雷特。當投資人要求和BioNTech的創辦人交談時，馬雷特實在難以解釋老闆的缺席。雖然有生物化學的背景，但馬雷特偶爾會覺得自己跟科學脫節。

那年5月，在丹佛的一場會議上，基金經理人根據吳沙忻夫婦的一篇科學論文，連珠炮似地向馬雷特提問，他試著勇敢回

答，但話說得結結巴巴，因此惹惱了其中一名發問人，這位粗魯的基金經理人警告馬雷特：「聽好了，要是想找美國的投資人，你真的得知道所有答案。」

幾個月後，在2017年的9月，事情出現意料之外的突破。一輛車窗貼著隔熱紙的黑色大客車停在BioNTech梅因茲總部外。車上坐著瑞士信貸集團（Credit Suisse）召集的基金經理人，他們正在歐洲各地進行巴士之旅，尋覓投資生物科技產業的機會。馬雷特和召集人私下聊過以後，BioNTech在最後一刻擠進了他們的造訪名單。

在他們抵達的前一晚，馬雷特招待BioNTech合作夥伴基因泰克公司的高階主管一同前往慕尼黑啤酒節，此時的他正嚴重宿醉。更糟糕的是，原本應該以一系列投影片進行說明的吳沙忻，因為還是不喜歡跟投資者開會，所以自己決定跳過這些形式，直接進入問答階段。

接下來就像是問答節目中快問快答環節的延長版，經驗豐富的製藥業投資人用問題轟炸吳沙忻兩小時。吳沙忻用超級理性的方式，就像多年前他和圖雷西說服史特朗曼兄弟放棄追求現金獲利一樣，耐心地向他們介紹BioNTech得以有所進展，靠的是幾十年來的研究成果。

吳沙忻解釋完之後，富達投資（Fidelity）的代表立刻找上馬雷特，這位聽說BioNTech正在考慮進行第一輪融資的代表開口問道：「我們還能卡位嗎？」

吳沙忻那天下午的表現讓BioNTech獲得兩億七千萬美元的資

金[109]，這是全球生技業界排名第六高的A輪融資（即首輪融資）金額。BioNTech利用這些資金在梅因茲所建設的生產設備，將在2020年初製造重要的新冠肺炎疫苗。

2019年7月，BioNTech進行金額更高的融資輪次，募集了三億兩千五百萬美元，資金大部分來自原有的投資者。這樣的金額占了德國當年生技業界投資總額的61%[110]。很快地，BioNTech該進行最後一步了，也就是在證券交易所上市，將公司開放給世界各地的投資者。

■ 時運不濟

然而，BioNTech總是有點時運不濟。2019年夏天，BioNTech董事會成員包機從美國的一座城市飛向另一座城市，準備吸引投資人對公開發行的興趣時，BioNTech預計加入的那斯達克生技指數跌至谷底。美中貿易戰、估價過高的股票，以及對經濟衰退即將到來的預期心理，在在嚇壞了投資人。近期公開發行的運輸媒合服務公司優步（Uber），和健身器材製造商派樂騰（Peloton）皆出師不利。

在BioNTech預計公開發行的前一週，另一間歐洲的新創醫藥公司ADC Therapeutics以市場環境不利為由，撤回公開發行[111]。摩根大通是BioNTech主要的往來銀行，他們提供了一項手機應用程式讓有如馬戲團四處奔波的吳沙忻、馬雷特、傑格爾和業務發展部門經理基瑟（Holger Kissel）可以定期檢視在他們旋風般的巡迴旅程中，究竟有多少和他們見過面的投資者認購了BioNTech

的保留股，這是公開發行之前的「詢價圈購」流程。

心灰意冷之餘，他們考慮延後公開發行，但馬雷特急著繼續前進，最後，估計市值折合三十五億美元的BioNTech只募集了一億五千萬美元，大約比他們預計募集的金額少了一億美元。

不過，公開發行的主要目的還是達到了：向全世界介紹BioNTech。BioNTech上市（股票代號BNTX）當天早上，紐約開盤鐘響後，帶著女兒走向時代廣場的吳沙忻夫婦，看著另一個孩子的名字亮著燈。那斯達克摩天大樓兩旁的數位廣告板上，到處可見BioNTech的商標，並搭配著一句標語：「每位病人的癌症都是獨一無二的」。

多年前，吳沙忻夫婦告訴史特朗曼兄弟的這項訊息，如今終於成功地傳遞給全世界。「新技術」從一項吳沙忻夫婦鍾愛的業餘計畫，變成了德國第八家和微軟、蘋果以及谷歌公司在同一個交易所掛牌上市的公司。

然而，在公開市場接受大眾的密切關注也有缺點。每隔三個月，BioNTech必須向投資人更新公司的發展近況，並設立未來目標，如果未達目標，BioNTech得解釋原因。此外，由於在紐約初上市期間表現不佳，BioNTech必須募集更多資金來資助公司的藥物開發。

在申請公開發行時，BioNTech便提供了有關未來的暗示：「目前，我們沒有負責行銷和銷售的組織，做為一家公司，我們並沒有行銷藥物產品的經驗。倘若無法自行或透過第三方建立行銷及銷售的能力，那麼當產品通過核准，我們可能無法有效地在

美國及其他司法管轄區進行產品的行銷及銷售，或獲取產品銷售收入。」[112] BioNTech 不像莫德納獲得美國政府的巨額補助[113]，單打獨鬥也不是個選項，因此跟大型藥廠攜手合作幾乎是無可避免的做法。

這一刻來得比想像中快。2020 年 2 月，在吳沙忻辦公室圍著桌子坐成一圈的 BioNTech 監事會意識到，若要在破紀錄的短時間內把新冠肺炎疫苗推向市場，他們必須投向另一間更大型公司的懷抱，即使 BioNTech 迄今最偉大的成就，以及公司有史以來的第一項商品，可能得永遠跟另一個家喻戶曉的品牌綁在一起。跟輝瑞合作是再清楚不過的選擇。

▋ 最重要的決定

三年前，在輝瑞這間美國大藥廠的潛在合作夥伴名單中，BioNTech 排名墊底。馬雷特經常在參加醫療健康研討會時與輝瑞的高階主管碰面，他發現要確定這間公司的方向根本是不可能的任務。

來自輝瑞美國西岸團隊的代表想要瞭解細胞療法和基因療法，而輝瑞紐約總部的經理則總是詢問著完全不同的抗體序列技術。在馬雷特眼裡，輝瑞內部單位的協調性似乎不太好。

儘管如此，馬雷特還是挺了過來，並在 2013 年試圖說服輝瑞幫助 BioNTech 開發保護力優於既有疫苗的流感疫苗（既有流感疫苗預防重症的效力有時不到 50%）。一開始，馬雷特必須前往輝瑞位於曼哈頓東四十二街的總部，在只能容納三人入座的小型

「會議艙」裡開會，會議艙還配備著提供隱私假象的可拉式灰色隔簾。

接下來四年，馬雷特經歷了八次這樣的會議，開會對象主要是輝瑞的中階主管，計畫進行之慢讓馬雷特很快就決定不再飛往曼哈頓，而是改派基瑟出席。

2017年11月，輝瑞要求和BioNTech在名為「BioEurope」的生技展會上碰面，基瑟也參加了這場展會。突然之間，輝瑞變得急切了起來，對BioNTech規模雖小但逐漸擴張的傳染病部門尤感興趣。

據馬雷特所知，輝瑞一直和CureVac有聯繫，BioNTech已經晚了一步，但輝瑞展現出比以往更積極的態度。接著，兩間公司的科學團隊開始進行視訊通話，輝瑞美國總部還派代表團飛來梅因茲視察BioNTech總部，一行人中包括了負責輝瑞病毒疫苗的科學長多米策（Phil Dormitzer），他擁有豐富mRNA專業知識，也是吳沙忻在2020年2月提出開發新冠肺炎疫苗想法時最先聯繫的對象。

BioNTech的技術涵蓋範圍之廣，令多米策留下深刻印象，「他們的理念是『什麼都做做看』，」他回憶道：「顯然，在科學領域上，我們非常合得來。」

那年秋天，馬雷特接到基瑟的來電。再度前往紐約的輝瑞大樓開會時，基瑟遇上不尋常的接待場面。輝瑞外部創新部門的負責人帶著整個團隊前來，這位高階主管開門見山地表示，他想知道BioNTech是否已準備好與輝瑞共同開發流感產品。「我覺得他

們這次是認真的，」會議結束後沒多久，基瑟在電話裡這麼告訴馬雷特：「會議艙裡擠了八個人。」

隔週，馬雷特飛往紐約參加後續會議，他發現輝瑞突然間加快了步伐。輝瑞業務開發部一位年輕研究員讀過吳沙忻夫婦發表在《自然》期刊上的一系列文章，並把文章轉發給她的上級長官，其中一位是出生於德國、負責開發全球首支子宮頸癌疫苗的微生物學家詹森（Kathrin Jansen），她在輝瑞的疫苗研究部門擔任最高職位。

詹森發現，不同於其他她調查過的mRNA公司，BioNTech「喜歡保持開放的心態」，她跟多米策一樣，對這一點相當欣賞。詹森還喜歡BioNTech的一點是，他們並非以傳染病見長的公司，因此不會有先入為主的想法。在她的指揮下，雙方的協商加快進度，並安排於2018年2月跟吳沙忻在紐約碰面。

留在梅因茲的基瑟則是竭盡全力地幫吳沙忻做好準備。多米策曾提醒吳沙忻，輝瑞的詹森態度會相當挑剔且直接。吳沙忻才在賽諾菲藥廠的紐澤西總部結束一場令人失望的會議，他在電話裡說自己不太舒服、覺得恐慌。

儘管如此，吳沙忻還是遵守和詹森的約定，基瑟從德國撥電話到輝瑞時，詹森的員工因為熱切地希望事情能順利進行，所以建議基瑟請吳沙忻說幾句德語來開場，好拉近雙方的距離，而吳沙忻也照辦了。

詹森並沒有因為同鄉情誼就讓吳沙忻好過一點，「她真的用德國人的方式挑戰我，」吳沙忻回憶道。「我扮演懷疑者的角

色，」詹森這麼說：「我向吳沙忻解釋我曾經歷DNA疫苗的時代，但那並不是特別好的經驗。」DNA疫苗曾被吹捧為「解決所有問題的良方」，但事實證明那是一場幻夢。

二十分鐘的會談時間裡，詹森提出許多mRNA藥物行不通的原因，吳沙忻逐一回應。「她提出的問題都很合理，」吳沙忻說道：「她一開始就說得很清楚，叫我得想辦法說服她。」吳沙忻讓這位提問者感到滿意之後，情勢有所轉變，換成詹森竭力向吳沙忻推薦輝瑞，解釋兩者何以能夠成為很好的合作夥伴。

詹森說得很直白，對於mRNA技術的實際應用，輝瑞抱持相當認真的態度，他們並非用合作來避險，把這項技術束之高閣，不讓對手有機會接觸到它。在紐約又開了一次會之後，兩人之間的氛圍有了些變化。詹森同意與吳沙忻合作，以mRNA技術來開發流感疫苗，她說：「因為我們都是以科學為導向的人，所以一拍即合。」

根據這份合作關係，BioNTech無法對旗下所有產品保有掌控權，輝瑞負責疫苗的製造和授權，並支付權利金給這間新的合作公司，雙方草擬了一份協議，並在2018年7月完成簽署。

■ 合作的開端

到了2020年2月，雙方為進一步的合作奠下基礎。一年之內，他們開了四次會，兩次在美國，兩次在德國，目的是審視流感疫苗合作關係的進展。當詹森和她的夫婿從紐約來到梅因茲時，吳沙忻夫婦帶著女兒和他們共進晚餐，兩家人因此建立了情

誼。BioNTech內部負責流感計畫的資深員工，也跟在輝瑞工作的夥伴變得相當熟識。

第一次找上多米策提出開發冠狀病毒疫苗的合作提案時，吳沙忻鎩羽而歸，因為對方認為大部分疫情將會局限在中國。即使如此，BioNTech認為根據雙方已建立的合作關係，輝瑞是最能夠從容加入光速計畫的不二人選，因此董事會仍對輝瑞寄予厚望。

三期試驗涉及數萬名受試者，隨著試驗開始的日期逐步逼近，董事會開始意識到BioNTech既沒有資金，地域的涵蓋範圍也不夠廣，根本別想靠單打獨鬥完成任務。「重要的是，這個全球性的問題需要一個全球性的解決方案，」李察森說道：「我們需要來自美國和中國的強大盟友。」

事實證明，找到中國的盟友比較容易。復星公司的總部位於上海，公司的高階主管親眼目睹了這一場流行病的發展，他們亟欲與BioNTech建立合作關係。

慢慢地，新型冠狀病毒也逐漸強化了BioNTech跟輝瑞的夥伴關係。義大利倫巴迪（Lombardy）區每天有數百起新增病例，使醫院疲於應付。

在美國，隨著疫情從華盛頓蔓延至佛羅里達州，醫生早已懇求當局實施更嚴格的旅遊限制。在加州的聖克拉拉郡（Santa Clara），數十人因發展出類似新冠肺炎的症狀而奄奄一息，但還要再過幾週，這個數字才會得到公開證實[114]。全球死亡人數已經攀升至三千人[115]，比SARS跟MERS合計致死的人數還要多。吳沙忻認為，到了這個節骨眼，來自美國的輝瑞團隊將會同意他說

的，那就是這場病不會在一夜之間消失。

3月3日，吳沙忻直接撥電話給詹森，提出新的合作方案。這一次，吳沙忻得到的待遇截然不同。吳沙忻想要拓展BioNTech和輝瑞的合作關係來製造新冠肺炎疫苗，話還沒說完就被詹森打斷了，「我說這計畫非常完美，因為mRNA符合所有條件，」她回憶道：「我毫不懷疑就是要靠這項技術完成任務。」原則上，這間有一百七十年歷史的公司同意加入。

幾天後，在輝瑞工作二十五年，職務節節高升，於2019年出任執行長的希臘獸醫博爾拉（Albert Bourla），正在家鄉準備參加德爾菲經濟論壇（Delphi Economic Forum）時要發表的演說時，接到通知表示原訂3月5日舉行的會議突然被取消了，他認為：「這對我來說是一大警訊。」[116]

跟輝瑞的科學長多爾斯騰（Mikael Dolsten）討論過後，博爾拉指派了一組輝瑞團隊去探究開發新冠肺炎療法的可能性。不知道多米策和吳沙忻曾在2月通過電話的他，還要求員工檢視身為全球前四大疫苗製造商的輝瑞，有沒有能力製造冠狀病毒疫苗。

「研究團隊回覆給我的建議是使用mRNA，」博爾拉回憶道：「我感到很驚訝，因為這不是一項經過認證的技術。」博爾拉幾乎沒有涉入輝瑞與BioNTech合作的流感疫苗計畫，2018年，這份合作案出現在桌上等待他批准時，是他第一次知道有這件事情。「我並沒有特別注意這件事，」博爾拉立即承認：「當時我還不認識吳沙忻或其他任何人。」

當詹森提議和BioNTech攜手對付冠狀病毒時，博爾拉要求親

自和吳沙忻交談，員工倉卒地安排了這次通話。「可以說我們一拍即合，」輝瑞執行長如此形容兩人的第一次談話：「那是一場很棒的思想交流。」他說：「我很快就確定吳沙忻非常誠實，擅長鼓舞人心，給人極大的信任感。」吳沙忻則說博爾拉「很瞭解情況，而且願意親自投入。」

一番閒聊之後，兩位執行長開始談論合作的基本規則。「跟輝瑞合作，我擔心計畫進度可能會慢下來，因為風險規避型的公司會希望在進入下一個階段前看到更多數據，」吳沙忻這麼說：「對我而言，把原則說清楚很重要，其中一項原則是：任何時刻，若有一方想要繼續前進，另一方不能加以阻止。」

另一項原則是BioNTech要能保持獨立性，繼甘尼美之後，吳沙忻夫婦一直積極爭取公司的獨立性，多虧了史特朗曼兄弟，BioNTech才得以維持獨立。不同於流感疫苗的合作案，冠狀病毒疫苗的合作案將是一項損益平分的協議，雙方平分所有成本費用和潛在利潤。

一年後，博爾拉回憶起這段對話，他表示自己對這樣的條件沒有異議。他不知道輝瑞內部是否有其他人想要爭取更為傳統的授權合約，他表示：「但損益平分對我來說總是沒問題的。」如果成功了，雙方分得的收益將很可觀；如果失敗了，雙方則得面對比銀行餘額更大的問題，那就是這個世界將陷入嚴重困境。

解決了基本原則，吳沙忻和博爾拉開始討論時間表。一般而言，這樣的合作協議需要雙方的業務開發團隊、公司法人及專利律師，對合約進行逐條協商，至少需要半年。面對迫在眉睫的大

流行病，吳沙忻和博爾拉都認為BioNTech和輝瑞沒有大把時間可以揮霍。

「我們對此討論過一次，然後決定必須立刻行動，」博爾拉這麼說：「該處理文件的時候再處理文件。」他也告訴員工不用擔心預算問題，針對冠狀病毒疫苗計畫，他們「沒有預算上限」。不久後，得知這兩間公司在紐約討論合作案的路透社，向全世界，以及BioNTech業務部門的主管芭塔宣布了這項消息。

■ 爭取平等關係

消息傳出後的隔天，3月14日星期六的早上，疲憊不堪的芭塔（她直到清晨才完成初版「條件書」，或說公司內部的願望清單）立刻加入了馬雷特、BioNTech法律總顧問萊恩（James Ryan）以及一位外聘律師的通話，四人就BioNTech與輝瑞的新冠肺炎疫苗合作案首度展開討論。

像這樣的通話未來還會進行許多次，以確保在開始協商前，四人對合作案有一致的瞭解程度。芭塔是在BioNTech與輝瑞簽訂流感疫苗合作案後，才成為BioNTech的一員，馬雷特告訴她：「不能因為他們背後有很龐大的團隊就害怕。」

對這位英國籍的BioNTech高階主管而言，這場景似曾相識。2018年，他代表BioNTech與輝瑞針對預定的流感疫苗合作案進行商討，那時他就發現，這間美國公司的實力不容忽視。他走進倫敦的一棟高樓準備參加會議，身旁是公司當時新聘的萊恩和兩名律師，沒想到對上陣容龐大的輝瑞代表團：一位資深業務開發

人員、一位一般業務開發人員、一位聯盟經理、一位智慧財產權律師、一位合約律師、一位帶著幾位初級律師的外聘合約律師，以及兩位供應鏈專家。

馬雷特回憶道：「這是典型的大衛與歌利亞之戰。」他面對的這一群人對情況瞭若指掌，提出要求時也絲毫無怯。

然而，馬雷特表示，3月初的第一次視訊會議「很不一樣」。虛擬會議桌上散發出的合作氣氛讓他大吃一驚。十幾位組成「輝瑞團隊」的協商人員都接收到來自上級的指令，「這是該做的事情，」馬雷特記得他們這麼說：「我們繼續往下吧。」

首要任務是整理一份所謂的「意向書」。BioNTech早已準備好重要的新冠肺炎候選疫苗，正在小鼠身上進行試驗，以決定最後四種進入臨床試驗的候選疫苗。BioNTech必須趕快把這些疫苗建構體交給輝瑞，好讓他們在美國展開自己的研究。一方面是為了想辦法符合美國監管機構的要求，一方面是為了確認來自德國的試驗數據。

但是，在把這些候選疫苗（也是BioNTech生產史上最珍貴的商品），送到大西洋彼岸之前、在梅因茲的科學家開始跟新團隊成員分享基礎科學之前，雙方必須達成一些基本的協議。

接下來三天，芭塔、萊恩和馬雷特幾乎是夜以繼日地工作，每隔幾小時就互相傳送初版文件的草稿，然後再轉發到美國那邊供輝瑞審閱。此時芭塔一行人已經不用進辦公室，因為在路透社爆出BioNTech與輝瑞合作消息的那個星期五，BioNTech就已經被封鎖。

與此同時，BioNTech與中國復星公司的合作計畫也將敲定，這讓2月時在加那利群島度假的吳沙忻夫婦忙得不可開交。不同於跟輝瑞的合作關係，BioNTech過去幾乎沒有和復星交涉過，雙方第一次對話發生在2016年，復星曾短暫地考慮在A輪融資時投資BioNTech，但沒有下文。

　　為了盡快建立融洽的關係，李察森在2月初造訪紐約時，順道和復星公司的代表碰了面。不久後，吳沙忻飛往波士頓和復星的高層主管回愛民見面。「吳沙忻令我印象深刻，」回愛民回憶道：「他是一位傑出的免疫學家、臨床醫生和創業家。」

　　雙方的關係鞏固下來之後，BioNTech與復星的合作計畫加快了腳步，由李察森和吳沙忻擔任先鋒，BioNTech的業務開發團隊對此沒有多加干涉。雙方簽訂的合約也很簡單，基本上就是一份授權合約，不用擔心智慧財產權或技術轉移等問題。復星幫助BioNTech在中國進行臨床試驗，而BioNTech在歐洲的製造廠則負責替中國製造疫苗，再把疫苗運往亞洲。

▌ 公開光速計畫

　　3月16日星期一，BioNTech宣布和復星結為「策略聯盟」，復星將支付一億三千五百萬美元以獲取在大中華區販售疫苗的權利。這篇新聞稿同時公開確認了光速計畫的存在。過去七週以來，儘管有數十間製藥公司廣泛宣傳開發冠狀病毒疫苗的意圖，但光速計畫一直處於保密狀態。

　　此時，新型冠狀病毒造成的全球死亡人數已經超過七千[117]，

BioNTech向全世界宣布，候選疫苗可能在4月底進入臨床試驗，並承諾將會「在未來幾週公開更多消息」。到了這一刻，吳沙忻夫婦的大膽行動倘若進展不利，甚至失敗以終，一切結果都將無所遁形。然而，他們並未因此感受到額外的壓力，「我們進入全神貫注的模式，」圖雷西說道：「幾乎沒有注意到這種變化。」

芭塔沒有停下來理會跟復星有關的消息，她一直忙著琢磨輝瑞合作案的條件書，到了星期一傍晚，她幾乎要搞定這件事了。「我跟九歲的女兒偶爾會睡在客廳，營造『女生夏令營』的感覺，」她這麼說。就在這樣的環境下，筆電螢幕的亮光照著她的臉，她寄出一封即將展現歷史重要意義的電子郵件給BioNTech財務長波伊廷簽名。大約到了午夜，這封信被寄往輝瑞等待對方同意，隔天早上，雙方合作的消息公諸於世。

在這兩天的時間裡，BioNTech從一間沒沒無名的德國公司變成了兩間大型製藥集團在開發和配銷方面的盟友，計畫製造新冠病毒疫苗。只要監管機構批准，在全球大部分地區都可以買到這種疫苗。

輝瑞同意讓BioNTech延緩分攤成本（合計約一億九千萬美元）的同時，將會有大量資金湧入，讓BioNTech在資金運用上得到一些喘息空間。市場對此消息的反應相當熱烈，德國貝倫貝格銀行（Berenberg Bank）的藥品分析師發表了一份報告，稱BioNTech因為「具備多元化的mRNA平台、藥物遞送配方和製造能力，似乎使其在新冠肺炎一役中占據了最佳位置。」[118]

BioNTech引來的關注並非全都是正面的。隨著疫苗計畫公諸

於世，位於梅因茲的BioNTech的總部收到數百封來信，有些來自種族主義者，有些內容包含死亡威脅，這些信件等著實驗室經理佩里諾打開它們。「一開始，我必須閱讀這些內容，」他這麼說，信中用來形容吳沙忻夫婦的詞彙，以及針對他們的信仰或背景所產生的仇恨，佩里諾說：「對我產生了影響。」

此外還有許多佩里諾無法攔截的辱罵。BioNTech的櫃台人員接到許多憤怒的電話，其中一位來電者想要知道「在毒害全球的公司工作是什麼感覺？」更不乏有人謊稱吳沙忻夫婦和蓋茲基金會合作，在不知情的病人體內插入微晶片。奇怪的是，有些煽動者似乎不擔心疫苗的安全性，有少數幾個人跑到BioNTech的大門前，捲起袖子，要求注射新冠肺炎疫苗。

佩里諾立刻加強了公司的安全防護。他買了一台機場安檢用的掃描機，用來檢查所有寄達BioNTech總部的包裹，並跟BioNTech設有據點的德國各邦有關當局溝通，以確保發生緊急狀況時可以找到相關聯絡人。佩里諾還向BioNTech所有供應商保證，他們的公司名稱都暫時對外保密，除非他們自願提供相關訊息。此外還針對BioNTech所有董事會成員提供個人保護。

▍真的要「分享一切」嗎？

在BioNTech與輝瑞因新冠肺炎而新建立的合作關係裡，則是充滿著另一種風險。簽訂「意向書」的隔天，雙方就透過視訊會議拉開了合作的序幕，大西洋兩岸共計約有六十名經理和科學家與會，討論如何轉移BioNTech嚴密保護的專利技術。「我告訴我

們的團隊『分享一切』，」吳沙忻這麼說。但許多員工感到難以置信，他們想要知道究竟何謂「一切」？「他們問我：『你確定？那可是我們最重要的機密！』」

他們知道，大型公司可以輕易偷走小型合作夥伴的專業知識。其實，在整個生技產業，這樣的指控層出不窮。輝瑞內部有些科學家在加州研究RNA[119]，雖然沒有跡象顯示這間美國的製藥巨擘會做出背信忘義的舉動，但他們總可以宣稱自己已獨立累積了相似於BioNTech專有技術的知識，並以RNA分子為基礎開發他們自己的藥物。

但吳沙忻的態度很堅定，他表示，即使還沒有簽署完整的協議，但已經沒有時間可以浪費，BioNTech必須開始和輝瑞進行資訊交流。BioNTech很快地建立了一個虛擬「資料室」，用來安全地轉移智慧財產。「如果這是一項普通的計畫，是不可能這樣處理的，」馬雷特如此說道。這樣快速的進展讓輝瑞可以瞭解疫苗設計，馬雷特補充道：「事後看來，這是我們所做的關鍵決定之一。」

同時間，馬雷特和芭塔還忙著具體呈現跟輝瑞的合作協議。簽訂意向書之後，「真正的工作就開始了，」芭塔這麼說。

雙方交換長達兩百多頁的正式合約初版草稿後，過了五天，兩邊的公司代表團開始每隔五到七個小時來回傳送一份「紅線」文件，標記著經過修改和刪除的地方，接著是彷彿會持續到天長地久的電話聯絡和視訊通話。芭塔說道：「這就是我們的日常，週末也是如此。」有一次，她意識到自己已經連續參加五個小時

的視訊會議，中間完全沒休息，「人會開始變得有點瘋癲，」她這麼說。

兩地時差讓情況變得更棘手，紐約的輝瑞員工得早起，德國的BioNTech員工得熬夜，大家都累了，雙方一開始交流時所展現的雅量也逐漸消退。「接起電話的那一刻你就知道，雙方都會忠誠地捍衛自己的公司直到最後，」芭塔這麼說：「氣氛很緊張，怒氣彌漫，但這是因為大家都想完美地做好自己的工作。」

在BioNTech這邊，邁向成功的同時，也得提防失敗。「我們必須現實地考量萬一計畫失敗時該怎麼辦，」芭塔說道：「萬一花了幾億美元進行開發，卻沒有得到市場的認可，甚或我們得到了市場認可，但要面臨巨額支出。」像是為疫苗成分申請專利所需的費用。

輝瑞同意提供保障，以免未來的合作夥伴遭遇這種狀況，並在合約中加入保護BioNTech不致完全破產的機制。但隨著話題不斷轉換，從責任的分擔到疫苗瓶身上該出現哪間公司的名字，輝瑞試圖把這份慷慨當成談判籌碼。

事情的進展並沒有因為這些爭執而慢下來。一般而言，從條件書的起草到簽訂合約，至少需要六個月。BioNTech和復星的協議比較簡單，只花了兩個月就敲定，與輝瑞的初步協議也在4月9日塵埃落定，距離簽署「意向書」僅相隔二十一天。

這確實需要雙方夜以繼日地努力，「印象中到了最後階段，我們連續協商了三十六個小時，」芭塔說道：「從星期二晚上……然後在星期四早上簽約。」想到此後雙方的科學家可以全

速往前邁進，讓因為疲憊不堪而無力慶祝的他們感到寬慰。馬雷特寄了封電子郵件給BioNTech的管理部門和監事會，內容寫著：「搞定了。」

角力

七十二小時前，這樣的結局看似不可能發生。針對幾項關鍵決策的最終決定權，從選擇進入臨床試驗的疫苗，到全球實驗的設計，再到疫苗製造的方法和地點，芭塔和輝瑞的對口人員一直互相角力。

他們制定了一張表格，對每一項可能的衝突進行詳細討論。「雙方用盡全力拚鬥，」仔細思考著如何建構這項協議的芭塔說道。終點線就在眼前，但還有幾個癥結未解。畢竟，現在是員工數一千三百人的BioNTech在對員工有七萬人的公司提出要求。

「他們非常幹練，」芭塔佩服地形容輝瑞團隊，這是她在緊張氣氛下歸納出來的結論。她在電腦旁放了一盤化妝品，方便她在無盡的視訊會議過程中展現好氣色。但是，經過幾十個小時反覆的激烈討論，協商陷入僵局。

晚上十一點，馬雷特撥了通電話過來，這時芭塔已經趴在電腦旁睡著了。馬雷特已經和吳沙忻談過，對於協議進度有所延宕，吳沙忻感到沮喪。「這件事一定得成功，」吳沙忻這麼告訴馬雷特：「我不希望科學發展受到業務開發或法律問題的阻礙。」

為了解決現況，雙方的協商團隊再度進行通話。然而，這一次詹森和吳沙忻都加入了會議。「大家開始輪流發言，」芭塔說

道：「然後吳沙忻打斷了我們。」

吳沙忻接下來所說的話，讓芭塔和馬雷特聽得瞠目結舌。「每一間公司都應該專注在自己的實力上，」吳沙忻的語氣平靜而堅定。在歐洲，BioNTech應該要領導mRNA技術和臨床研究的發展，「這些才是由我們來做決定的部分。」至於其他事情，如三期試驗，要不由輝瑞單獨決定，要不由雙方共同決定。吳沙忻繼續說道，即使BioNTech在協商過程中已取得授權權利，但若有必要，應恢復成雙方互相授權。

「幸好那時候我沒有出現在螢幕上，」芭塔這麼說：「因為我快氣炸了。」她的老闆一步步地破壞他們三人奮鬥許久的成果。

此時馬雷特正瘋狂地傳訊息給吳沙忻，訊息寫著：「別再說了，最終決定權是我們的！」但吳沙忻還是繼續說了二十分鐘。「除非我們讓對方做該做的工作，」吳沙忻在開會前告訴員工：「否則事情談不下去的。」

一年後，回想起這一刻，芭塔承認她和馬雷特當時腦裡淨是業務和法律的問題，也就是「我們能掌控多少？」而吳沙忻則是純粹以「我們如何有效率地做出決策，讓一切順利完成？」的角度來看待事情。包括仲裁機制在內的所有障礙都移除了。仲裁機制就是指「如果在三十天內無法做出決定，雙方都有權把這件事告上法院」。吳沙忻說：「讓我們擺脫這一切吧！」

仍為吳沙忻此舉感到震驚的芭塔回憶道：「他說：『如果進入仲裁，那麼我們將永遠無法對付這場全球大流行病。』」

吳沙忻夫婦曾經歷過放棄主權的痛苦，因此多年來一直奮勇

地保護得來不易的獨立性。幸好遇上耐心十足且財力雄厚的史特朗曼兄弟，BioNTech才得以保持十多年的自主。現在，為了完成生命中最大的任務，他們得信任這間大藥廠。在光速計畫的每個階段，只要沒有達成共識，就不會有人離開虛擬會議室。

第七章
一期人體試驗

　　林德曼（Claudia Lindemann）最初開始思考公共衛生危機這件事，是因為凱特・溫斯蕾（Kate Winslet）、麥特・戴蒙（Matt Damon）和裘德・洛（Jude Law）的關係。

　　2011年，她在德國明斯特（Münster）攻讀藥學碩士時，某天傍晚看了《全境擴散》（*Contagion*）。這部以SARS初次爆發為靈感的電影，有著詭異的先見之明：一種未知的病原體讓全世界陷入停頓。雖然林德曼覺得電影中的實驗室場景「不切實際」，但本身是業餘演員的她不禁開始思考：「當大流行病來臨時，要如何開發疫苗？」當時她並不知道，九年後的自己將在這樣的現實世界中扮演重要角色。

　　距離輝瑞和復星加入疾駛的光速列車幾週前，2月6日的會議中，德國的監管機構PEI拒絕了BioNTech提出讓毒理試驗和臨床試驗同時進行，或完全略過毒理試驗的要求。

　　在「首次用於人體」（first in human，即第一階段）試驗開始前，PEI堅持必須用幾週的時間來觀察注射過mRNA建構體的大鼠是否有產生嚴重副作用的跡象，並在顯微鏡下檢查大鼠的器官組織是否出現病徵，整理相關數據後提交符合正式規格的報告。

幸好，面對這種費時的任務，林德曼早有準備。

完成碩士學位後，林德曼成為歐洲「VacTrain」計畫（旨在培養新一代的疫苗開發者）的首批受惠者，並在享有盛名的牛津大學詹納研究所攻讀博士（林德曼並不知道她以前的同僚早已開始自行研發冠狀病毒疫苗）。

2018年，林德曼加入BioNTech，這位訓練有素的病毒學家因為對癌症專業知識一無所知，所以公司安排她負責輝瑞合作案的流感疫苗毒理試驗。林德曼得知冠狀病毒疫苗計畫以及PEI的相關要求時，為期六個月的流感疫苗毒理試驗才剛開始。

她知道，這一次毒理試驗必須在相當短的時間內完成。2月的監管機構會議結束後不久，在一次談話中，林德曼跟吳沙忻解釋，她一直在研究壓縮毒理試驗每個步驟所需的時間，並成功地把毒理試驗控制在三個月內結束。吳沙忻聽了之後的反應，並不如林德曼所預期。他希望在幾週內展開臨床試驗，「加把勁，林德曼！」吳沙忻說道：「我們得找出解決辦法。」

▌ 壓縮試驗時程

為了尋找解決方案，林德曼回到BioNTech衛星辦公室（位於梅因茲中世紀城中心的一間老釀酒廠），坐在辦公桌前的她點開了幾天前在網路上搜尋「大流行病期間如何開發疫苗？」時，偶然間看到的一篇報告。

這份一百一十三頁的報告，篇名為〈伊波拉疫苗品質、安全性及效力之相關指南〉（Guidelines on the quality, safety and efficacy of Ebola vaccines）[120]，是世界衛生組織的專家委員會在三年多前所撰寫。內容主要關注西非疫情爆發後所開發的疫苗，但也提供了一些讓製藥商在急於遏止猖獗病毒時可使用的通則。吳沙忻的話言猶在耳，林德曼開始研究加速毒理試驗的方法。

她發現一段埋藏在第五十五頁的關鍵段落，對非專業人士而言，那是一段難以理解的文字。但作者其實就是建議在遇到公共衛生緊急情況時，監管機構應允許藥物開發者在遞交期中報告之後，就可以進行第一階段試驗。報告內容要包含來自對大鼠進行觀察，以及對接種疫苗的大鼠進行血液檢驗所得到的分析數據，證明疫苗所含的物質不會對大鼠造成嚴重傷害。

至於毒理試驗中最耗時的部分，也就是對大鼠進行解剖，在顯微鏡下檢視組織樣本，則無須完成即可進行人體試驗。如果大鼠在接種疫苗後仍表現得很健康，BioNTech將可以立刻進行第一階段的試驗，然後在臨床試驗進行期間完成剩餘的毒理試驗。

跟監管機構進行視訊會議時，林德曼提出了這個建議，並得到PEI專家的同意。

然而，想要加速毒理試驗的進行，數據分析並非唯一的障礙。監管機構還要求受試動物接種的劑數要比受試者多一劑。

為了破壞新冠病毒棘蛋白（皇冠狀的突起構造）附著到特定受器以侵入健康細胞時所使用的對接機制，BioNTech和大多數其他疫苗開發商選擇兩劑的做法。「在不知道敵人威力的狀況下，你不希望激發出來的免疫反應太虛弱，」吳沙忻曾在早期的會議中這麼告訴研究團隊，這讓有商業頭腦的經理們大失所望，他們

希望拿到的是便於銷售的單劑產品。

　　吳沙忻解釋道，免疫系統第一次察覺到威脅存在時，會產生所謂的「初次反應」，但再次和病原體相遇時，人體的防禦能力會增強。「我們不知道究竟需要多少劑量，」吳沙忻這麼說：「所以就嘗試最大劑量吧！」

　　聽到這裡，林德曼算了一下，人體臨床試驗需要注射兩劑，表示大鼠得連續接受三劑的疫苗注射。由於光速團隊決定人類施打的兩劑之間需相隔二十一天，也就是三週，那麼大鼠的毒理試驗就需要六週，而且要六週結束後才能進行最後的血液樣本檢驗。這樣無法達到吳沙忻的目標。

　　一籌莫展的林德曼開始重新思考，她很快得出結論：唯一可行的選項就是縮短三週的施打間隔。BioNTech仍會在大鼠身上注射三劑疫苗，但施打間隔縮短為一週。她向PEI的專家說明，這等於是更嚴格的做法，如果反覆接種這麼多疫苗仍然在動物可以忍受的範圍內，那麼在施打間隔較長的人類身上應該更不會產生問題。

▌趕進度的風險

　　然而，這樣的試驗設計會對光速團隊野心勃勃的計畫構成風險。BioNTech打算在其中一組實驗大鼠身上注射預計在臨床試驗中使用的最高劑量，也就是一百微克。對於體重介於兩百到三百克之間的動物來說，這是很高的劑量，而且可能會引起腫脹之類的暫時性副作用。由於恢復期被壓縮得非常短，這些通常會隨著

時間而消失的症狀，看起來可能會比實際情況嚴重，並且被誤認為是有問題的不良事件。

但林德曼自信滿滿。她記得小時候施打預防腦膜炎和結核病的卡介苗時，留下了很大的疤痕，「我不認為會產生比這個更嚴重的局部不良反應，」她如此說道：「所以，即使是在PEI的面前，我認為局部耐受性（local tolerance）不會是個問題。」如果林德曼說得沒錯，那麼她這般大膽的行動將有助於BioNTech提出足夠的動物安全性數據，在進行毒理試驗並為第一批大鼠注射疫苗的三週後，就申請「首次用於人體」的臨床試驗。

有了這套創新的試驗設計，林德曼和迪克曼（Jan Diekmann）火速動了起來，迪克曼原本是吳沙忻夫婦梅因茲學術團體的成員，現在負責領導BioNTech的非臨床安全性部門。他們下令盡快把大鼠送到合格的試驗地點，讓受試動物有時間適應環境，同時也確保將試驗要用的mRNA原料送往奧地利的保立馬，配製完成後立刻運回試驗地點。但3月17日星期二當天毒理試驗開始時，必須有人在場監督。

就在毒理試驗即將展開的前一天，梅克爾在柏林發表演說。新冠病毒在德國造成的死亡人數已經上升至十六人，在短短二十四小時內，確診人數增加了五分之一，突破六千人大關。波伊廷要求BioNTech所有非必要員工留在家裡之後的第三天，德國總理也懇求民眾取消假期，並盡可能地待在家裡。

梅克爾表示，教堂和猶太會堂應關閉，遊樂場所和非必要商店也當如此。「國家過去未曾實施這樣的措施，」梅克爾在記者

會上這麼說：「這麼做會帶來很大影響，但目前有其必要。」[121]

林德曼當時正在搬家，幼稚園已經關閉，她又有一個需要持續看顧的小孩，在這樣的情況下，林德曼不可能走得開。因此，週一下午，迪克曼坐上了他的賓士轎車，準備長途開車前往位於德國南部的毒理試驗地點。

行駛在空蕩蕩的高速公路上時，迪克曼的電話響了，是林德曼打來的，她提出了一個奇怪的要求。毒理試驗的每個細節，從精確的劑量到施打的間隔時間，再到如何抽取血液樣本，都已經寫在紙上，相關單位也都已經簽字。

但是，當她自信滿滿地認為大鼠可以容忍多數冠狀病毒候選疫苗以三種不同劑量注入體內時，卻突然有點擔心以uRNA為基礎的候選疫苗，她在電話裡說道，把最大劑量設為一百微克「可能太高了」。

在BioNTech，病毒學家芙格（Annette Vogel）的團隊早已把這種疫苗建構體注入小鼠體內進行抗體檢驗，他們觀察到小鼠有體重減輕的現象，這是產生不耐性（intolerability）的明顯跡象。「我真的覺得不太妥當，」林德曼告訴迪克曼：「我們還是請求修改試驗設計吧。」

計畫原訂隔天早上八點對大鼠施打候選疫苗，這時候提出修改請求極不尋常。迪克曼得趕快處理，並立刻寫封電子郵件給毒理試驗的負責人。

隔天早上七點，試驗設計已經修改好並回傳到BioNTech等待公司簽字。同時間，迪克曼從下榻旅館開往由舊農舍改造而成的

動物試驗場所。在消毒雙手、穿上防護衣後，他走進一間房間，一隻隻已經完成編號的大鼠在這裡接受秤重和測量體溫。但在這間穀倉的角落裡，工作人員已經朝大鼠注射了uRNA，劑量是林德曼擔心的一百微克。

她說道：「工作人員想要趕快開始，所以在收到修改過的試驗設計之前，就已經對兩隻大鼠進行注射。」這兩隻大鼠不會列為正式的受試動物，但不管如何，迪克曼還是決定監測牠們的狀況。他心想，或許這兩隻大鼠能提供有用的線索，說明受試動物對高劑量uRNA的耐受性。

▋ 受試者湧入

林德曼和迪克曼進行著「光速」毒理試驗時，BioNTech的其他人正在為公司史上最快速的「首次用於人體」試驗而努力。

BioNTech為癌症病人施打mRNA藥物的經驗相當豐富。多年來，在幾項臨床試驗中，他們為來自各國共計超過四百名的病人施打過mRNA，然而，這樣的試驗進展相當緩慢。世界各地的簽約醫院要負責找到處於癌症晚期特定階段、且願意接受實驗藥物的病人，而要找到足量的病人需要多年時間。

相反地，設計冠狀病毒疫苗的第一階段試驗應該易如反掌。BioNTech可以從社會各個角落招募健康的自願受試者，而且只需要透過受試者的日常紀錄，以及調查員的電訪紀錄就可以監測是否有副作用發生。

承包BioNTech候選疫苗試驗的德國公司在臉書刊登招募受試

者訊息的當天[122]，就收到超過一千人的回覆。有些人甚至直接打電話到BioNTech的服務台，懇請BioNTech將他們納入受試者名單。找到自願受試者並不困難。

然而，還有許多障礙有待克服。

首先，就算是針對既有的腫瘤研究進行臨床試驗的準備，BioNTech的人手也不夠。在1月那個重要的週末，圖雷西一直在篩選履歷，打算擴大醫療主管和臨床開發人員的團隊規模。光速計畫進行期間，BioNTech仍持續面試求職者。

由於冠狀病毒疫苗所含的化合物從未在人體內接受測試，因此這會是一項很複雜的人體試驗。先對自願受試者注射劑量極低的疫苗，唯有他們產生良好的耐受性時，才會對其他受試者注射較高的劑量。

吳沙忻和圖雷西打算從BioNTech此時正在測試的二十種候選疫苗中，選出幾種進入臨床試驗，他們需要透過遞增劑量的方式，在不同年齡組別中來評估每種候選疫苗的安全性和人體耐受性，找出最佳的候選疫苗和正確的劑量，供輝瑞進行結合二期和三期，共涉及到數萬名受試者的試驗。

承包BioNTech第一階段試驗的德國公司得調整正常的工作流程，才有可能完成這個對效率要求異常之高的試驗。然而，他們跟德國大部分的公司一樣，週末時間並不上班，即使是一項如此關鍵的計畫，他們也絕對不會在週末工作。BioNTech必須謹慎地安排施打疫苗的時間點，以避免需要抽血檢驗數據的關鍵日子落在週末。

此外還有溝通和訓練的問題。把新藥交給臨床醫生進行臨床試驗，有點像是父母第一次把嬰兒交給保母。父母會留下詳細的說明，交代孩子進食的時間、孩子哭鬧的頻率，以及安撫孩子的方法。同樣地，為了確保人體試驗不會因為受試者出現副作用的跡象就暫停下來，BioNTech必須明確地告知監管機構以及試驗人員，在預期範圍內會出現哪些症狀，以及如何評估這些症狀加諸於病人身上的風險。

▌ 使用說明書

為此，BioNTech得趕快製作一份「研究員手冊」，其實這就是一份使用者說明書，概述疫苗背後所牽涉到的技術，目的是避免發生不必要的驚喜。

時間來到3月中，截至此時，只有包括PEI生化學家奇楚克（Klaus Cichutek）和PEI專家小組在內的相關領域專家、合約製造商，以及BioNTech、復星和輝瑞的員工知道光速計畫背後所牽涉的尖端科學。這份手冊將是BioNTech首次嘗試向外人通盤解釋候選疫苗的運作機制，就像是一門速成課，讓從沒見過的mRNA臨床醫生可以對它有所瞭解。

整合這樣的內容需要知識和專業，除了圖雷西，BioNTech內部別無人選。

在吳沙忻夫婦的私人關係和職業關係中，圖雷西獨特的才能早已扮演著重要角色。如果把這件事交給用圖像思考的吳沙忻，你會發現他的辦公室牆面上滿是白板和便條紙。當然，在吳沙忻

眼裡，這些思維圖每一張都很合理，甚至在特定領域的專家眼裡可能也是如此。但需要有人把這些思維圖有順序地連接起來，整理出資訊的全貌，圖雷西說：「我們必須讓非專業人士也能瞭解。」夫婦兩人投入轉譯醫學的領域時，圖雷西就開始磨練這項技能，由她負責把實驗室的創新發想直接帶到病人床邊。

BioNTech其他一百二十項奇特的計畫也是如此。吳沙忻和圖雷西都很清楚各個計畫以及整體的願景，但只有圖雷西有辦法把這樣的概念傳達給其他人。「我看的是小地方，她看的是大格局，」吳沙忻讚嘆地說。

因此，是圖雷西精心地把BioNTech的mRNA疫苗和mRNA療法編排成一篇敘事文。圖雷西用流利的德語，對研討會的大眾、同事和投資市場講述公司的突破進展。她也是吳沙忻口中的「整合者、翻譯者和最後勝投」。

在BioNTech和全人類的緊急時刻，圖雷西的這些才能派上了用場。身為公司的醫療長，圖雷西得確保參與第一階段試驗的研究員瞭解受試者可能會產生發燒和類似流感的症狀，使用抗發炎藥物加以治療是完全沒問題的。她編寫了一份易讀的要點清單，內容包括相關建議，如受試者在接種前要補充足夠的水分。但這些都只是例行程序罷了。

在外聘醫療顧問貝克森（Martin Bexon）和BioNTech醫學寫作負責人馬蕭爾賽（Christopher Marshallsay）的協助下，圖雷西肩負起設計、編纂實驗手冊的任務，概述臨床試驗的整體架構。然而，這麼做之前，她得先跟PEI以及獨立的倫理委員會協調如

何快速地選出三期（即最終階段）試驗要用的候選疫苗。

▋ 時間是擠出來的

前面提過劑量遞增試驗，通常，單次遞增的劑量試驗就要三個月才能完成，而BioNTech沒有這麼多時間。在跟負責臨床試驗的輝瑞同事進行初步討論時，很顯然地，最終階段的試驗必須在7月底以前完成，才能讓疫苗在2020年獲得監管單位的核可。但圖雷西發現，即使BioNTech在4月就展開第一階段試驗，而且完美地以最短時間進行試驗，還是不可能在9月前結束。必須有人讓步。

跟監管機構來回討論的內容包括「哨兵」的數量，也就是首批接種候選疫苗的受試者應有多少名，以及在其他受試者接受相同劑量的注射前，應對「哨兵」進行多長期間的監測。雙方還審慎討論應從較低劑量的接種受試者身上收集哪些數據，以便試驗進入下一步，也就是讓某些受試者接種劑量較高的候選疫苗。

圖雷西表示，根據BioNTech的mRNA腫瘤試驗所提供的安全性數據，以及林德曼提供的初期毒理試驗數據，可以知道大部分不良事件都在接種後的二十四小時內出現。因此，她提議每個由十二名受試者組成的實驗組別中，一部分受試者在哨兵接種疫苗一天後進行接種，其餘受試者則是在兩天後接種，以進一步降低風險。

圖雷西和她的團隊成員還發現另一種可以加速試驗進行的方法。在非大流行病的情況下，多數臨床研究的設計是兩劑疫苗注

射間隔至少要有二十八天，以便讓第一劑疫苗引起的免疫反應能有更多時間醞釀。待第二劑也注射完成後，研究員會再等待十四天才開始檢測受試者體內的抗體和T細胞。如此一來，光是採集血液樣本就要先等四十二天。

針對冠狀病毒疫苗的臨床試驗，他們決定採取注射間隔僅有二十一天的疫苗接種計畫，並在受試者接種第二劑的七天之後就進行免疫反應檢測，而不是等到兩個禮拜後。整體而言，這麼做將使整個試驗流程縮短十四天。

多出來的十四天除了有助於讓第三階段試驗準時啟動，還可以在幾個月後確保現實世界中接種疫苗的民眾可以在更短的時間內接種第二劑，也就是接種第一劑之後的二十一天，而非二十八天，進而更快地得到全面性的保護。

審閱過數據之後，當局同意BioNTech提出的兩項做法，大大減少了完成「首次用於人體」試驗所需的時間。

BioNTech把臨床試驗計畫分享給輝瑞，好讓他們在美國也能展開相似的進程。重複試驗不僅能夠讓FDA寬心（他們希望藥物開發者能在美國境內進行這樣的試驗），還可望進一步確認從德國城市曼海姆和柏林另一個試驗地點收集而來的數據。

經過三個禮拜的封鎖，德國衛生機構羅伯特科赫研究所公布的數據顯示，吳沙忻在1月時設想的最壞情況，也就是新冠病毒以不可控制的態勢快速傳播，並未實現。相反地，藉由一些基本的管制措施已經能控制住新型冠狀病毒，這讓BioNTech有了些喘息空間。

這三個月來，吳沙忻夫婦一直過著如臨深淵的生活，此時，加快速度的毒理試驗和首次用於人體的創新臨床試驗都已準備就緒，科學界有可能戰勝這個新病毒。「我知道我們有機會，」吳沙忻說道：「這場比賽已經開始了。」

儘管如此，光速團隊還是需要趕快降低試驗的複雜程度。大多數的疫苗製造商選擇了單一個理想的候選疫苗進入臨床試驗。莫德納在3月16日展開臨床試驗，為第一位受試者注射了mRNA疫苗，他們所設計的疫苗以表現冠狀病毒完整棘蛋白為目的。同樣的，與阿斯特捷利康合作的牛津大學孤注一擲地選擇了病毒載體疫苗。

若想要以遞增劑量的方式進行試驗，並同時兼顧野心勃勃的計畫時間表，那麼BioNTech的二十個候選疫苗（各具不同的棘蛋白基因編碼，或以不同的mRNA平台為基礎），不可能全部進入人體試驗。展開第一階段臨床試驗時，BioNTech得縮減候選疫苗的數量。

▌ 篩選

BioNTech梅因茲總部高樓層的實驗室裡，光速團隊正在努力縮小選擇範圍。

若要根據林德曼毒理試驗的結果，或是藉由T細胞反應被激發的程度來挑選最終的候選疫苗，此時都還言之過早。但自從首次以視覺化呈現結果——就是吳沙忻設為螢幕保護程式的那張圖——來說明候選疫苗能夠誘發小鼠的免疫反應之後，後續又出

現許多相似的結果，指出二十種臨床前原型疫苗都引發了強烈的中和抗體反應。它們之間沒有太大差異。

但他們知道，雖然齧齒動物的試驗結果有一定程度的代表性，但未必能夠根據這些數據來預測疫苗在人體內發揮的效用。為了避免產生這種差異，圖雷西表示：「我們希望進行第一階段試驗時，在每個mRNA平台上至少要測試一個疫苗建構體。」也就是把棘蛋白編碼和受體結合區編碼，平均地分配到BioNTech工具箱裡所有的專有平台上。即使這是一場加速的「首次用於人體」試驗，BioNTech還是想盡可能地嘗試各種機會。

在吳沙忻和圖雷西腦中，重要關鍵是找出在兩個要素之間達到適當平衡的候選疫苗。要素之一是確保mRNA所攜帶的蛋白質編碼，也就是訓練免疫軍隊所用的標靶，在細胞內大量生產。另一項要素是能夠刺激免疫系統。刺激太少，表示劑量合理的mRNA可能無法啟動所有相關的免疫武力，如抗體和T細胞；刺激太多，可能引起嚴重的副作用。

uRNA是吳沙忻夫婦納入考量的第一個平台。uRNA本身就有激發免疫活性的能力，而且，以中性脂質包裹uRNA對數百名癌症病人進行靜脈注射後，治療結果已說明BioNTech團隊取得了重大成果。但他們從來沒讓這種uRNA跟預計用於肌肉注射的新型脂質結合過，這種脂質本身就有刺激免疫反應的能力，兩者結合所造成的刺激有可能超出免疫系統的負荷。

為了避免這種情況，光速團隊雖然可以用BioNTech自己開發的特殊純化方式來處理uRNA，但是吳沙忻不想把事情搞得更複

雜，所以BioNTech只能用未純化的uRNA來進行試驗，希望有好的結果。

相反地，為了完全不同的目的而開發的modRNA，則是會減弱刺激活性。因此，吳沙忻表示：「儘管知道人體對modRNA的耐受性會很好，但我們擔心它所引起的T細胞反應強度可能比不上uRNA，而且所需劑量可能介於兩百至三百微克之間（比BioNTech最終上市疫苗所用劑量高出十倍）。」

相較之下，脂質激發免疫活性的能力對uRNA來說可能是個拖累，但對modRNA或許有幫助。找出答案的唯一方法就是都試試看，他們選擇了一個以uRNA為基礎的候選疫苗，以及兩個以modRNA為基礎的候選疫苗——一個攜帶棘蛋白的完整序列，一個攜帶受體結合區的序列——進入臨床試驗。

最後一個候選疫苗的名額則是給了最新的平台——自我擴增mRNA，也就是saRNA，它將攜帶完整的棘蛋白序列。此時，進入「首次用於人體」試驗的候選疫苗數量來到緊湊的最大值，也就是四個。

多年來，BioNTech團隊針對uRNA和modRNA做了許多調整，但saRNA沒有經過這種精煉，在臨床前試驗所做的抗體檢測中，saRNA的表現也並不出色。儘管如此，因為在注射後不久，saRNA就能開始自我複製，可望使用較低的劑量，所以吳沙忻決定給它一次機會，做為備用的緊急計畫。吳沙忻心想，如果第一階段試驗的結果有助於BioNTech對saRNA進行調整，那麼這個新孩子有可能成為第二代疫苗的基礎。

■ 這回是玩真的！

　　候選疫苗定案的消息已經傳給位在伊達爾—奧伯施泰因的疫苗製造團隊，2月時一列火車就是在這被攔下，嚇得波伊廷趕緊在公司實施更嚴格的限制措施。此時他們真的要開始製造疫苗了，生產臨床試驗用的疫苗必須遵守極高的作業標準，以避免汙染或配方無效，並且需要密集的準備工作。製造DNA模板和RNA的團隊得輪班，詳細完成編寫流程的每一步驟。

　　首先要製造每一個候選疫苗的DNA模板，才能生產mRNA。這項工作占據了整個週間，從星期一到星期五，週末則是讓在無塵室裡連續工作好幾天，全身穿著密不透風的防護衣，每隔幾小時才有時間吃飯和上廁所的員工可以好好休息。這樣的生產運作每週要進行一次。

　　接著先製造攜帶受體結合區序列的modRNA，然後再製造未修改的版本。當海茵的選殖團隊克服早期困難，如「世界冠軍球隊」般地生產出第一批試驗用的mRNA時，一輛小型的白色廂型車正在BioNTech製造廠外等待，準備連夜把用塑膠袋包裝，以零下七十度低溫冷凍的mRNA送到位於維也納的保立馬公司。在這裡，與脂質結合的mRNA經過裝瓶並貼上標籤之後，再被運送到臨床試驗進行的地點。

　　4月16日星期四下午，BioNTech準備展開公司有史以來第一項人體試驗。四種候選疫苗已經選定，生產流程也已就緒，BioNTech即將向PEI正式提出第一階段試驗的申請。此時，吳沙

忻夫婦的收件匣裡出現了一封電子郵件，這封信的寄件人是生化學家穆伊克。

　　一直以來，穆伊克在那台桌上型細胞分析儀運轉負荷量能及的範圍內，盡快地進行抗體中和檢測，他在這封電子郵件裡附上了另一種疫苗建構體——以modRNA為基礎，攜帶完整棘蛋白序列——的相關數據。

　　這種候選疫苗所攜帶的棘蛋白序列經過稍微修改，目的是優化細胞的轉譯工作。它的代號是BNT162B2.9，直到最近才在小鼠體內進行試驗，穆伊克才剛拿到受試小鼠的血液樣本，檢測結果非常明確：比起已經入選為最後四種候選疫苗的modRNA疫苗建構體（代號BNT162B2.8），BNT162B2.9引發了更強烈的抗體反應。

　　吳沙忻立刻拿起他的智慧型手機，先是撥了電話給穆伊克，然後再撥給芙格以瞭解詳情。他們都認為「B2.9」更適合做為最終的候選疫苗，但令人失望的是此時已來不及把它納入幾天後即將展開的人體試驗。然而，吳沙忻還不打算放棄，「讓我們想想辦法，」掛上電話前他這麼告訴穆伊克和芙格，接著撥了電話給在伊達爾—奧伯施泰因監督疫苗製造的庫恩。

　　「更換建構體並在星期一準備好材料是辦不到的事，」當吳沙忻提出這個不可能的要求時，庫恩這般回應他：「就算用光速也沒辦法，」庫恩提醒吳沙忻，製程需要五天，而且無論如何，下週的產能已經安排給臨床試驗要用的「B2.8」。吳沙忻停頓了幾秒，庫恩還以為電話斷線了。接著，吳沙忻若有所思地說，如

果把saRNA的製造日程往前挪一週，並調換臨床試驗中的施打順序，讓BioNTech有時間準備改用「B2.9」呢？庫恩回答道，準備所有舊版的文件已經讓團隊成員忙個沒完，「但我會跟他們談談。」

星期五傍晚，吳沙忻接到庫恩回電表示，在伊達爾—奧伯施泰因剛完成五天辛勞工作的員工，會在週末加班生產疫苗。吳沙忻寫了封電子郵件給穆伊克和芙格，內容只有一行，寫著：「我們會搞定B2.9。」九個月後，這個決定對遏止新冠病毒傳播的重要性不言而喻。

▊ PEI的質疑

同時，林德曼正在對僅用了兩個月時間撰寫、篇幅長達九百頁的毒理試驗期中報告做最後潤稿。

試驗數據相當出色，大鼠沒有產生高燒或體重減輕的現象，也沒有出現毛髮粗糙等象徵動物身體不適的警訊。研究人員進入實驗室時，受試大鼠焦急亂竄，這是牠們在身體健康時容易展現的本能行為。「如果牠們靜靜地待在角落沒有任何反應，那就糟糕了，」林德曼這麼說：「但牠們開心得很。」沒有跡象顯示任何一種候選的mRNA疫苗會造成嚴重的全身性反應，哺乳動物的免疫系統並沒有超載。

試驗開始前的那個下午，林德曼直覺認為一百微克的劑量有異，因而打了電話給正駕著賓士轎車的迪克曼，請求在最後一刻移除這個劑量組別。現在看來，林德曼的直覺是個預兆：那兩隻

被熱心的技術人員（當時他們尚未收到試驗中止的指示）注入最高劑量的大鼠，高燒超過四十度。幸好，試驗開始前這兩隻大鼠已被排除在受試名單外，因此臨床試驗獲准進行，不會受到牠們的數據影響。

但是，當 BioNTech 在4月16日提交結果明確的毒理試驗數據之後，PEI發現「首次用於人體」試驗中的候選疫苗，與林德曼及迪克曼在大鼠身上所用的候選疫苗並非完全一樣。在最後一刻才被吳沙忻換上陣的B2.9，當然不會出現在3月份開始進行的齧齒類動物毒理試驗中。

林德曼接到PEI專家的意外來電，要求她對此做個解釋。此時，林德曼的手機快要沒電，年幼的孩子又在另一個房間。於是，在手機充電期間，她不得不跪在插頭附近跟PEI說明情況。她就用這個姿勢跟電話裡的PEI重申，BioNTech進行的試驗是所謂的「平台」試驗，是跟從世界衛生組織那篇伊波拉報告中另一部分的指引。毒理試驗中所用的B2.8和B2.9是高度相似的候選疫苗，因此可視為B2.9的替代品，而且B2.9的基礎跟BioNTech工具箱中的 mRNA 平台完全一樣，屬於同一個類別。

她向監管人員保證，BioNTech和輝瑞即將在大鼠身上進行B2.9的試驗，只是來不及趕在曼海姆和柏林兩地人體試驗開始之前。「我們告訴PEI，我們正在加緊製造確切的候選疫苗，」同樣參與這場通話的迪克曼這麼說：「而且，我們毫不懷疑兩者會呈現相似的試驗結果。」

然而，還有最後一個官僚障礙等待他們克服。3月底，跟圖

雷西團隊進行討論時，巴登—符騰堡邦的倫理委員會規定，所有受試者在接種疫苗前，必須先接受新冠肺炎檢驗。當時只有少數幾間專業的公司能夠進行這種檢驗，而且至少要兩天後才能拿到檢測結果。

當時德國甲級足球賽已停賽數週，就連地位崇高的德國甲級足球聯盟也難以讓所有球員定期接受新冠肺炎檢驗，以便在安全的情況下復賽。在許多方面，倫理委員會一直展現相當支持的態度，如安排臨時會議與BioNTech和監管機構進行討論，因此，這個突如其來的要求讓BioNTech非常驚訝。「這實在令人費解，」吳沙忻說道：「但在這件事情上，我們沒能說服他們改變心意。」

抗辯無果，吳沙忻轉而尋求米庫卡（Christian Miculka）的幫助，這位專案經理2月才剛加入BioNTech陣營來幫忙。米庫卡立刻撥電話給三十年前在奧地利念書時認識的朋友，他任職的公司原本是博世（Bosch）的子公司。米庫卡知道，這間大名鼎鼎的設備製造商也有出產新冠肺炎最佳檢測方法所需的PCR檢測儀，因此想要聯繫博世。

幾小時後，在滂沱大雨中更換汽車輪胎時，米庫卡接到博世副總裁的來電。對方表示，這種檢驗儀器現在需求量很大，一台要價約五萬歐元，但是，就算在一機難求的狀況下，他們還是能提供BioNTech足夠的PCR檢測儀，檢驗所需的拋棄式檢驗套件（carridge）此時也是相當搶手、難以買到的商品。

儘管如此，確認過這種機器符合倫理委員會的要求之後，米庫卡訂了四台珍貴的PCR檢測儀。「我得跟公司的採購團隊道

歉，」他這麼說：「因為我大概打破了他們所有的規矩。」這時候沒時間貨比三家了。

▌ 末日景象

4月21日星期二，將近下午三點前，人在家中的吳沙忻夫婦收到公司法務專家里齊（Ruben Rizzi）轉寄來的電子郵件，信件主旨寫著「PEI：可以進行試驗了」。信件內文則是貼上了PEI的正式回覆：「監測規範和試驗結果合宜，符合批准臨床試驗進行所需相關要求。」

來自義大利、父親是傳染病專家、熱情洋溢的里齊，此時正在義大利的貝爾加莫（Bergamo）一間人滿為患的醫院替新冠肺炎病人看診，他在這條訊息上方用粗體字寫著：「恭喜大家」。

幾小時後，另一位團隊成員用電子郵件的「回覆所有人」功能，把進一步的消息告訴了大家。博世的PCR檢測儀已經運抵位於曼海姆的臨床試驗主要地點。研讀了儀器使用手冊的BioNTech員工正搭火車前往試驗地點，準備訓練那兒的工作人員。

這項臨床試驗共有兩百名十八至五十五歲之間的健康受試者參與，並按照吳沙忻的時間表在4月開始進行。較年輕的受試者注射完兩劑後二十八天，較年長的受試者也會加入試驗，並對受試的身體狀況進行監測。吳沙忻把這個消息告訴輝瑞的工作夥伴，並附注道：「我們仍然準時開工。」

消息傳到紐約後，給輝瑞帶來了一些慰藉。此時的紐約正迅速演變為冠狀病毒全球大流行的中心。加護病房人滿為患，參與

光速計畫的輝瑞員工在曼哈頓高樓工作時，救護車警笛聲彷彿是這末日景象的配樂。紐約市設立了幾十處活動式太平間，醫院外頭停著用來存放大體的冷凍貨車[123]。有些醫院已經沒有屍袋可用，無人認領的屍體被埋葬在哈特島上的公墓[124]。「在電視上看到是一回事，走在紐約街頭親眼看到放滿大體的冷凍貨車又是另一回事，」輝瑞的詹森這麼說[125]：「那實在太可怕了。」

隔天，4月22日，PEI公開宣布[126]已批准BioNTech進行臨床試驗。由於里齊那封信沒有寄給林德曼，所以她是看到了德國公共電視公司《每日新聞》（*Tagesschau*）節目上的新冠病毒新聞跑馬燈，才首次知道這個消息。

不久後，BioNTech的員工都收到一封信，內容提到公司的股價在紐約那斯達克交易所上漲了30%。PEI的領導人奇楚克召開記者會，介紹了批准臨床試驗前所做的監管工作，強調沒有任何貪圖省事的做法。當被問及何時會批准擴大疫苗的使用範圍時，奇楚克則是澆了大家冷水。他說，這件事「不太可能」在年底前完成。

當天下午，在最後一刻被納入臨床試驗的「B2.9」建構體，試驗數據剛出爐。距離前次對注射了這種微調建構體的小鼠進行抽血檢驗已經過了一週，在新的血液樣本中，中和抗體的濃度比「B2.8」高出四倍以上。鬆了一口氣的吳沙忻發了封電子郵件給穆伊克：「你的研究證實做出這個改變是明智的決定，」他寫道：「萬分感激。」

4月23日星期四，BioNTech的通訊長安娜托維前往位於曼海

姆的臨床試驗地點，幫德國媒體協調如何拍攝首次注射這歷史性的時刻。一位準備開車南下的同事提議載她一程，問她是否能在途中的法蘭克福機場碰頭。

這座航廈裡通常擠滿了銀行家和度假旅客，在全球有著運輸樞紐地位的機場此時空無一人，只有復古的起飛時刻板正在快速翻動的聲音。機場外的計程車站只停了幾輛計程車。疫苗真的得趕快問世。

▍ 第一位受試者

當安娜托維抵達曼海姆，來到這棟毫不起眼的褐色磚房時，重大事情即將發生。電車從外頭經過時，BioNTech團隊正在一個小房間裡等待，他們要保護自願受試者不致曝光。在隔壁房間，一位臨床醫生正在稀釋疫苗，十一點零八分，醫生為第一位受試者注射了uRNA建構體。

此時，光速團隊接到一條只有一行字的訊息：「疫苗的準備和注射過程相當順利。」幾分鐘內，圖雷西回覆所有人：「幹得好，大家！我以你們為榮，光速團隊的表現就像『耐力極佳的運動員』，令人驚豔。」

這歷史性的畫面出現在德國各地輪播新聞台上。幾小時後，牛津大學的團隊也將替第一位受試者注射代號UK[127]的病毒載體候選疫苗。然而，多虧了德國人對新創公司的厚愛，BioNTech得以成為歐洲第一間在人體上測試新冠肺炎疫苗的公司。

隨著第一階段試驗的受試者安全地接種了疫苗，光速團隊開

始焦急地等待著疫苗在人體發揮作用的初步跡象。圖雷西和臨床團隊決定將等待時間縮短為五週,受試者在接種第一劑後,再過三週後就接種第二劑,接著等待一週讓免疫防禦機制得以啟動,再用一週時間進行血液樣本的檢驗。然而,突然之間,對於最後一週的採檢流程,BioNTech的野心似乎太大了。

此時,BioNTech委請義大利北部的檢驗公司分析試驗樣本。來自曼海姆和柏林兩處試驗地點的樣本將以快遞的方式直接送到這間位在托斯卡尼、此時已經開始營運、且業務量滿載的檢驗公司。在吳沙忻的催促下,BioNTech正盡全力產生初步試驗的原始結果,以便盡快決定在最後的全球性試驗階段要使用哪一種候選疫苗。

然而,他們很快就發現在義大利的檢驗流程會花費太多時間。檢驗公司的員工並非夜以繼日地工作,而且根據監管機構的規定,BioNTech在做出任何結論前,必須對試驗結果進行校驗和再確認的工作。

這一次,足智多謀的穆伊克又幫了吳沙忻大忙。接種完兩劑疫苗的德國受試者接受抽血之後,試驗地點的工作人員就把血液樣本裝進紙箱寄到BioNTech,利用穆伊克製造的偽病毒,再加上BioNTech唯一一台桌上型細胞分析儀,一天之內就能產生初步結果,用來判斷疫苗是否引起了足夠強烈的免疫反應。

「我不斷撥電話給穆伊克,」吳沙忻這麼說,血液樣本一送抵梅因茲,他就急著想要知道候選疫苗的表現情形。吳沙忻說:「他會說:『吳沙忻,給我三小時。』」又說:『吳沙忻,我還需要

三十分鐘。』」5月29日，剛過下午一點，吳沙忻收到一封電子郵件。

穆伊克附上了BioNTech臨床試驗的首批數據。他檢驗的血液樣本來自六名接種兩劑十微克modRNA的受試者，另有兩名受試者接種同樣的候選疫苗，但劑量為三十微克。

對於這個mRNA平台，吳沙忻夫婦擔心它是否需要相當高的劑量才能引發足夠的免疫反應。比較受試者和新冠肺炎康復者血清裡中和抗體的數量之後，在數據圖形底部有幾十個聚集在一起的圓點，這在外行人看來並不顯眼。然而，這樣的圖形象徵科學界在這場對抗致命冠狀病毒戰爭中，取得了重大進展。在低劑量接種方案完成後僅僅七天，候選疫苗已經引出免疫系統的狙擊手——甚至比自然感染康復者產生的免疫反應還要好。

這樣的結果讓光速團隊鬆了一口氣。十一天前，莫德納公布了第一階段試驗四位接種modRNA受試者的數據。他們測試的劑量是二十五微克，但發現這樣的劑量不夠，因此準備把劑量調整到五十及一百微克[128]。

BioNTech一直極力避免這樣的情形，因為在德國進行人體試驗時，接種一百微克的modRNA受試者，所產生的數據結果並不漂亮。受試者還產生了類似流感的症狀，包括打冷顫和發燒，有些人甚至虛弱到無法下床。

對於一種應該要在各種臨時環境中讓民眾趕快完成接種的疫苗來說，這樣的表現並不理想。如此一來，接種疫苗的民眾得接受幾個小時的密切監測，許多人肯定不想有這樣的經歷。「理想

情況下，我們需要一種在超市停車場就能建立臨時站點，為民眾進行注射的疫苗。」身為四人審查委員會成員的圖雷西這麼說，這個委員會負責審查柏林和曼海姆兩處試驗的安全性數據。

委員會決定不再繼續進行一百微克的試驗。根據穆伊克寄來的初步數據，這個劑量不適合用於製造需要趕快發揮作用的疫苗。「目前，我們知道十微克，也許三十微克，可能就足夠了。」吳沙忻這麼說。多年來，這對夫妻和他們的團隊對mRNA所做的各種優化，在這時候得到了回報。「如果得到上市許可證，我們可以提供的疫苗數量形同增加兩倍。」

更令人振奮的是，分析了這八名受試者的血液樣本後，結果顯示BioNTech的modRNA候選疫苗成功地引發相似程度的中和抗體反應。這表示疫苗所引起的免疫反應極有可能瓦解這個已經奪走近五十萬人性命的病毒。「看到這樣的結果真是太棒了，」吳沙忻說道。有那麼一會兒，他放縱自己沉醉在這美妙的科學成就裡，這是他們夫妻倆跟研究團隊花了幾十年追求完美的成果。

七分鐘後，他回覆了電子郵件。「親愛的穆伊克，親愛的團隊成員，」他在信件開頭這麼寫道：「這真是不可思議。我們有疫苗了！」

第八章
孤軍奮戰

對許多BioNTech的員工來說，找出可以激發強烈免疫反應的疫苗就像是馬拉松賽的最後一個里程碑。當然，接下來還要進行全球性的臨床試驗、簽署供應合約，以及面對龐大的後勤工作。不過，光速團隊負責的關鍵第一階段試驗，也就是最扎實的科學部分，幾乎已經完成了。

在非常艱難的情況下，他們花了幾個月辛苦地找出了二十個候選疫苗，讓它們互相競爭，並在一個探討科學知識論的會議上說明至少有一個候選疫苗——攜帶受體結合區編碼序列的modRNA——有望成功。這疫苗是否能在現實世界中阻止新冠肺炎感染者發病，目前還是未知數，但接下來他們能做的也只有聽天由命。

然而，對庫恩（Andreas Kuhn）來說，最困難的工作還在後頭。身為少數幾位從公司草創以來就陪伴在吳沙忻夫婦身邊的核心員工（他發現自己難以承受在學術界爭取終身職所要面對的腥風血雨），這位一頭銀髮的生化學家現在就像公司的製程總監。

2020年2月起，庫恩負責在BioNTech的mRNA製造廠監督新冠肺炎候選疫苗的生產，一開始的地點在伊達爾—奧伯施泰因，

後來轉換陣地到梅因茲。他的團隊所生產的疫苗材料足夠供應實驗室和動物試驗所需，還可以為在德國進行的第一階段試驗提供數百劑疫苗。

但牽涉到全球數萬名受試者的大規模人體試驗即將展開，雖然由吳沙忻率領的BioNTech技術開發專家正在訓練輝瑞生產mRNA，但還要幾個月，輝瑞才能在美國和比利時的自家製造廠生產。因此，不難想見庫恩的團隊得肩負起重責大任，為醫療史上最大型的一項臨床試驗提供安全且穩定的疫苗。

有那麼一刻，BioNTech似乎就要得到幫助。4月初，比爾・蓋茲曾敦促各國政府在知道何種新冠肺炎疫苗可以發揮效用的前提下，預先建造疫苗生產基地。蓋茲表示，他的慈善基金會將會針對七種不同的候選疫苗投注資金，幫忙建立生產基地。

「為沒有入選最終疫苗的候選疫苗建造生產基地，是會浪費幾十億美元，因為最後有更好的選擇，」這位微軟的創辦人在崔弗・諾亞（Trevor Noah）的《每日秀》（*The Daily Show*）節目上這麼說，「但這只是數十億美元，我們現在面臨的是數兆美元的經濟損失，」他補充說道：「這麼做是值得的。」[129]

儘管從經濟面和流行病的角度來看，這種做法的重要性顯而易見，但是最後並未付諸實現，因為國際間未能有志一同地對閒置生產能力進行確認，或是建置新的廠房以製造率先獲得核可的疫苗。

2000年在達弗斯（Davos）舉行的世界經濟論壇（World Economic Forum）上，曾針對病毒爆發的情形制定了「全球聯盟」

教戰手冊，並在 2017 年有所更新，然而面對地緣政治的現實考量，這樣的策略很快就瓦解了。

庫恩知道他的團隊只能孤軍奮戰了。

大部分像 BioNTech 這種規模的生技公司，一開始都不具備生產能力。事實上，吳沙忻夫婦的第一間公司甘尼美，也是外聘承包商來製造單株抗體。即使跟委外公司合作是件麻煩事，但在 BioNTech 成立之初，吳沙忻夫婦還是將就地請庫恩物色類似的供應商，以便幫助這間資金窘迫的新創公司生產 mRNA 藥物。

BioNTech 針對一間美國小型公司進行了所謂的收購可行性研究，但這間公司以及 BioNTech 在世界各地的合約製造商都沒有生產 mRNA 藥物的經驗。庫恩很快就意識到，把技術傳授給另一個團隊所帶來的麻煩大於它的效益。

除此之外，委外生產的過程要能順利進行，就必須將許多專業知識轉移給供應商，有些專業機密可能因此落入競爭者手中。若不打算委外生產，那麼 BioNTech 就得效法德國另一間 mRNA 公司 CureVac，想辦法擁有自製能力，生產實驗用的疫苗及藥物。

2008 年底，庫恩前往海德堡大學城參加「藥品優良製造規範」（Good Manufacturing Practice，GMP，此為全球認可的製藥規範，旨在確保生產出品質一致的核准藥物）的短期訓練班。大約在此時，莫德納開始在麻薩諸塞州建造自己的生產廠，新興的 mRNA 產業正在累積跟製造生產有關的專業知識。

然而，初出茅廬的 BioNTech 沒有從零開始打造這種製造場所的能力。建造無塵室以及取得製造臨床試驗材料所需的許可證是

相當費力的任務，可能需要長達三年的時間。

幸好，BioNTech成立幾個月後，市場上出現了一個一年虧損兩百萬歐元的GMP認證廠房，地點就在梅因茲以西八十九公里處。吳沙忻夫婦看到了一舉兩得的機會，既可以建立專業的生產團隊，又有準備就緒的廠房。

儘管還要一段時間才能大量生產人體試驗所需的mRNA，但在經過史特朗曼兄弟的同意後，吳沙忻夫婦決定買下這間位於伊達爾—奧伯施泰因的廠房，對方出價兩百五十萬歐元，並要求雇用原本的三十多位員工。這個生產團隊很快就熟悉了mRNA製成的特性，規模逐年大舉擴張。到了2018年，伊達爾—奧伯施泰因廠房的產能已經不敷使用，BioNTech在梅因茲建置了二廠並配置員工。

專屬藥物

2月初，庫恩就是找上了這些員工幫忙。當時吳沙忻告訴他：「倘若情況發展如我想像中一樣糟糕，我們必須把全部產能投注於製造新冠肺炎疫苗。」

在不知道多少劑量才能激發免疫反應，也不知道未來市場上會出現幾種疫苗的情況下，吳沙忻估計到了2020年底，BioNTech需要生產總重一公斤的mRNA，根據最終劑量的不同，這些mRNA足以製造五百至兩千萬劑疫苗。此時，BioNTech最大的年產量只有這個數字的十分之一，也就是一百公克。通常，每批的產量為一公克，單次生產量最多只有八公克。

多虧吳沙忻夫婦在擔任醫生的年輕歲月時就已經有了遠見，幾十年後，BioNTech已經準備好迎接這樣的擴大發展。

1990年代初期，他們發現所有癌症都是高度多樣化的疾病，以抗原為標靶的常見療法鮮少能夠發揮效用。「那時候我們就知道，」吳沙忻說道：「要實現個人化療法，我們需要借助一種製造過程相當多元的技術。」事實上，吳沙忻夫婦提倡的這種療法即將顛覆整個醫藥界。與其開發最終得以大量生產來節省成本的藥物，不如讓每位病人得到專屬的藥物。結果證明，mRNA非常適合這個用途。

因此，庫恩幫助BioNTech收購的這些廠房必須展現出「速度、靈活度和極高的適應性，」圖雷西這麼說。每一種個人化藥物的產生，都必須重複mRNA製藥過程中所牽涉到的無數個步驟，而且沒有出錯的空間。在BioNTech早期的臨床試驗中，他們找來的受試者通常都是癌症晚期的患者。要知道BioNTech的實驗性藥物是否有效，自願受試者必須停止接受化療或其他療法。他們沒有時間等上好幾個月。

吳沙忻夫婦和他們的團隊成員鮮少跟服用BioNTech個人化藥物的受惠者碰面，但偶爾會有病人向媒體吐露心聲，得以加速mRNA藥物的發展甚至可以更加個人化。來自麻薩諸塞州，五十二歲的銷售代理人克里默（Brad Kremer）就是一例。他穿著格子襯衫並用手撫摸雪納瑞愛犬的照片登上了《自然》期刊的封面，服用了BioNTech針對黑色素瘤所開發的個人化實驗藥物後，他在受訪時激動地說：「我親眼看到癌細胞縮小。」

伊達爾—奧伯施泰因廠房運轉之初，吳沙忻夫婦就是用這樣的故事來激勵生產線上的員工。「每一批mRNA，」圖雷西會這麼說：「都有一位病人在等著它。」

2020年初，庫恩團隊所面對的任務，遠超過他們針對這種情況所開發出來的產能。新冠病毒尚未出現在中國之前，BioNTech預計從2024年開始，每年最多可以賣出一萬劑癌症藥物。

此時，BioNTech的生產目標是每週數百萬劑。但至少他們手上已經有一份幾經淬鍊的教戰手冊，製程時間從幾個月縮短到幾週，也能夠隨機應變解決問題。「不管是個人化的藥物或工業等級的規模，批次製藥的過程都是相同的，」負責確保BioNTech製藥設備能夠順利運行的亨尼格（Oliver Hennig）這麼說：「我們有這份專業，而且我們已經準備好了。」

■ 資金緊迫

但BioNTech的銀行帳戶還沒準備好。突然之間，從酵素、核苷酸、緩衝液，到生物反應袋，所有東西都得提前購買，這樣的成本支出相當龐大。就算只是生產八克的mRNA藥物，也要面對六位數的歐元帳單。此時，每一批新冠肺炎疫苗需要的mRNA量超過六十四克。

不只如此，他們還得進行多次測試，以確保生產出來的藥物可以保持一定的品質，這些支出都會墊高成本。「我們就覺得：『可能會需要用到這個材料，也可能會需要用到那個。那些我們不知道究竟用不用得到？但總之先買再說。』，」BioNTech的財

務長波伊廷這麼說。

　　大量生產mRNA時，一個人為錯誤就有可能導致價值數百萬歐元的疫苗材料付諸流水，如2021年嬌生發生的汙染事件，總共銷毀了一千五百萬劑疫苗。

　　吳沙忻也堅持BioNTech必須冒險購買足量的相關材料，除了因應臨床試驗所需，還要能維持授權疫苗的初步供應量，但這似乎仍是個遙遠的夢想。BioNTech的優先要務是確保有足夠的脂質可以用來包裹裸露的mRNA，這時只有Avanti能夠生產他們所需的精確配方。這間位於阿拉巴馬州伯明罕的家族公司要求BioNTech支付五百萬歐元的頭期款。波伊廷簽下了這份採購單。

　　疫苗裝瓶所需的所有零件，像是小玻璃瓶、橡膠、瓶塞和蓋子，也都得訂購。「這是個賣方市場，」亨尼格說道，而且供應商之間「幾乎沒有競爭」。「我們試著購買阿斯特捷利康公司買的玻璃瓶，反之亦然。」這些所謂的充填灌封程序就需要花費數百萬歐元，承包商會負責在瓶身標記及疫苗運送的工作。BioNTech微薄的備用現金——在2020年初時約有六億歐元——正在快速耗盡。

　　光速計畫開始前，BioNTech的資金就已經很吃緊。2月初，當吳沙忻夫婦籌組新冠疫苗團隊時，BioNTech的策略長李察森前往美國，透過增資認股的方式向投資者募集資金。然而，拜德國奇特的法制系統所賜，他無法引起投資人足夠的興趣。

　　「這真的是技術性的問題，」他解釋道，私人投資者希望以優惠的價格，通常至少是股價的九折，購買生技公司釋出的新

股，這在美國是很正常的做法（2020年2月，莫德納釋出打了八折的新股，以此籌措了五億美元[130]），但在德國這個歐洲最大經濟體註冊的BioNTech，若想以低於九五折的股價釋出新股卻是違法的。

基金經理人一一回絕了李察森，「這真是令人挫折，」他說道。德國有許多生技公司之所以在荷蘭註冊，就是為了避免這種情況，但選擇在梅因茲札根的BioNTech，必須遵守在地法律。

一如以往地，吳沙忻夫婦並未因此而慌張。他們相信，一旦新冠疫苗試驗開始產生令人信服的數據，價格對投資人來說就不是個問題。「這項計畫動用了很多預算，」吳沙忻在3月初這麼告訴記者：「我們深深相信這項計畫終會得到金援。」

但是，隨著購買重要材料的花費每週增加數千萬歐元，BioNTech的董事長傑格爾愈來愈擔心公司長期的健康狀況。新冠病毒疫苗計畫有可能失敗不說，就算BioNTech的疫苗既安全又有效，最後也可能只是市面上眾多成功疫苗中的一種，這樣的小眾產品沒有利潤可言。

此外，跟輝瑞的合約內容雖然載明由對方負責疫苗在大部分國家的商品化作業，但吳沙忻夫婦希望BioNTech可以直接販賣疫苗給德國和土耳其。這表示BioNTech得設立一個全新的部門和醫藥事務單位來負責疫苗的行銷、銷售，並且要處理公司和政府的相關事務，還要招募藥物安全監視專家來處理藥物不良事件的相關報告。

傑格爾意識到資本市場不會對BioNTech提供幫助，他運用

人脈找到了在歐盟負責創新和研究的蓋布爾（Mariya Gabriel）委員，並前往她的辦公室做了一次簡短報告，強調BioNTech此時面臨的緊急狀況，並列出了公司的支出成本。蓋布爾承諾會考慮傑格爾提出的要求。

▋ 疫苗政治學

　　同一時間，歐盟支持德國疫苗開發商的議題突然在3月15日躍上了新聞頭條。《週日世界報》（*Welt am Sonntag*）的頭版報導指出[131]，幾天前公開宣布新冠肺炎「將會消失」的川普，在3月2日以電視轉播的白宮圓桌會議結束後，試圖延攬與會的CureVac的執行長。這讓梅克爾領導的德國政府相當緊張。這篇報導還指出川普提供高達十億美元的資金給這間以杜賓根為根據地的德國公司，以保障美國可以獲得CureVac疫苗的獨家授權。

　　暴怒的政客站出來齊聲譴責CureVac這個舉動。「德國是非賣品，」經濟部長阿特麥爾（Peter Altmaier）這麼告訴德國的主要電視台，但CureVac和川普政府都公開表示未有此事（川普政府的否認態度倒是令人好奇）。無論消息是真是假，《週日世界報》這篇報導嚇壞了歐洲各國的領導者。

　　3月16日星期一傍晚，歐盟委員會主席范德賴恩（Ursula von der Leyen）致電給已在1月時獲得流行病預防創新聯盟（Coalition for Epidemic Preparedness Innovations，CEPI）所提供資金的CureVac，承諾提供高達八千萬歐元的金援[132]，並表示這筆現金是用來「擴大歐洲地區新冠病毒疫苗開發和生產的規模」。這場

應該是不分國界全球齊心對抗致命疾病的戰役，突然間染上了政治色彩。

在《週日世界報》刊登這篇報導後，接連宣布與中國復星及美國輝瑞合作的BioNTech並沒有直接得到范德賴恩的關切。不過，吳沙忻認為這並不是歐盟的錯，在全球許多機構眼中，BioNTech主要是致力於開發個人化療法的癌症公司，在這場大流行病期間，他們不太可能認為將由BioNTech率先開發出大眾化的新冠肺炎疫苗。此外，外界很有可能推測跟兩間大型藥廠合作的BioNTech已經獲得數億歐元的資金，可用來加速疫苗開發的過程，並認為此時的BioNTech不需要進一步金援。

無論如何，對於沒把握的事向來不願做出承諾的吳沙忻夫婦一直希望可以減少光速計畫受到的外界干擾。他們刻意讓計畫保持祕密進行，只在市場監管法規所需時才披露消息。能夠暫時不要引起立法者的注意，他們覺得很開心。

有關CureVac的那篇報導刊出後五天，也就是3月20日，低調的光速計畫首次得到關注。梅克爾辦公室要求吳沙忻和波伊廷加入一場通話會議。此時全球新冠肺炎相關死亡人數已經逼近一萬五千人，歐盟的死亡人數就占了近三分之一[133]。德國政府已指示聯邦國防軍（Bundeswehr）建立一間緊急醫院，並慌忙地收集人工呼吸器。

此時，開發出有效疫苗的重要性更勝以往，德國總理府試圖評估本土疫苗開發商的進展。在一場視訊會議上，梅克爾的經濟顧問盧勒（Lars-Hendrik Röller）禮貌地探詢BioNTech開發疫苗的

進度，並詢問是否有他們能幫忙的地方。

波伊廷回憶道，吳沙忻向盧勒「說明了當時的情況」，但並未提出許多要求，只說目前光速團隊沒有任何「特殊需求」。吳沙忻唯一的請求來自圖雷西。

當時梅克爾政府正在討論實施宵禁，這個消息讓每天必須慢跑才能感到身心舒暢的圖雷西相當擔心：「不讓我跑步我可活不下去。」當圖雷西知道吳沙忻要和政府人士開會時，她半開玩笑地這麼告訴吳沙忻。「盧勒先生，」吳沙忻在視訊會議中懇求道：「無論你們打算實施怎樣的封鎖措施，讓大家還是可以出去跑步吧！拜託了。」

幾週後，當德國的衛生部長史巴恩（Jens Spahn）來電詢問BioNTech何時能推出疫苗時，吳沙忻的要求清單依舊沒有擴大。謝過這位立場中間偏右的政治人物來電關心後，吳沙忻說道：「我說了我們目前有幾個候選疫苗，而且準備在4月底進行第一階段的試驗。6月時應該能得到一些初步數據，讓我們藉以判斷是否走在正確的道路上。」

史巴恩詢問吳沙忻BioNTech是否需要任何支援，吳沙忻的回答是：「目前還不需要。」他還補充說道，BioNTech所有員工目前只希望能不受打擾地繼續工作。

然而，波伊廷還是急著想解決公司的財務問題。他拿了傑格爾向歐盟委員報告時所用的稿子，把內容擴充成一份四頁的文件，強調BioNTech若要在10月向全球提供疫苗需要哪些幫助。他把這份文件寄給了好幾個國家的政府單位，也寄給了史巴恩。

「我們並不是要求十億，我們也不需要那麼多錢，」波伊廷這麼說。他要求的只有九千萬歐元用於擴大生產規模，五千萬歐元用於生產成本，以及一億四千萬歐元用於臨床研究。然而，即使BioNTech馬上要在4月展開歐盟第一項新冠肺炎疫苗試驗，此時也沒有任何金援的影子。

　　無論如何，事實很快就證明波伊廷低估了他們所需的金額。一心想把分內工作做好的波伊廷和傑格爾正為計畫可能失敗而煩惱時，吳沙忻夫婦一直在為計畫成功做準備。如果疫苗獲得緊急授權，每一批mRNA都是珍貴的救命商品。BioNTech需要盡己所能地支援輝瑞在比利時皮爾斯（Puurs）和美國密西根卡拉馬如（Kalamazoo）兩地龐大製造廠的生產作業。BioNTech的雄心壯志是在2020年生產五公斤的mRNA，這已經遠超過伊達爾—奧伯施泰因及梅因茲兩地生產廠房的合計產能。

　　「時序進入初夏，事態更加明顯，我們需要更大的產能，是非常大的產能，」亨尼格這麼說。生產如此大量的mRNA需要面對許多挑戰，其中之一就是必須使用經過加壓純化的乙醇來包裹脂質的活性成分。這種乙醇可燃性極高，技術人員在操作時必須穿上特殊的防靜電安全靴。

　　BioNTech現有的設備無法處理數千公升的緩衝液體或數百公升的乙醇，「這需要在防爆環境中作業，而我們沒有這種環境，」亨尼格如此表示。唯一的選項就是回到吳沙忻夫婦最初的策略，也就是他們在創立BioNTech時所懷抱的商業雄心：尋找提升內部產能的機會。

▌馬堡

梅因茲東北方六十哩處的馬堡是個中世紀城鎮，在這兒出現了一個可能的機會。

馬堡擁有一座十一世紀的教堂，以及全世界最古老的新教大學，一般人很難想像這座地處偏遠的小鎮在免疫學史上所扮演的重要角色。1800年代末，德國的疫苗先驅貝林（Emil von Behring）落腳馬堡，在這裡建立了工業等級的廠房，用來製造他的「抗毒素」（antitoxin），這是史上第一種預防破傷風的藥物。

在這間名為貝林沃克（Behringwerke）的抗毒素製造廠，很快就與馬堡鎮的命運交織在一起。1920至1930年代間，賓士打算在這裡設廠的計畫遭在地人反對，第二次世界大戰之後，地方議會投票否決了其他公司在此設立總部的想望，他們擔心這些礙眼的商業公司會破壞馬堡如詩如畫的美麗景色。

雖然德國能多益公司（Nutella）在馬堡附近的施塔特阿倫多夫（Stadtallendorf）設廠，但馬堡的繁榮完全來自於它的製藥歷史，這裡是小兒麻痺疫苗的全球生產重地。接著，在1960年代，災難來襲。

在這間以貝林為名的廠房中，幾位曾接觸到非洲綠猴組織的研究人員，突然間患上了出血熱。在鄰近的法蘭克福和南斯拉夫的貝爾格勒也同時爆發實驗室感染，造成七人死亡[134]。這種新的病原體引起的症狀跟伊波拉病毒很相似，根據計算每十人感染將近會有九人死亡[135]。這種新的病原體幾乎立刻被命名為馬堡病毒。

如今，這個猶如生物災難同義詞的小鎮正在努力恢復形象。2007年，全球首支以細胞為基礎的流感疫苗，生產廠就設在這裡，這種新的方法讓疫苗在製造過程中擺脫了雞蛋[136]。

儘管馬堡地處偏遠，但諾華和葛蘭素史克這樣的大型製藥公司仍選擇在這裡投資設廠。但當這兩間製藥巨擘在2015年交換資產時——來自瑞士的諾華把疫苗部門賣給來自英國的葛蘭素史克，同時又買下對方的腫瘤部門——位於馬堡的諾華廠區逐漸變得多餘。

過去，這裡是用來生產細胞和基因療法的藥物，但是其他地點的生產效率更好。有些現場工作人員已看出不祥之兆，開始另覓新工作，其中一些人最後落腳BioNTech。

5月初，就在BioNTech確知梅因茲廠區的產能無法因應宏偉的疫苗計畫時，波伊廷從一位曾在諾華廠區工作的BioNTech員工那兒聽到一則傳聞：據說諾華有意出售馬堡廠區，目前正在尋覓買家。

波伊廷不敢相信這份好運，馬上把消息告訴董事會其他成員。商務長馬雷特（Sean Marett）聽到消息後立刻採取行動，聯繫這間瑞士製藥集團，卻遭到對方管理階層回絕。

「諾華那邊表現出來的態度就像是『這些人到底想幹嘛？』，」馬雷特這麼說。「要是新冠疫苗計畫失敗了，還在草創階段的生技公司要怎麼處理這間製造廠？」對大型製藥集團而言，把數百名員工的未來交到處境岌岌可危的新創公司手上是不智之舉，尤其是萬一這些員工最後落得失業下場。想到這種可能性的諾華，

決定對馬雷特置之不理。

　　然而，BioNTech這位英國籍的高階主管拿出鍥而不捨的精神。馬雷特想辦法跟諾華的執行長納辛翰（Vas Narasimhan）開了個會，把BioNTech的計畫告訴他。但後續的電子郵件往來人員中包含了一開始就反對這件事的管理階層，所以馬雷特的提議再次遭到回絕。

■ 定價之爭

　　在BioNTech繼續尋找mRNA製造基地的同時，波伊廷和傑格爾付出的努力開始有了回報。6月11日，歐盟的蓋布爾委員宣布已向歐洲投資銀行貸款了一億歐元。然而，焦點很快轉移到了CureVac身上。

　　6月15日，德國經濟部長阿特麥爾在柏林召開記者會，透露德國政府已投資三億歐元收購近四分之一的CureVac股份。在被直接問到和川普政府有關的報導內容時，阿特麥爾告訴記者：「德國不會出售自己的珍寶。」幾小時後，媒體得知德國財政部一封信件的內容，提到CureVac打算在幾週後於紐約上市，信中說道這筆錢是用來「確保這間公司不會被外國投資者收購，而且會留在德國」。

　　一直以來，BioNTech試圖避開這些紛擾，但不出多久，BioNTech也將陷入政治帶來的困境當中。6月18日，政府干預CureVac動向的消息塵埃落定後，波伊廷來到柏林和衛生部長史巴恩碰面。

「這麼久以來，這是我再度坐上火車，」BioNTech的財務長如此說道，從3月初開始，他和孩子們一直被困在慕尼黑的家中。他說：「這感覺很可怕……我戴著口罩擠到車廂的角落裡去。」

抵達衛生部後，波伊廷被領到一個房間裡，淡色橡木桌前坐著兩位保持社交距離的高級官員，跟波伊廷同行的是兩位BioNTech董事會成員，馬雷特和通訊長安娜托維。

到了這時候，厭倦了等待歐盟採取行動的德國政府開始自己購買疫苗。跟義大利、法國和荷蘭一樣，德國也與牛津／阿斯特捷利康團隊簽署購買四億劑疫苗的協議，而且正在考慮加購BioNTech的疫苗。雙方在閒聊了一會兒臨床試驗的相關進展後，話題轉向了錢。德國政府官員表示，阿斯特捷利康一劑疫苗的售價約兩歐元，而他們想要知道，德國國產的疫苗要賣多少錢？

這是個讓BioNTech掙扎的問題。在跟輝瑞合作之前，吳沙忻夫婦告訴團隊成員追求「公平價格」。對有能力支付者，如美國和歐盟，收取最高的費用；至於中等收入的國家，大概只需要付一半的價格。跟較富裕國家多收的費用，可以貼補以幾近成本價供應疫苗給開發中國家的做法。

在反壟斷的公平交易法規範下，BioNTech和輝瑞——他們畢竟仍然是兩間獨立的公司——不得在各自市場上訂定一致的疫苗售價。沒有法律機制可以阻止另一方訂定他們想要的售價，但是雙方可以設立原則。吳沙忻的原則很簡單，就像他第一次跟輝瑞執行長博爾拉溝通時所說的那樣：價格不該成為向全球供應疫苗

的阻礙。

▊ 創新必須有所回報

當阿斯特捷利康在4月底簽署了幫助牛津大學開發疫苗的協議時，事情變得更複雜了。蘇博科（Pascal Soriot）在這個由英國和瑞士兩間公司合併而成的製藥集團裡擔任執行長。他告訴《金融時報》（*Financial Times*）[137]，在疫情全球大流行期間，2019年阿斯特捷利康的營業利益將近六十億美元，並將以成本價供應疫苗，這等於給了輝瑞不得不照辦的壓力。輝瑞這樣的美國製藥巨擘可以輕鬆地依樣畫葫蘆，但承擔光速計畫一半成本的BioNTech可沒辦法。

BioNTech在那斯達克交易所上市之前，虧損已經連年增加。2018年底，BioNTech的累計虧損已超過兩億四千五百萬歐元，一年後，這個數字成長到四億兩千五百萬歐元。對於接受創投資金資助的生技公司來說，這是很尋常的現象，公司必須撐得更久才能走到藥物開發的最後階段。

但BioNTech在開發新冠肺炎疫苗時，已經有將近五億歐元的債務在身[138]。在公司有史以來第一項商業化的mRNA產品即將誕生之際，BioNTech難以負擔廉售這項創新發明的代價。

BioNTech沒有接受對工業化國家提供成本價疫苗的想法。新冠疫苗的開發基礎建立在BioNTech的癌症療法上，疫苗所賺來的錢必須回流到公司，讓BioNTech能夠繼續開發腫瘤藥物，這一點對吳沙忻夫婦來說相當重要。

「新冠肺炎是緊急狀況，」吳沙忻這麼告訴業務主管伯勒（Michael Böhler）：「但癌症才是更大的殺手。」BioNTech董事長傑格爾也有類似的想法。「創新必須有所回報，」憶起自己在那幾個月所採取的立場時他這麼說道，「否則最後就是打平而已。」至少，在BioNTech內部，這個問題已經得到解決：他們不求謀取暴利，但也不會因追求利潤而感到抱歉。

然而，波伊廷和馬雷特在6月和柏林官方開會時就知道，政府官員想知道的不只是BioNTech的原則而已，他們還想要知道疫苗大概的價格。兩人出發的前一天，BioNTech董事會召開一場臨時的視訊會議，討論該如何跟官方交涉。「我們不知道原料的成本，不知道該使用多少劑量，也不知道每一批可以生產幾劑，」吳沙忻這麼說：「所以對於價格一事，我傾向閉口不提。但歐盟正在[透過德國政府]施壓。」

董事會勉為其難地提出一個協商價格，這個價格涵蓋疫苗製造所有花費的最高估價。「我們提出一劑五十四歐元左右的價格，」波伊廷這麼說，他相信當最終的候選疫苗出爐、劑量確定、製程準備就緒，並且訂到了大量的原料之後，這個價格會下降許多。

2021年2月，疫苗價格這件事再次成為BioNTech的煩惱。《南德意志報》（*Süddeutsche Zeitung*）的評論員語帶嘲諷地指出BioNTech總部的地址很不祥，理由是「An der Goldgrube」，意即「在金礦上」。[139]

那個6月的悶熱午後，就算政府官員對這個價格感到震驚，

他們也沒有表現出來，波伊廷回憶道：「他們只說會把這件事回報給上級長官。」半小時後，波伊廷坐上半滿車廂的德國鐵路列車返回慕尼黑。

▌ 客戶出現

不到兩週，氣氛就有了變化。BioNTech 和輝瑞在 7 月 1 日向世界宣布，第一階段試驗中有一支候選疫苗在受試者體內引發了強烈的免疫反應。此時他們已經分析了四十五位自願受試者的血液樣本，其中有二十四位已注射第二劑。

注射兩劑十微克 modRNA 疫苗——攜帶冠狀病毒棘蛋白受體結合區域序列，即 5 月底時穆伊克在 BioNTech 內部所檢測的疫苗建構體——的受試者，中和抗體濃度幾乎是新冠肺炎康復者的兩倍。注射兩劑三十微克疫苗的受試者，中和抗體濃度則將近新冠肺炎康復者的三倍。

如今，大概知道最終疫苗要使用的劑量後，BioNTech 和輝瑞終於可以回答最重要的問題，也就是他們概略能生產並交付的疫苗數量。他們表示，假設劑量為三十微克，那麼 2020 年可以生產一億劑，接著在 2021 年可以生產十二億劑，這數量已足夠讓歐洲和美國的成年人都接種疫苗。BioNTech 的股價上漲了五分之一，公司的通訊團隊忙著應付全球媒體，他們都想和吳沙忻夫婦聊一聊，並進一步認識 mRNA。

隨著生產成本愈來愈明朗，此時的 BioNTech 可以私下跟有興趣的國家討論疫苗價格。面對經濟能力足夠的國家，每劑疫苗的

價格約十七・五歐元，BioNTech告訴政府官員，訂購量較小的客戶得支付稍高的價格。

　　英國是最先和BioNTech簽約的國家。由英國首相強生（Boris Johnson）任命為英國「疫苗工作小組」負責人的創業投資家賓漢姆（Kate Bingham），是馬雷特的舊識。兩人在多年前曾經合作過，當時尚未加入BioNTech的馬雷特在賓漢姆投資的新創公司工作。

　　5月初，才剛走馬上任的賓漢姆立刻傳了簡訊給馬雷特，兩人在5月12日有過初步的溝通，後續又通了幾次電話，賓漢姆試圖說服馬雷特接受這筆交易。「基本上我就是一直纏著他，」有生命科學專業背景的賓漢姆這麼說。

　　當時，BioNTech的四種候選疫苗都還在臨床試驗階段，賓漢姆說道，馬雷特在「確知要販賣哪種產品之前，並不急著完成任何交易」。但是到了7月20日，當第一階段試驗結果明顯指出至少有一種候選疫苗可以激發免疫反應時，雙方簽下了一份供應三千萬劑疫苗的合約。光速計畫的第一位客戶出現了。

　　在美國這邊，輝瑞也同樣接收到曲速行動團隊（川普政府在5月15日建立的新冠疫苗及治療小組）的熱切探詢。曲速行動團隊選擇支援三種疫苗技術，並投入一百億美元資助三種領域中各兩間公司。

　　美國政府早已和莫德納合作，而曾任職製藥界高階主管的曲速行動負責人施勞威（Moncef Slaoui）也想要直接投資輝瑞的疫苗計畫。其實，他想延攬輝瑞加入，以提升美國回擊新冠病毒的

能力。「事實非常明顯，」施勞威說道：「莫德納和BioNTech都是該支持的對象。」

　　然而，博爾拉堅決反對這種形式的資助。「選舉即將到來，川普政府正面對相當緊張的政治情勢，」他回憶道：「我知道要是收下了這筆錢，他們就會想要介入我們的決策。」這位輝瑞執行長在沒有跟吳沙忻談過的情形下就做了決定。他不希望「科學家受到官僚的影響」[140]。於是，博爾拉告訴施勞威他希望跟美國政府直接討論銷售協議，意思就是雙方只存在買賣關係。

　　一直跟賓漢姆有著密切聯繫的施勞威（他表示自己幾乎沒有跟任何歐盟的同僚交談過），在英國與BioNTech簽約的兩天後，也先訂了一億劑疫苗，並可以選擇是否再追加五億劑疫苗——足供美國所有成年人都接種疫苗。馬雷特表示，英美兩國之所以能夠採取迅速行動，原因在於他們的疫苗工作小組負責人都是「業界人士」，而且兩位負責人都堅持守護工作小組的獨立性，不受各自的政府干擾。

　　歐盟疫苗採購團隊直接對二十七個會員國的民選官員負責，他們沒有這麼奢侈的權利。有些官員傾向購買自己國家的疫苗，如法國的賽諾菲和瓦爾內瓦（Valneva）。負責協商的人員知道，如果議員有所要求，那麼大部分協商內容將公諸於世。因此，對於支持一種未經驗證、在現實世界裡尚無效用相關數據的mRNA疫苗，他們有所顧慮，所以並未在第一時間訂購疫苗。

　　「在大流行病期間，採購計畫沒有藍圖可言，」圖雷西在一年後回想起他們的做法時如此說道：「不難想見歐盟需要一點時

間來評估整體情勢。」

■ 只能靠自己

　　此外，歐盟的資源也少得多。儘管人口比美國還多，但歐盟疫苗工作小組大約只有三十二億美元可用[141]（加上之前用來處理森林火災和其他自然災害的專款[142]），不到曲速行動小組可用資金的三分之一。

　　較不富裕的歐盟國家想要知道，當有可能買到以較成熟技術製造的便宜疫苗時，歐盟為什麼要把窘迫的資金拿去購買相對昂貴的疫苗？其他國家則是因為這些持續不斷的小爭議而感到挫折，尤其是德國。德國、法國、義大利和荷蘭是四個已經開始單方面採購疫苗的歐盟成員國，但卻要接受歐盟主席范德賴恩的控制。英美兩國跟BioNTech簽署供應合約後，這四個國家希望歐盟的疫苗工作小組可以趕快跟進。

　　「有時候我覺得，歐盟委員會就像有二十七種不同觀點，」直接跟歐盟協商人員打交道的馬雷特這麼說。最後，即使BioNTech的疫苗看來可能是歐洲第一種進入臨床研究最後階段的疫苗，歐盟依然沒有下訂。「我盡量不要表現出太多不滿，」馬雷特在談到冗長的採購過程時說道：「但我們可是靠自己走到這一步的。」

　　鮮少出言批評別人或其他機構的吳沙忻則有更細微的觀察。「我能感覺得出來在這一切的背後發生了什麼事，」他這麼說：「但我知道，BioNTech的疫苗很快就會成為值得訂購的商品。我

要求馬雷特持續對歐盟敞開大門。」

　　說來諷刺的是，幾個月後，當大眾對歐盟與疫苗製造商簽訂的合約發出許多強烈抗議時，似乎證明歐盟官員對大膽行動所採取的緊張態度很合理。或許，他們是因為設想到萬一發生疫苗對民眾健康產生傷害的事件，該由誰承擔責任的問題將會引起長期爭議，因此在決策上有所遲疑。

　　大量的訴訟事件有可能破壞大型藥廠的形象，但對BioNTech來說，這可能是致命的一擊。

　　為了在公共衛生緊急事件中緩解藥廠的擔憂，英美兩國放棄對製藥商的責任限制，歐盟則是同意在發生這種事件時，提供阿斯特捷利康公司一定的保障，但歐盟不願與BioNTech和輝瑞共同承擔這樣的風險。「他們採取的基本態度是：阿斯特捷利康一劑疫苗只賣X元，你們的疫苗貴多了，所以你們應該承擔更多責任，」馬雷特這麼說。

　　對此，馬雷特的回覆是：「BioNTech無法以這個價格販賣疫苗，如果我們採用跟阿斯特捷利康一樣的售價，那麼在下一次疫情大流行時，我們就無法販售疫苗了，因為我們撐不到那時候。」

　　2021年，在數億人接種疫苗過後，英美兩國的研究人員試圖計算每一劑疫苗之於全球經濟的價值，他們計算出來的結果為討價還價提供了更精確的基準。「一年三十億劑的疫苗，」這些學術人員寫道：「可以為全球帶來十七・四兆美元的收益。」根據他們的計算，平均而言，每個接種疫苗的人，收益可以高達

五千八百美元[143]。

■ 更換候選疫苗

　　採購疫苗一事的政治熱度，堪比吳沙忻夫婦居家環境不斷飆升的溫度。他們住的小公寓有許多玻璃窗，而梅因茲在7月時經歷了攝氏三十五度的高溫，因此他們就像住在溫室裡一樣。「我們預期佛羅多會走到我們家門口，然後把魔戒扔進來，」圖雷西把自家比喻成《魔戒》小說中的末日火山。

　　然而，吳沙忻夫婦從同事那兒聽來的消息發揮了降溫作用。正如吳沙忻所期，令人振奮的第一階段試驗數據引起了金融市場的注意。再次詢問投資人的意願後，李察森成功地募集了資金，利用一種創新的交易結構來避免再次遭遇2月的失敗結果。到了月底，BioNTech從新舊投資者那兒募集到了超過五億美元的資金，另外還獲得新加坡政府提供的二・五億美元。

　　BioNTech和輝瑞也跟日本、加拿大及幾個較小的國家簽訂了供應合約。以色列透過加價的方式爭取到優先供應的地位，並願意以匿名的方式提供九百萬名國人的健康資料。倘若BioNTech的疫苗確實有效，那就不用擔心乏人問津。

　　BioNTech的候選疫苗中，B1似乎有望完成使命。B1在詹森所謂的「快殺」策略中存活下來，相關數據已在7月1日公布。經過第一階段的試驗，uRNA和saRNA疫苗已遭淘汰。雖然有四分之三的受試者注射B1後產生發燒現象，但是B1優異的試驗數據讓英、美和其他幾個國家願意預先訂購，也讓投資者願意掏出錢

來。在中國，復星花了好幾週才順利安排好B1的第一階段試驗。

黑馬參賽

然而，還有另一個跟B1一樣使用modRNA平台的候選疫苗，但它攜帶著冠狀病毒棘蛋白的完整序列，而非較短的受體結合區序列。它就是B2.9。

在穆伊克的試驗證明B2.9能在小鼠體內激發更好的免疫反應後，吳沙忻在最後一刻把它安插進伊達爾─奧伯施泰因的生產線上。由於製造過程很複雜，在B1進入「首次用於人體」試驗後的整整三週，BioNTech才展開B2.9的相關試驗。此時還要再過一陣子，BioNTech才會對注射兩劑B2.9的受試者進行抽血。

按照計畫，三期試驗將在7月底展開，「我們很快就意識到，因為疫情大流行的急迫性，即使沒有找到最佳候選疫苗，只要有不錯的初步結果，可能就得用它來進行後續試驗。」幫助BioNTech展開德國「首次用於人體」試驗的外聘醫療顧問貝克森這麼說。畢竟，林德曼已經竭盡所能地把毒理試驗所需的時間從六個月縮減到兩個月，圖雷西的團隊也把第一階段試驗的時間減少了幾週。

在這些快馬加鞭的過程中，已經出現一種能引起強烈免疫反應的疫苗，供應鏈專家也已經想好如何供應全球臨床試驗所需的數萬劑疫苗。在「光速」行動下取得這一切成果，手中候選疫苗也已露出希望曙光的BioNTech還能繼續按兵不動嗎？

對吳沙忻夫婦而言，答案當然是肯定的。首先，從BioNTech

第一階段試驗和其他疫苗開發商逐漸公布的數據可以得知，B2.9這種攜帶棘蛋白完整序列的疫苗不會引起抗體依賴性增強現象，光速計畫開始之初，這種具有潛在危險性的效應曾讓吳沙忻夫婦徹夜難眠。他們之所以將攜帶受體結合區序列的B1納入第一階段試驗範圍，就是為了減輕發生這種可怕效應的風險。

開發SARS和MERS疫苗的早期努力，就是受到抗體依賴性增強現象的干擾，如我們在第三章所見，在1960年代，接種呼吸道融合病毒疫苗的兒童曾因此受到傷害。此時，科學界愈來愈清楚地知道，對新冠病毒疫苗來說，抗體依賴性增強現象不是問題，能夠表現完整棘蛋白的疫苗建構體，如B2.9，更具吸引力，這種疫苗為免疫系統提供了更大的目標區，有可能進一步破壞病毒侵入細胞時所使用的強大對接機制。

此外，吳沙忻夫婦推測，B2.9能夠召集更大量的T細胞，也就是免疫軍隊的專業狙擊手，負責為感染病毒的細胞送上「死亡之吻」。他們有充分的理由相信這些狙擊手──吳沙忻夫婦花了數十年時間訓練它們把癌細胞當成目標──在對抗新冠病毒的戰役中也扮演著重要角色。3月底時，有學術文章指出某些新冠肺炎的輕症患者產生了T細胞反應，但他們體內沒有抗體，更是說明了由T細胞所築起的第二道防線相當重要。

然而，大型製藥公司「並未意識到T細胞數據的重要性，」圖雷西這麼說。針對某些病原體，光靠抗體（會在病原體進入細胞前就發動攻擊）就足以預防感染，但這招並非對所有病原體都有效，對冠狀病毒顯然沒用，但抗體反應卻是大部分疫苗開發

商的優先考量。「傳染病疫苗產業一直是這樣發展，我實在搞不懂，」圖雷西補充說道。說服輝瑞等待 T 細胞數據並非易事。

吳沙忻早料到這種情況。「我們跟詹森有一項非常清楚的認知，」他這麼說：「那就是我們不會急著採用第一個發揮效用的候選疫苗。」詹森同意再等一等。

▊ 更改製程

當大西洋兩岸的團隊都在等待 B2.9 的進一步數據時，煩惱沒有足夠疫苗可供三期試驗使用的供應鏈主管，心情愈來愈暴躁。在世界各地十幾個重要城市，將有數萬名受試者準備接種疫苗，要在試驗開始之前的幾週內製造出足夠的材料已經夠困難，現在竟然要在試驗開始之前的幾天更換候選疫苗，他們警告，這麼做是自不量力。

吳沙忻很快就找到安撫這些主管的方法，他的觀點又再次從數學的角度出發。吳沙忻注意到，在美國和德國進行的第一階段試驗，疫苗的生產量和受試者實際的接種量之間存在著差異。雖然他們已經提供了足量的疫苗，但臨床醫生手邊的疫苗卻經常不夠用。

吳沙忻意識到這是因為他們訂定了相當嚴格的操作指示，導致每瓶〇・五毫升裝的疫苗中，有高達八成遭到浪費。由於疫苗成分中並無添加防腐劑，所以只能使用開封六小時以內的疫苗，以免疫苗遭到細菌汙染。醫護人員從疫苗瓶中取出兩到三劑的劑量為受試者進行接種，但一天之中，受試者會在不同時間點前來

接受注射，相隔時間通常超過六小時，導致瓶中剩餘的疫苗走上報銷一途。

　　吳沙忻透過電子郵件把他的發現告訴BioNTech和輝瑞的團隊，並同時提供建議。他認為應將疫苗填充量減少至〇‧三毫升。這麼做雖然會使製程變得稍微複雜，但生產出來疫苗瓶數可以提高六成，最後被浪費的劑量也會減少。

　　三期試驗即將在兩週後展開，輝瑞的營運團隊認為現在更改製程細節為時已晚。吳沙忻於是撥了電話給詹森，他說道：「我真的需要你支持這個做法。」但這間美國製藥巨擘表示標準流程已經就緒，在最後一刻改變做法實屬不易。詹森回憶道：「更改製程會帶來風險。」最後，輝瑞還是看出了這麼做的優勢，經過幾次電話溝通後，他們同意更改製程。

　　不久後，他們開始得到B2.9的數據。在中和抗體檢測方面，穆伊克的試驗證明B2.9的效果幾乎和同為modRNA疫苗的B1一樣好，而且受試者似乎對B2.9有更好的耐受性，發燒等副作用出現的頻率較低。

　　接著，時間來到7月23日，距離決定最終的候選疫苗只剩下不到二十四小時，他們終於等到期待已久的T細胞數據。數據所呈現的圖像，看起來就跟吳沙忻夫婦2004年看到的那張布滿紫色圓點的圖像差不多，當時他們證明淋巴結裡的樹突細胞特別擅長吸收mRNA。

　　一如他們的預期，B2.9召集了兩種類型的T細胞前來參與戰鬥，而且武力規模比B1還大。這證明了B2.9，也就是攜帶完整

棘蛋白序列的modRNA疫苗,「從免疫學角度來看,幾乎是個完美的疫苗,」吳沙忻在不久後這麼告訴一位朋友。

B2.9同時集結了免疫系統所有的武力單位,讓吳沙忻對它的期待有所提升,希望免疫軍隊可以合力擊敗新冠病毒。「從科學和數據所指引的方向,這說起來很簡單,但你需要能夠堅持下去的力量,」鮮少表露情緒的吳沙忻激動地說道。他相信,等待B2.9的決定,將會在幾個月後改變這場大流行病的發展。面對自己一手組織的新冠疫苗團隊,吳沙忻重申他在2月初給予團隊初步指示時說過的話:「科學優先,速度緊追其次。」

吳沙忻夫婦對B2.9的熱情並非受到全盤認可。首先,還沒有相關數據可以說明這種疫苗在年長者,也就是最容易感染新冠肺炎的族群,身上發揮的效用如何。第一階段試驗期間,在監管機構的堅持下,年長者是最後一批接種疫苗的受試者,此時要對五十五歲以上,接種B2.9的受試者進行血液檢測尚且為時過早。

再者,雖然輝瑞疫苗部門的負責人詹森和她的屬下多米策對B2.9的優勢堅信不疑,但在輝瑞內部其他不甚在乎T細胞反應的人眼中,抗體才是更重要的評估標準,而免疫系統在B1刺激下所部署的軍隊規模略大於B2.9。

在這個問題上,BioNTech不需要和對方達成共識。在那場吳沙忻放棄大部分決策權力的視訊會議過後,就是讓業務開發部的王牌芭塔暗自咒罵的那次,BioNTech少數幾項保留下來的權利中,包括了對三期試驗候選疫苗的最終決定權。但吳沙忻不想用強迫的方式,因此安排在7月24日,也就是三期試驗預定日的前

三天，召開大型視訊會議。總共有六十人受邀參加會議，大家都知道這次必須做出最後決定。

吳沙忻夫婦、BioNTech的法務專家里齊、製造團隊的負責人庫恩和檢測高手穆伊克等人，都在家裡參加這場視訊會議。輝瑞那邊也有許多人參與，包括第三期臨床試驗的負責人葛魯博（Bill Gruber）、洛克哈特（Steve Lockhart）、法務負責人博依斯（Donna Boyce），以及幾位高級主管，詹森、多米策和科學長多爾斯騰都在其中。

「我們都知道這是把十億美元置於風險之中，而且已經沒有退路了，」多爾斯騰回憶道，這位出生於瑞典的科學家說他嘗試退一步說話：「聽著，對於面前的敵人我們所知甚少，但有愈來愈多數據指出我們的方向是正確的。」[144]

經過一小時的來回討論，雙方終於達成共識。BioNTech和輝瑞會把他們共同付出的努力和未來的命運，交付給B2.9，也就是完整代號為BNT162b2.9的候選疫苗。

在2月時，有二十個候選疫苗進入光速計畫設下的迷宮，其中四個挺進臨床試驗。到了5月底，其中一種候選疫苗露出了曙光。如今，吳沙忻坐在書桌前研讀《刺胳針》上那篇有關無症狀傳播的文章不過是六個月前的事，一個近乎完美的候選疫苗已經出現，「新冠疫苗」誕生了。

然而，最重要的問題仍有待回答：新冠病毒會不會發展出躲過免疫系統的機制？當時，吳沙忻告訴同事B2.9在召集特勤部隊，即抗體和T細胞，這部分，已經表現得「盡善盡美」。但新

冠病毒仍有機會贏得這場演化軍備競賽。「我們不知道等式的另外一邊是什麼，」吳沙忻這麼說：「我們並不知道敵人會產生什麼行為。」

▍疫苗有效嗎？

為了找出答案，BioNTech和輝瑞在7月27日啟動了大規模的三期試驗，打算在德國和美國兩地招募三萬名自願受試者。輝瑞的臨床試驗運作團隊經驗豐富，由他們負責管理試驗的後勤工作，包括招募受試者，確保每位受試者接種兩劑疫苗的間隔期為三週，並監測副作用的發生。在伊達爾—奧伯施泰因和梅因茲，庫恩的團隊則是透過輪班工作，再次生產了足供試驗順利進行的mRNA。

然而，過不了多久，他們這番努力便顯得不足。為了確認疫苗在現實世界中是否能發揮作用，必須讓很大一部分的受試者感染新冠病毒。但是封鎖、戴口罩，以及其他公共衛生措施使得新冠病毒在美國和歐洲受到一定程度的壓制。臨床試驗必須擴展到其他疫情仍然猖獗的國家，於是他們加入了位於巴西、阿根廷、南非和土耳其的試驗地點，自願受試者的總人數也增加到超過四萬人。

「隨著臨床試驗地點變得愈來愈多，接到吳沙忻詢問是否能提高產能的來電也不奇怪，」庫恩這麼說。提高產能說來簡單，做來困難。臨床試驗所用的每一批疫苗都需要四到六週的作業時間，才能注射到受試者體內。

首先，他們要在實驗室製作DNA模板，這是一個複雜又不穩定的過程。接著，庫恩的團隊要利用大小跟派對啤酒桶差不多的生物反應器把DNA轉錄為mRNA，使用緩衝液純化mRNA之後，再將mRNA裝袋並冰存在攝氏零下七十度的環境。

這些裝有足夠製造幾千劑疫苗材料的塑膠袋，會被放進手提箱大小、裝著乾冰的特殊保麗龍盒裡，交付給專責司機。帶著正式文件的司機通常是漏夜展開八小時車程（以防在部分關閉的邊界被攔下）開往位於奧地利的保立馬公司，然後再開回德國，待下一批mRNA產出後再重複相同的工作。

保立馬這間由家族營運的BioNTech承包商拿到mRNA後，先是進行解凍，接著以脂質包裹mRNA，再將之倒入玻璃瓶中並封蓋，這樣的過程需要幾天，但最複雜的階段還在後頭。

他們需要找一間能夠妥善地替玻璃瓶貼上標籤的專業公司，這間公司要把玻璃瓶放入箱子，並在箱子內部設置可以持續記錄溫度的數位溫度計，以確保運送過程中溫度沒有明顯提高。2020年初，BioNTech心想公司第一項可銷售的商品還要再過幾年會誕生，所以只找了一間可以完成這些任務的公司，也就是位於北愛爾蘭亞爾馬郡（Armagh）的艾麥克（Almac）。

由於沒有時間再找新的公司，在維也納由保立馬填充好的玻璃瓶得先冷凍起來，再次放進裝有乾冰的盒子，送上卡車的貨斗，展開為期兩天的運送過程，途經德國、法國、英吉利海峽、英格蘭、威爾斯、愛爾蘭海、愛爾蘭、北愛爾蘭，最後抵達克雷加凡（Craigavon）。

安排物流作業的同時，還要保留一些劑量用來進行一系列的試驗，除了確保每批運送出去的疫苗品質夠好，重要的是確保疫苗處於無菌狀態。確定一切都沒問題之後，艾麥克才能把這些疫苗以空運的方式送到受試者接種疫苗的地點。

然而，並非每一批疫苗都能成功運抵目的地。雖然BioNTech具備專業知識，但是藥物生產過程中有無數個步驟，只要一個步驟出錯，就會毀了整批藥物。對普林斯（Christoph Prinz）來說，這些失敗對他個人而言別具意義。普林斯在2020年初才加入BioNTech，負責率領團隊檢查每一批mRNA，以確保產品品質的一致性。

他的弟弟是一名醫生，在司圖加特（Stuttgart）醫院的加護病房工作，每當結束一輪筋疲力竭的值班工作，他都會打電話向哥哥回報。「我正在嘗試開發一種新的疫苗，而他則是會在半夜打來告訴我發生了什麼事，」普林斯說道：「他開始幫病人插管，然後看著他們死去。」其中一次，普林斯的弟弟告訴他，在抗病毒等實驗性療法無法發揮功效之後，他不得不在幾小時內接連告訴三個家庭他們的親人已經離去的消息。「坐在椅子上的我心想，」這位主管回憶道：「這麼做就夠了嗎？我們能不能做得更好？」

雖然比不上在第一線面對新冠肺炎那樣緊急，但是大家還是幫忙分擔了普林斯的責任。像是吳沙忻親自四處打電話，試著加速製程。

在8月某個星期五晚上九點，吳沙忻打給了卡廷格（Dietmar

Katinger），身為保立馬執行長的他當時正在一艘帆船上稍事歇息，地點在希臘一座小島的外海。「他問我是否能加快釋出的速度，以及我能不能打通電話給品管部門的負責人。」卡廷格這麼說道。吳沙忻這麼做是為了知道，把疫苗交付到三期試驗管理中心之前，他們所要做的檢查工作能不能加快速度。

到了8月底，輝瑞也伸出援手。由於在歐美之間往返的客機鮮少兼具載貨功能，博爾拉派出他的私人噴射機飛往法蘭克福，幫忙運送製藥材料。

很快地，普林斯團隊的重擔因此稍得紓解，至少面對為全球提供核可疫苗的繁重任務時是如此。由於BioNTech 7月第一階段試驗的數據表現亮眼，諾華的高層主管同意回到談判桌前，討論出售馬堡廠房的相關事宜。

▍重建名聲

9月17日，貝林用諾貝爾獎獎金建造的廠房，有一部分成為了BioNTech的資產。在這間曾為免疫學先驅工作地點的建築物裡，身後有一尊貝林半身像的吳沙忻告訴媒體，一旦開始運作，這裡每年可以生產七億五千萬劑疫苗。在全球陷入災難期間，這個已成為致命病毒代名詞的小鎮，正透過替全球供應革新的救命藥物來恢復名聲。

專業設備立刻進駐廠房，梅因茲的製造專家也前來訓練諾華的三百名員工，能夠參與這目前看來顯然領先群雄的新冠肺炎疫苗計畫，他們非常高興。「能夠身在其中做些扭轉情勢的事情，

這種感覺無可比擬，」在馬堡廠房久任生產經理，得在幾週時間內瞭解 mRNA 製程的席林（Valeska Schilling）這麼說[145]。

保立馬也派了一位員工來到馬堡[146]，跟新的團隊講解由保立馬臻至完美的脂質配方。接下來，馬堡廠房還要接受安全檢查，並向當地政府申請許可證，但 BioNTech 這趟始於十二年前，追逐個人化癌症藥物的旅程即將完成。庫恩團隊的產能從幾毫克提升到幾公斤，mRNA 的工業化生產即將成真。

在 BioNTech 宣布將馬堡廠房納入麾下的前兩天，柏林終於以三億七千五百萬歐元的形式向 BioNTech 提供了一些幫助。此時 BioNTech 已在購買原料和製造成本上投入了數億歐元的自有資金，在無需歐盟預訂疫苗的情況下，建立起歐洲第一個專門生產新冠肺炎疫苗的基地。亨尼格表示，除了預訂之外，如果歐盟願意「為歐盟地區備足充填灌封能力，用來支援進度領先的疫苗開發商」，那也會是很有幫助的做法，但他們放任各個公司去競爭有限的資源。

幾個月後，范德賴恩主席在接受《南德意志報》採訪時承認，歐洲地區在行使權力這部分動作太慢。「單一國家就像一艘快艇，」她這麼說：「但歐盟比較像是一艘油輪。」[147]然而，能夠閃避這些政治結構體帶來的紛爭，吳沙忻夫婦相當開心。吳沙忻認為，能夠避開政治上的要求，這對 BioNTech 來說是一個「舒適的情況」。至於公司受到歐盟立法者如何對待，吳沙忻沒有「任何真正的抱怨」。光速團隊在八個月內完成了疫苗的設計、試驗和大量生產，同時也避開了所有外在的壓力。這是吳沙忻夫婦

一直想要的狀況。

▊ 政治干擾

然而，在美國這邊，輝瑞要面對恰恰相反的問題：過度的政治干擾。

8月22日星期六早上，在民調中一直處於不利地位的川普發了一則推特，指責美國食品藥物管理局之所以拖慢新冠病毒相關藥物的開發進度，是為了阻礙他贏得即將到來的美國總統大選。「食品藥物管理局幕後的深層勢力讓製藥公司難以找到受試者來進行疫苗或藥物的相關試驗，」他在內文中這麼寫道：「很顯然地，他們希望把這件事推遲到11月3日以後。」

食品藥物管理局撤回羥氯奎寧（hydroxychloroquine，一種被川普吹捧為可治療新冠肺炎的抗瘧疾藥物）緊急授權的決定，也讓川普氣得跳腳，他在貼文中標記了食品藥物管理局局長哈恩（Stephen Hahn），在社交媒體上煽動群眾情緒。不久後就有報導聲稱，白宮正試著繞過安全協議，以便快速取得阿斯特捷利康的疫苗[148]。這讓輝瑞意識到情況開始變得危險。

當川普展開競選活動，在擁擠的體育館裡舉辦一場又一場造勢大會，向沒戴口罩的群眾暗示疫苗可能會在「某個特殊日子」之前準備就緒時[149]，情況變得更糟了。

嚴格來說，川普所言並不假：博爾拉曾多次表示疫苗「極有可能」在10月獲得批准[150]。光速計畫開始之初之所以訂下這個目標日期，是為了在冬季感染人數激增前準備好疫苗，博爾拉說

道：「當時我們甚至沒想到11月3日是美國總統大選日。」但他擔心，川普為了政治上的優先考量而向民眾暗示藥物開發過程可以變得更快，這恐怕會損害大眾對疫苗的信心。

他的擔心是對的。健康新聞網站STAT在2020年8月所做的調查顯示，有82%的民主黨員和72%的共和黨員認為疫苗的核准與否是受到政治因素的驅動，而非科學。BioNTech和輝瑞歷經千辛萬苦開發出安全又有效的疫苗，最後可能落得大多數美國人拒絕接種這種疫苗的下場。這是吳沙忻夫婦經常討論的情況，而且他們愈發覺得有必要阻止這種事情發生。

9月初，戴著有「科學終將勝利」字樣的口罩的博爾拉，從法蘭克福飛往維也納時，把他的擔憂告訴了吳沙忻。一個是希臘的猶太人，一個是土耳其的穆斯林，這兩個看似湊不在一起的人，這才第一次碰面，準備一起造訪保立馬。

「很開心能見到博爾拉本人，」吳沙忻說道：「他完全沒有任何架子，我們花了很長時間聊聊彼此的生活、家庭和孩子。」在空中飛行期間，兩人的對話轉向了更重要的事情。博爾拉透露自己一直在譴責川普，並且很感謝吳沙忻的支持。他從口袋裡掏出了一張摺起的A4草稿，標題是「新冠肺炎疫苗製造商的承諾書」。

吳沙忻靠著飛機座椅，開始瀏覽這份文件。「我們，即簽署此份文件的生技製藥公司，」內容這麼寫著：「希望明確地表達我們將持續以高道德標準和健全的科學原則進行新冠肺炎疫苗開發和試驗工作的承諾。」內容還包括簽署這份承諾書的公司保證

不會在疫苗的安全層面偷工減料，也不會試圖規避監管要求。雖未對川普指名道姓，但字裡行間的弦外之音非常明顯。博爾拉表示，嬌生、阿斯特捷利康、葛蘭素史克、默克、莫德納、諾瓦瓦克斯和賽諾菲都同意簽署，BioNTech 願意加入嗎？

　　儘管吳沙忻向來不願意和政治扯上關係，但他毫不遲疑地答應了。「我告訴他：『謝謝你，博爾拉，這真是太棒了。』，」吳沙忻回憶道。

　　幾天後，這份「承諾書」登上了頭條新聞，內容公開後的幾個小時內，現實世界就提供了證據，說明疫苗相關情勢如何發展是由科學界掌控，而非政治界：英國有一位自願受試者產生了不良反應，牛津／阿斯特捷利康的試驗因而暫停。

　　隨著新冠病毒在全球各地快速傳播，BioNTech 和輝瑞將三期試驗的受試者人數擴大到四萬三千人，成為史上最大型的一項人體試驗。如今，10 月即將到來，對這兩間公司而言，揭曉真相的時刻就要到了。

　　隨機進行的臨床試驗，大都建構在完美而簡單的相同基礎上：自願受試者要不接受安慰劑，要不接受試驗藥物，但受試者以及所有試驗相關人員都不知道哪些人屬於哪些組別。受試者接受哪種注射物的資料，存在於一處受到嚴加保管的資料庫，只有獨立的統計學家以及外部專家組成的委員會才能接觸資料。透過這種「雙盲」的試驗設計，試驗的發起人只要坐等結果就行。

　　至於他們到底在等待什麼結果，則是跟監管機構的決策有關。就 BioNTech 和輝瑞的例子而言，美國食品藥物管理局清楚地

知道他們要先看到什麼樣的試驗結果，才會考慮給予新冠疫苗緊急授權。

　　為了知道疫苗是否達到美國食品藥物管理局設下的標準，就是對於預防重症或死亡有50%以上的效力，他們希望至少讓一百六十四名接種兩劑的受試者感染新冠肺炎。外部專家會負責審查在接種兩劑的受試者中，接種疫苗及生理食鹽水的各有多少人，用以計算疫苗的效力。

　　BioNTech、輝瑞和美國食品藥物管理局針對一系列的期中分析達成共識，也就是要分析三十二、六十二、九十二及一百二十起感染病例。在這之中的每個階段，倘若出現鼓舞人心的數據，那麼專家們就可以向世界宣布「任務完成」，BioNTech和輝瑞也可以開始申請疫苗授權，無需等待其餘病例的檢驗結果。

　　博爾拉一再告訴媒體，他們「很有機會」在10月底完成第一項期中分析，即使每次試驗的規模相當，但對應的門檻標準並不固定，必須取決於巴西、南非等地對受試病例進行分析，以及把分析結果傳回輝瑞團隊的速度有多快。此時，在電視節目上受訪的川普不斷吹捧博爾拉的預測。9月29日，川普與競選對手拜登在俄亥俄州克里夫蘭展開第一場混亂至極的辯論會時表示，新冠疫苗「再過幾週就會出現」。

▌科學的速度

　　然而，幾個禮拜很快就過了，博爾拉再度提筆寫了封公開信。他試著在信中澄清疫苗獲得核准所需的步驟「相當混亂」。

他調整了他的說法，表示「我們可能在10月底時知道疫苗是否能發揮效用」[151]，而且輝瑞必須「等待病例累積到一定的數量，獲得數據的時間可能會因為感染率的變化而有所提前或延後」。10月27日，博爾拉告訴分析人員「目前尚未累積到三十二起病例」。10月底過去了，他們依舊沒有拿出相關數據。隨著美國總統大選日逐步逼近，謠言開始四處瘋傳。

輝瑞的詹森表示，在這樣的過程中，美國食品藥物管理局開始擔心期中分析的相關門檻。「確定要三十二例嗎？」她記得食品藥物管理局曾這樣問她，並指出其他疫苗開發商選擇在確診病例大幅增加時就進行第一次分析。

美國食品藥物管理局提出警告，在受試者感染人數這麼低的狀況下進行解盲（讓外部專家委員會知道接種兩劑的受試者中，接受疫苗和安慰劑注射的受試者比例各為多少），可能會產生不可靠的疫苗效力評估結果。

「對我而言，這是一個需要大量病例才能解決的公共衛生問題，」博爾拉這麼說。他擔心倘若第一次分析的結果顯示「疫苗效力為56%」，那麼大眾會對疫苗失去信心，即使後續數據顯示疫苗有更高的效力也一樣。

輝瑞和美國食品藥物管理局同意至少等到累積六十二起病例後，再公布疫苗效力的相關數據，這表示公布日期幾乎勢必將推遲到美國總統大選之後。

「就科學的角度而言，這是正確的決定，」曲速行動負責人施勞威這麼說。他認為，樣本數過小的數據結果可能無法代表整

體社會。此外,少數民族的樣本數也太少。在美國,少數民族的祖先曾經受到醫療虐待和醫學實驗的戕害,樣本數太少的問題將導致他們對疫苗沒有信心[152]。施勞威堅稱自己無法得知這樣的選擇背後是否攙雜著政治考量,但「為了務實地考量民眾對疫苗的接受程度,這個決定相當關鍵」。

推遲公布疫苗效力數據的日期,對川普政府而言當然是不利的。就在美國總統大選開始的幾天前,感染新冠肺炎後才剛康復的川普便召見施勞威,要求他解釋為何需要推遲公布疫苗效力數據的時間。

這幾週以來,施勞威一直告訴川普這場試驗只能以科學的速度進行,BioNTech和輝瑞必須等到有足夠的受試者確診之後,才能計算疫苗的效力。施勞威甚至告訴川普,對於博爾拉預測數據公布日期的舉動,他感到相當不解。

施勞威聲稱自己曾告訴川普:「我無法告訴你何時可以公布數據,沒有任何人能做到這一點。」施勞威曾揚言如若疫苗授權過程遭遇任何干擾,那麼他將辭去曲速行動負責人一職。此外,他表示自己也從科學的角度跟川普解釋需要等待六十二位受試者確診的原因。當川普質疑延遲公布數據是否為輝瑞耍弄的手段時,施勞威的回答是:「恕我直言,總統先生,我不在乎。」

第九章
疫苗有效！

且讓我說出最重要的事
我們仍有機會打場勝仗，並活下去
——芒西（Surendra Munshi）〈梅因茲頌〉（Ode to Mainz），
他在聽聞疫苗成功的消息後作了這首詩[153]

　　川普敗選之後的那個星期天，幾乎可以聽到公衛工作者和科學家都鬆了一口氣。沒錯！美國新冠肺炎病例數已經連續四天破紀錄，創新高的星期六單日將近有十三萬人確診。沒錯！佛奇，這位美國最重要的傳染病專家，曾告訴全美民眾，美國將面臨「巨大傷害」[154]。但拜登在發表勝選演講時，承諾會「以科學為基礎」制定回應這場大流行病的計畫，藉此安撫前線人員緊張的神經。美國即將成立一個專門小組負責協調相關的重要工作，根據拜登的說法，這個小組的任務是「把新冠疫情控制下來」。

　　然而，身在德國的吳沙忻夫婦一點兒也不平靜。相反地，這對通常鎮定自若的夫婦正處於前所未見的焦慮狀態。

　　他們的不安與白宮易主無關，而是因為這對夫妻知道，接下來的幾個小時，獨立委員會將公布對疫苗效力進行首次評估的結

果。委員會進行適當評估所需的受試者感染人數——從三十二例增加至讓川普相當苦惱的六十二例——幾乎在幾天前就已經確定超過了，但柏林和布宜諾斯艾利斯兩地的臨床醫生還需要一點時間，對試驗結果進行複查。

如今，一群來自世界各地、在試驗進行期間每週開會的專家，正在各自家中的客廳裡參與這場會議，針對感染新冠肺炎的受試者進行「解盲」，看看其中有多少人接種了兩劑疫苗，有多少人接種了安慰劑。他們很快就能算出光速計畫是否達成任務：製造出有效疫苗來對抗這個挾持全世界的病毒。

說來驚人，整個計畫最棘手的部分，也就是進行涉及來自六個國家、共計數萬名自願受試者的臨床試驗，已經順利地完成了。截至目前為止，即使得配合世界各地疫情起伏的狀況，但BioNTech還是以前所未見的速度招募了自願受試者。

這間在過去將近十二年裡只生產了幾千劑藥物的公司，此時要在數週內生產幾萬劑疫苗。在奧地利的BioNTech供應商保立馬公司裡，技術人員夜以繼日地輪班工作，用脂質包裹mRNA，再把準備好的試驗材料送到世界各地約一百五十個試驗地點。

阿斯特捷利康、嬌生和禮來都按照正常程序暫時停止已進入最後階段的新冠肺炎試驗，以調查受試者何以產生原因不明的症狀[155]。不同於他們，BioNTech和輝瑞在試驗過程中，奇蹟般地並未遭遇這類事件。事實上，受試者回報的症狀與首次用於人體試驗中的輕症差不多：接受注射的部位有些疼痛、頭痛、疲勞，以及偶見的輕微發燒。只有4%的受試者產生了嚴重到足以阻礙日

常活動的副作用。

　　這幾乎是一場以「光速」進行的完美試驗，但是牽涉其中的人員，無論是科學家、醫生、受試者、臨床人員，甚或是吳沙忻夫婦，全部都不知道他們的努力是否值得。他們不知道疫苗能否預防這個病毒所引起的致命疾病，或者，它跟許多引起其他疾病，如愛滋病和瘧疾的病原體一樣，成為人類至今仍然無法有效預防的難題。

　　因為無法確知評估結果何時出爐，吳沙忻夫婦只好試著用工作讓自己分心。回憶起這段時間，他們的女兒說道：「我的父母一直相當緊張，我們幾乎沒怎麼說話。」她那鮮少如此心煩意亂的父親開始翻閱自己最喜歡的勵志名言，如「不要數日子，學著過日子」，在這個真相時刻來臨前的一個禮拜，吳沙忻一直嘗試用這句話來調整心態。

　　熨燙堆積已久的衣服是圖雷西讓自己分心的方式，由於手邊有更緊急的工作，燙衣服這件事一直被擱在一旁。「親愛的，在人類能力所及的範圍裡，我們已經用盡全力去打造這個疫苗，」感覺到妻子很緊張的吳沙忻這麼說：「現在只能由生物界的真相來決定成敗。不管等會兒聽到什麼結果，最重要的是我們已經努力過了。」

▌ 戰勝病毒

　　晚上八點左右，電話來了。「我媽看起來已經快哭了，這時我爸的電話響了起來，」他們的女兒這麼說：「電話那頭的人問

道：『你一個人嗎？』」來電的是輝瑞執行長博爾拉，吳沙忻把電話切換成擴音模式，圖雷西和女兒急忙對著他點頭，示意吳沙忻讓對方繼續說下去。

「你想知道數據嗎？」博爾拉用一種聽起來像板著撲克臉的語氣問道。吳沙忻開玩笑地說：「不想。」他想用玩笑緩和氣氛，但弄巧成拙。接下來的幾秒鐘彷彿就像永遠那麼長，直到博爾拉破解緊張氣氛，大喊道：「疫苗有效！」稍停一會之後，他補充說道：「效果好得不得了。」

不到十個月前，就在同一個空間裡，吳沙忻夫婦討論著是否有可能針對一種出現在中國、尚未被命名的病原體開發 mRNA 疫苗。如今，BioNTech 最重要的候選疫苗預防新冠肺炎的效力超過九成。

這種從動物轉移到人類身上的微小病原體讓全世界陷入停頓，已經有超過一百萬人因它喪命[156]，而且看來它還會繼續奪走數百萬人的生命。第一階段試驗結果顯示疫苗可以完美地活化免疫系統的所有武力，而且效果非常顯著。

吳沙忻在受訪時還用了「理想」一詞來形容疫苗引發的免疫反應。但這對夫婦一直提心吊膽，因為他們不知道新冠病毒這個敵人在遭遇免疫軍隊突襲時會產生什麼反應。此時，他們知道，儘管困難重重，科學界的努力已經戰勝了這個病毒。

幾分鐘前，跟丈夫前往哈德遜河谷一間飯店躲避疫情、順道休養身心的詹森，正坐在筆記型電腦前吃著早午餐，跟外部專家組成的數據及安全性監管委員會進行視訊會議。

自BioNTech和輝瑞從10月展開大規模的三期試驗以來，這些委員一直在分析相關的感染數據，此時他們正忙著以慣用的方法檢查自願受試者的血液檢驗結果。血液樣本來自九十四名確定感染新冠肺炎的自願受試者，受試者共計四萬三千五百三十八人。這個過程讓輝瑞團隊坐立難安。

接著，專家開始解釋：九十四名自願受試者中只有四位接種了兩劑真正的疫苗，其餘九十位接種的都是安慰劑。數據結果很清楚：這支代號BNT162b2的疫苗，效力遠遠超過了美國食品藥物管理局設下的50%門檻。事實上，這樣的效力已經超過許多常見的疫苗，如預防流行性腮腺炎、黃熱病和狂犬病等在更為寬鬆的標準下所開發出來的疫苗。

▌超出預期的成功

視訊會議結束後，詹森致電博爾拉，告訴他這個消息。當時博爾拉正坐在輝瑞紐約總部的會議室裡，身旁環繞著公司的高層主管。「我們的疫苗有夠成功！」博爾拉大吼大叫[157]，激動地朝空中揮拳。香檳被送進了會議室，大家舉杯慶祝。鮮少表露情緒的詹森承認自己在喝下香檳前已經熱淚盈眶[158]。

「吳沙忻、我和詹森都沒料到，沒有人料到我們的疫苗效力這麼高，」博爾拉說道：「表示這是一個可以改變局勢的疫苗。」在梅因茲，不喝酒的吳沙忻夫婦泡了紅茶，在公寓裡「四處跳來跳去」之後，兩人坐下來享用女兒烤的蛋糕。「這真是讓人大大地鬆了口氣，」吳沙忻回憶道。「有很多跡象說明疫苗能夠提供

免疫力，」他這麼說：「但在分析結果出來前，我們沒有任何明確證據。」

這也是吳沙忻夫婦第一次確定知道，對於感染新冠肺炎的疫苗接種者來說，疫苗不會對人造成傷害。在柏林和曼海姆進行的第一階段試驗只證明了疫苗本身的安全性，但無法知道接種者感染病毒時，由疫苗所引起的免疫反應會不會過於強烈。

與此同時，靈長類動物試驗的結果顯示，沒有發生抗體依賴增強現象的跡象，代表疫苗不會幫助病毒感染細胞。如今，現實世界的結果證明疫苗的確不會引起抗體依賴增強現象。1960年代發生在華盛頓的恐怖事件，就是兒童因接種呼吸道融合病毒疫苗而死亡，以及SARS和MERS早期候選疫苗對受試動物造成傷害的結果並未重演，也沒有引起「細胞激素風暴」，即免疫步兵反應過激，轉而攻擊健康細胞的問題。

新冠疫苗的三期試驗中有六名自願受試者死亡，但死因都和接種疫苗無關。吳沙忻有些不好意思地告訴圖雷西，這可謂「完美的結果」。

打從1月底起，吳沙忻夫婦每天醒來時，腦中都縈繞著一項他們從未大聲說出口的煩惱，那就是光速計畫有可能慘敗收場，導致他們苦心打造的公司債台高築，腫瘤藥物的生產線也因此陷入危機。如今，兩人併肩坐在沙發上，手中端著茶杯，這是他們第一次公開談論計畫失敗可能帶來的後果。

「這幾個月以來，我們一直在用光速前進。現在，突然之間，時間好像靜止了，」吳沙忻這麼說：「這時我們可以放任自

己情緒化地去想像，計畫失敗對我們夫妻以及連月日夜不停工作的團隊成員來說，代表著什麼樣的意義。」

▋ 大自然還是有同情心的

這兩位科學家認為他們之所以能走到這一步，是憑藉著許多有意識的決策和機緣巧合的帶領。「我們自顧自地想像著，這一切對全世界而言有何意義，」圖雷西這麼說：「事實證明大自然還是有同情心的，我們覺得很幸運也很感激。」

由於輝瑞和BioNTech都是上市公司，因此在公開試驗數據之前，吳沙忻夫婦不得跟董事會成員及公司資深員工以外的人分享這項消息。「在那一刻，這是全世界最重要的消息，」博爾拉這麼說，尤其當時輝瑞正打算盡快向美國食品藥物管理局申請疫苗的緊急授權。吳沙忻也不能把這消息告訴夫妻倆的恩人湯馬斯・史特朗曼（Thomas Strüngmann），慧眼識英雄的他即將收穫可觀的投資報酬。

但吳沙忻撥了通電話給BioNTech的董事長傑格爾，以及既是投資者，也是監事會成員的莫施曼（Michael Motschmann），當初就是他介紹吳沙忻和湯馬斯認識。時間是晚上十點，莫施曼一直在屋裡來回踱步，思索著萬一結果不如預期，他該跟吳沙忻說些什麼才好，「我一直在想，萬一結果不理想，我該如何重建他的信心？」不久後，他的擔憂便得到紓解。「莫施曼，」電話那頭的吳沙忻說道：「結果甚至比我們想像的還要好。」

隔天，11月9日星期一，德國時間的中午十二點四十五分，

輝瑞和BioNTech攜手向全世界宣布這個天大的消息。兩間公司裡沒有任何人料想得到試驗結果竟然如此出色。

輝瑞和BioNTech的股價一飛沖天，市值各增加了好幾十億美元。BioNTech的市值已經追上有一百五十七年歷史的拜耳大藥廠（阿司匹靈的供應商）。股市也因此振奮，紐約的標準普爾五百指數一開盤就創下歷史新高，預期這場大流行病即將終結的投資人把資金大舉投入航空公司，如英國航空的母公司國際航空集團（IAG），還有法荷航集團（Air France-KLM），導致原油的價格急遽上漲。

來自世界各地的私人訊息淹沒了吳沙忻夫婦。一位BioNTech的早期投資人在電子郵件裡寫著：「我要告訴所有朋友我認識BioNTech團隊。我們通常不愛炫耀，但這件事值得炫耀！！！！！！！」跟夫婦倆認識十年之久，同為科學家的朋友寫道：「這可能是過去一百年來最重要的發現！！！！」另一位朋友則是傳簡訊要他們「好好慶祝一下！」。

希望疫苗效力可以達到75%的佛奇形容這樣的結果「非比尋常」，他告訴記者這些試驗數據「證實了mRNA平台的可行性」，並表示試驗結果說明其他疫苗很有可能同樣有效，這些疫苗終將為人類提供一條擺脫這場大流行病的道路。

「試驗結果大大地證明了棘蛋白就是……免疫反應攻擊的目標。」他這麼說，同時指出其他疫苗製造商大多數也選擇以這個病毒表面上的突起構造為目標。BioNTech和輝瑞可能「率先衝過終點線」，但還有其他十一種疫苗正在進行三期試驗[159]，市面上

很快就會出現更多疫苗。

疫苗帶來的好消息也讓各國政府在實施封鎖措施時有更正當的理由，在歐洲尤其如此。經過一個相對自由的夏天，眼見第二波疫情又將再起，歐洲準備重新實施限制措施。德國本身已經執行所謂的「緊急剎車」措施，所有餐廳和娛樂場所再度關閉，家戶之間的聯繫受到嚴格限制[160]。但BioNTech的數據給全世界帶來希望，大家只是需要再多點耐心。

■ 疫情落幕的開始

在此之前以引領印刷革命而聞名的梅因茲，這時成為了占據全球報紙頭條的醫學重鎮。英國《每日鏡報》刊出一篇名為〈希望之瓶〉的報導，並附上BioNTech疫苗瓶的照片。《泰晤士報》在頭版登出斗大的標題「疫苗里程碑預示『明年春天可望回復正常生活』」，標題下方是吳沙忻夫婦身著實驗衣，臉上掛著開心笑容的照片[161]，以及BioNTech股價飆升的圖表。《經濟學人》則認為疫苗效力數據「象徵這場大流行病開始落幕」。

全球媒體合計數百小時的採訪邀約讓BioNTech的公關團隊忙得不可開交，既是生意夥伴又是夫妻的吳沙忻和圖雷西第一次聯袂受訪。

3月時，吳沙忻在接受採訪前突然有所猶豫，他告訴BioNTech的通訊長安娜托維說他不習慣談論自己。如今，有了疫苗效力這個話題，他和圖雷西欣然接受記者的視訊採訪，地點就在自家公寓裡用來充當臨時辦公室的擴建空間，一盆植栽構成的單調背景

難以襯托兩人在全球舞台上剛建立起的重要形象。

吳沙忻經常忘記關上身後的房門，導致客廳景象一併入鏡。不希望自己在全球面前曝光的女兒回憶道：「我成了在地上匍匐前進的高手。」對她來說，想在家裡練習拉小提琴已經是不可能的事。

幾個月來，傑格爾一直跟柏林及歐盟的政治人物爭論不休，隨著吳沙忻夫婦不斷出現在媒體版面上，他們也捎來了簡短的賀詞給這位BioNTech董事長。

然而，此時還是有一個人並不開心。敗選後的川普除了質疑美國大選的適法性以外，還在推特上發了一連串的貼文：「正如我之前所說，@輝瑞和其他公司只會在選舉結束後宣布疫苗誕生，因為他們沒有勇氣提前這麼做。同樣地，@美國食品藥物管理局應當早點宣布這件事，不是為了政治目的，而是為了挽救生命！」[162] 接著，川普聲稱民主黨刻意延遲公布疫苗效力的相關數據[163]。三個月後川普即將離開白宮，但他有能力破壞大眾對疫苗的信任感，這仍然是一項威脅。

▌ 餘波

同一時間，歐洲的政治領導者發現自己身處在鎂光燈下，因為民眾開始質疑歐盟為何還沒訂購歐洲本土出產的強棒疫苗。突然之間，歐盟的協商行動變得急迫了起來。

「一旦發現這匹馬要逃跑了，他們就想攔下牠，然後跳上馬背，」BioNTech的商務長馬雷特這麼說，他和輝瑞的夥伴共同主

導公司與歐盟之間的協商。

　　至於吳沙忻，這位向來清醒的科學家對歐盟的作為並沒有太多批評。他認為，針對一種以新技術為基礎所開發的疫苗，在未獲得數據支持之前，要做出明智的決定並不容易。「在疫苗競賽開始時，我們像是一匹名不見經傳的賽馬，」他這麼說：「歐盟委員會想要等待證據，這是一種以證據為導向的策略。」

　　的確，在疫苗效力數據公布兩天後，也就是11月11日，歐盟發表聲明，表示他們正在協調一份購買兩億劑疫苗之外，還可以選擇追加購買一億劑的採購合約。雙方在隔天簽約，但比起人口數較少的美國在將近四個月前所簽訂的採購合約，歐盟購買的劑量只有美國的一半，而且並非所有會員國[164]都有興趣購買BioNTech的疫苗[165]。

　　最後，德國的衛生部長史巴恩同意囊括歐盟早期訂單中約一億劑疫苗的分量，填補因其他國家不想購買BioNTech疫苗而造成的差額。後來，德國將七千萬劑疫苗[166]歸還至歐盟的疫苗庫，有人推測這是因為法國——押注在自家疫苗開發商賽諾菲身上——拒絕在首輪訂購BioNTech疫苗所致，但巴黎官方否認了這個說法[167]。一位熟悉相關作業流程的人士解釋道：「這樣說吧，你不能因為馬爾他沒有訂購疫苗就等比例地拿走七千萬劑。」

　　交易完成不久後，歐盟議會中最大黨團的公衛發言人公開證實不願支持BioNTech／輝瑞疫苗的原因。持續關注協商行動的德國歐盟議會議員利澤（Peter Liese）寫道，在他看來，這筆交易

之所以花了這麼長的時間才談定，「是因為跟輝瑞一直談不攏。」他還寫道：「BioNTech是一間嚴肅的德國中型企業，而輝瑞則是顯然有不同想法的美國大公司。因此，一份公平的好合約需要用耐心和壓力來淬鍊。」與梅克爾同為基督教民主黨成員的利澤繼續表示，「輝瑞的想法難以接受……例如跟數據透明性及責任有關的部分。」[168]

後來，BioNTech監事會得知歐盟雇用說客來慫恿立法者不要跟BioNTech，或者被貼上「冷酷資本主義縮影」標籤的輝瑞合作。根據一位知情人士的說法，這些說客表示：「把一歐元交給CureVac、賽諾菲，或任何一間歐洲的公司，這一歐元會留在歐洲。把一歐元交給BioNTech，總會有一半流到美國。」

一週後，莫德納公布數據顯示他們的疫苗效力將近94.5%[169]，鞏固了mRNA技術在這場新冠肺炎戰役中的領先地位。BioNTech和輝瑞在獨立委員會公布期中分析結果的那個關鍵星期天之前，就知道自家疫苗的效力更好，但他們決定對外說明時只稱疫苗效力「超過90%」，以免最後分析結果出爐時，數值萬一較低會令人稍感失望。

11月18日，BioNTech與輝瑞公布了分析結果，一百七十位確診的受試者中，只有八位接種了兩劑疫苗，換算出來的疫苗效力為95%。最重要的是，針對六十五歲以上的長者（最容易遭受感染的族群），他們的疫苗效力超過94%，這一點不同於大多數其他傳染病疫苗，它們為長者提供的保護力往往較少。懸而未決的問題終於有了答案：疫苗是有效的、安全的，而且為最需要的

人提供了保護。BioNTech和輝瑞宣布他們將在幾天內向英國、美國和歐盟提出授權申請，為人類史上最大型的疫苗接種行動作好準備。

歡欣之情並沒有持續太久。就在同一天，德國總統史坦麥爾（Frank-Walter Steinmeier）接受德國《每日鏡報》採訪時表示[170]：「多虧了吳沙忻夫婦和他們的團隊付出令人敬佩的努力，我們才得以自豪地說德國為阻止這種大流行病做出了重要的貢獻。」

但史坦麥爾懇請歐洲各國不要囤積疫苗供自家使用，他在頭版評論寫道：「現在歐盟應該發出政治訊號，說明他們準備放棄一部分的疫苗配額……以盡快為世人提供保護，如較貧窮國家的健康工作者。」

其他人則是擔心暫時性的冷鏈需求——BioNTech的疫苗在運送期間需要保存在攝氏零下七十度左右的低溫——背後所代表的意義。「這說來是件苦樂參半的事，」身兼蓋茲基金會董事的免疫學家史都華（Lynda Stuart）這麼說。2018年，當吳沙忻在柏林一間飯店的房間裡告訴蓋茲，mRNA疫苗可能是對抗傳染病的關鍵時，她也在場——「一旦知道疫苗有效，我們也得面對如何把疫苗運送到貧窮及低收入國家的物流問題。」

然而，就此刻而言，這樣的擔心並沒有實際意義。BioNTech早已開始研究穩定BNT162b2的方法，以便用一般的冰箱就能加以冷藏。在此期間，新冠疫苗全球取得機制「Covax」這項負責確保疫苗獲取公平性的全球性計畫，將優先採購物流挑戰性較小的疫苗，例如牛津／阿斯特捷利康共同研發的疫苗，這支疫苗也

可望在未來幾週取得全球各地監管機構的授權。

疫苗上市

　　當馬雷特接到世界各國急著購買疫苗的電話時──因為妻子不堪其擾而被逐出家門的馬雷特，只能在自家前院的花園跟這些立法者通話──光速團隊中有一小群人正夜以繼日地工作，為疫苗在一些國家申請批准或授權準備文件。跟輝瑞的合作關係在這個時候再次顯現出它的重要性，BioNTech根本無法靠自己從零開始整理「上市許可申請」（Marketing Authorisation Application）所需的文件。

　　坐擁數百項商品化藥物的美國製藥巨擘輝瑞，手上有一份經過多年琢磨的樣板申請書，BioNTech只要填上跟生產過程及安全檢查有關的精確數據就行了。一旦試驗地點傳來新的資料，相關人員將數據填入申請書後，就可以把文件發送給倫敦、阿姆斯特丹，以及美國馬里蘭州的監管機構。

　　不同於美國食品藥物管理局，歐洲藥品管理局（European Medicines Agency，EMA）正準備讓疫苗通過「條件式上市許可申請」，而不是在疫情平息後就終止其許可效期。正因如此，即使要再多花幾週，歐洲藥品管理局還是希望掌握更全面的數據資料。歐盟會員國可以各自對疫苗開放緊急授權，但除了英國藥物與保健產品管理局之外，其他各國的疫苗授權進度都比歐洲藥品管理局還要慢。儘管此時仍為歐盟的會員國，但英國將於年底脫歐，在這種「一腳已踏出門外」的狀況下，英國希望透過自己的

授權程序來保障權益。

自10月開始，英國藥物與保健產品管理局一直在接收BioNTech和輝瑞的申請文件，並催促這兩間公司盡快提交臨床試驗的結果，以便加快整個流程。

他們在等待第二次毒理試驗的結果，受試對象是懷孕的大鼠，試驗目的是觀察疫苗對孕婦而言是否一樣安全，這項在法國里昂進行的試驗此時尚未完成。首先，研究人員必須等待母鼠完成約二十一天的孕期後，才能解剖器官加以分析。品質控管是最後的步驟，會由另一組團隊對試驗結果進行複驗。不過，英國的監管機構同意接受期中報告的結果。

2020年12月2日，距離吳沙忻第一次讀到《刺胳針》期刊上的那篇文章是十個月又八天前的事，疫苗效力的數據也已在三週前公布。英國藥物與保健產品管理局成為第一個授權給新冠肺炎臨床疫苗的監管機構，同時也是史上第一個授權給mRNA藥物的監管機構。

光榮時刻

光速計畫開始之前，BioNTech預計在2023年為公司的一種癌症藥物申請初步的核可，但這場全球性的災難加快了BioNTech的腳步。然而，這個好消息傳來時，光速團隊沒有時間歡欣鼓舞。在隔天早上舉行的視訊會議中，吳沙忻用一張祝賀投影片記錄了這個光榮時刻，草草地說了句「幹得好」之後，吳沙忻馬上跳到下一張投影片，然後對著大家說：「接下來是今天的工作。」

英國的興奮情緒則是比較明顯，包括衛生大臣韓考克（Matt Hancock）在內的政治人物都表示，這項授權象徵著英國脫歐的勝利[171]，即使英國本來就跟其他歐盟會員國一樣，隨時有可能偏離歐洲藥品管理局對會員國的集中規劃。

敏感的藥物與保健產品管理局意識到這項消息已染上政治色彩，因此舉行了一堂公衛傳播大師課，身為藥學家的局長雷恩（June Raine）沒有選擇站在官員身旁，而是選擇與其他兩名參與授權過程的獨立專家召開記者會。她不疾不徐、有條不紊地概述藥物與保健產品管理局如何以「滾動式審查」的方式，「在盡可能短的時間內」讓疫苗可以投入使用。她讀著列印出來的筆記，強調道：「但是，這並不代表我們省略了任何步驟，完全沒有這回事。」[172]

同一天早上，歐洲藥品管理局表示相較於英國的緊急授權，歐盟的授權程序要求更多證據和安全檢查數據，趁機略貶對方一頓[173]。一直忙著將相關資訊傳達給監管機構的BioNTech全球事務副總裁布魯梅（Constanze Blume），並不同意歐洲藥品管理局的說法。「我們只有一項臨床試驗，」她這麼說：「而且只有一、兩個生產mRNA的地點，這叫我們如何產生不同數據？」

在工作上和布魯梅有密切交集的里齊堅持認為，只要減少官僚障礙，就能有這種工作速度。「如果你有願意夜以繼日工作的員工，每天得到二至三次在一般狀況下需要十或二十個小時才能找出來的問題和回應方式，就能把事情做好，」他這麼說：「這份工作就像是我們的義務，這才是最快的捷徑。」

■ 第一人

　　提交資料給監管機構的忙碌遮蔽了BioNTech疫苗創造歷史時刻的光彩：倫敦科學博物館把BNT162b2的疫苗瓶和愛德華・詹納於十八世紀時用來接種天花的刺胳針擺在一起展示。12月8日，姬南（Maggie Keenan），就是1950年代接種卡介苗的首批英國人之一[174]，在英國考文垂的一間醫院捲起袖子，成為接種臨床授權新冠疫苗的第一人。

　　這位退休的珠寶店助理接種疫苗的即時畫面，以及她所說的那句「這就像是提前收到最棒的生日賀禮」在世界各地播出。下週即將屆滿九十一歲的姬南告訴媒體：「這表示獨活了大半年之後，我終於可以期待在新年時和家人及朋友團聚。」[175]接下來的幾個小時，有數百人接種疫苗，他們跟姬南有一樣的想法，並開心地接受全球媒體的採訪。

　　吳沙忻夫婦沒有看到這些畫面。在七百三十公里外的梅因茲家中，他們忙著處理歐洲和美國監管機構要求的文件，希望在年底前獲得授權。「我們密切注意疫苗運送到英國的過程，並持續瞭解狀況，」圖雷西這麼說：「但我們實在太忙了，沒時間去看即時畫面。」

　　在這場全球大流行病期間，吳沙忻對公司的科學研究終會成功一事似乎有著不可動搖的信心，但他承認自己其實很緊張。儘管在臨床試驗期間，四萬四千名受試者中有超過兩萬兩千人接種了疫苗（其餘受試者接種的是安慰劑），但他說：「知道現實世

界裡的民眾正在接種疫苗，那是另一種完全不同的感覺。」

後來，吳沙忻夫婦各自用手機觀看了姬南和其他人接種疫苗的畫面。「我很感動，」吳沙忻這麼說，「我們一直專注在個人化的癌症藥物上，那一刻我意識到，即使有時覺得開發傳染病疫苗似乎不是一件太個人化的事，但現在我們會有幾十億則個人故事。」

對圖雷西而言，看到護理師輕柔地呵護年長病人，讓她想起在宏堡的醫院（也就是她和吳沙忻相遇的地方）擔任實習醫生時，也曾有過類似的經驗。成長過程中一直看著父親關心病人的圖雷西，很懷念在病房工作並親自照顧病人的日子。

這些年來，她很少見過那些受惠於夫婦倆創新療法的病人，也很少聽到他們的消息，但在那個星期二的傍晚，她從螢幕上知道了疫苗受惠者的名字和容貌，看到了他們和他們的親人透過螢幕對她微笑。「可以再一次如此接近我們辛苦努力的成果，」圖雷西說道：「那種感覺很美好。」

▍ 美國通過緊急授權

在大西洋的對岸，不用再擔心憤怒的跛腳鴨（編注：lame duck，指即將屆滿卸任者）總統，美國食品藥物管理局正在盡力鞏固大眾對疫苗的信心。準備從輝瑞那裡接收數據資料時，食品藥物管理局做足了安全措施：他們派遣一組武裝人員前往輝瑞的紐約總部，取走一個內建小型鍵盤和液晶顯示器的加密硬碟。若輸入太多次錯誤的個人識別碼，硬碟將自動刪除內存的資料。但

正是靠著這些保全措施，整個試驗過程才能變得徹底透明。

12月10日星期四，外部專家組成的委員會舉行了一場網路直播會議，由輪播新聞台播放會議的片段畫面。各自從家中透過視訊軟體參與會議的委員們，正在瀏覽著一份跟疫苗安全性及效力有關的問題清單，例如過敏者、孕婦，或正在哺乳中的婦女是否應該施打疫苗。

他們還討論了一個棘手的倫理問題：在三期試驗中接種安慰劑的受試者，此時是否應該接種疫苗？或者，在普羅大眾開始接種疫苗時，應當阻止他們接種疫苗嗎？為了蒐集與疫苗長期副作用有關的資料，需要有未接種疫苗的對照組存在以供比較。但為了獲得清晰的數據而讓幾萬人不能接種疫苗，這麼做是對的嗎？委員們爭論不休，無法馬上討論出答案。

經過八個多小時的討論，主席的話鋒轉到了這場會議最關鍵的問題：「根據現有的所有科學證據，針對十六歲以上的民眾，施打輝瑞－BioNTech的新冠肺炎疫苗，其效益是否大過於風險？」幾分鐘後，委員會進行投票表決。四位委員投下反對票（有兩位委員後來表示希望看到更多十六及十七歲受試者的相關數據[176]），一位棄權，十七位投下同意票。隔天，美國食品藥物管理局批准了輝瑞－BioNTech疫苗的緊急授權。

接下來幾天，吳沙忻夫婦的收件匣塞滿了許多人寄來的感謝照片，經歷了好幾個月的痛苦分離，他們即將跟年長的家人團聚。報紙版面上都是名人接種疫苗的照片，包括剛選上美國總統、並透過電視直播接種過程的拜登。還有英國的伊恩・麥克連

（Ian McKellen）爵士，他在吳沙忻夫婦最愛的《魔戒》系列電影中扮演要角。

如潮水般湧現的照片增加了歐洲藥品管理局的審查壓力，他們曾宣布至少要到12月29日才會做出決定。來自愛爾蘭的歐洲藥品管理局局長庫克（Emer Cooke）表示他們正在「夜以繼日地工作」，以加速審查過程[177]。

歐洲最暢銷的德國《圖片報》（*Bild*）派出攝影師前往歐洲藥品管理局位於阿姆斯特丹的總部，以大版面刊登總部大樓在晚上十一點熄燈的照片[178]。駭客透過網路攻擊盜取了BioNTech提交的機密文件，這給歐洲藥品管理局帶來更多壓力。

BioNTech本身也面臨著壓力：釋出保留給歐盟的數百萬劑疫苗，而非等待歐盟預計在2021年初才要展開的疫苗接種行動。儘管跟歐盟在協商過程中遭遇了重重磨難，馬雷特斷然拒絕了這種做法。

12月21日，在首次接收試驗數據後的七十六天，歐洲藥品管理局核准了輝瑞－BioNTech的疫苗，縮短了通常需要幾個月的流程。後來，歐盟委員會主席范德賴恩（Ursula von der Leyen）表示，歐洲藥品管理局之所以多花了幾週額外的審查時間，是為了做出「對信任度和安全性而言至關重要的決定」，同時也在這樣的延遲過程中「吸取了許多教訓」[179]。

▍做得太晚，買得太少

不過，在做出決定的這一刻，歐盟內部呈現的氣氛是鬆了一

口氣，而非互相指責。庫克稱這個決定「象徵著2021年將比2020年更加光明」，並打算於一週後在歐盟範圍內推出疫苗。

　　同一時間，歐盟委員會正面對歐洲大陸上各國立法者的強烈反彈，這些立法者想要知道歐盟為何不早點替歐盟公民保留更多疫苗。

　　巴伐利亞邦的首長、同時也是梅克爾執政聯盟成員的索德爾（Markus Söder）認為，歐盟在訂購疫苗這件事情上「做得太晚，買得太少」，而且在協商過程中對製藥商的態度也一直很「吝嗇」[180]，奧地利、波蘭及匈牙利的領導人也同聲譴責歐盟[181]。幾個月後，法國總統馬克宏承認歐盟「沒有雄心壯志」，並補充說道：「在這件事情上，我們的速度不夠快，行動力不夠強。我們以為成功的疫苗不會這麼快出現。」[182]

　　2021年1月6日，歐盟的柏林代表沃揚（Jörg Wojahn）致函德國議會，試圖為歐盟採購疫苗的緩慢行動提出辯解。「跟BioNTech進行協商時，我們甚至無法確定疫苗是否具備必要的效力，也無法確定他們的疫苗會是2020年首支得到監管機構批准的製劑，」他這麼寫道：「如果在這麼早期的階段就能有客觀證據，那麼全世界都會投資BioNTech生產這種疫苗，如今也不會有供應不足的問題。」他接著提到，更別說BioNTech當時募集的十億美元有四分之三來自全球的投資者，而且該輪融資獲得超過三倍的超額認購。

　　但事實上，錢不會讓這個過程變得更快。2月初，歐盟委員會疫苗協商代表加利納（Sandra Gallina）前往歐盟議會的預算委員會，為協商團隊的行動進行辯護[183]。「用再多錢也買不到更多

疫苗，」她這麼說：「因為問題出在……疫苗的製造。」[184] 她這番言論引起各方評論者的憤怒，尤其是諾貝爾獎經濟學得主克魯曼（Paul Krugman），他曾批評歐盟的疫苗採購行動是場「災難」，而且「幾乎無可避免地將會導致成千上萬人枉死」[185]。

然而，負責擴大生產規模的波伊廷卻認為加利納是對的。「我覺得她說得沒錯，」談到加利納的說法時，波伊廷如此表示：「我們已經盡力用最快的速度擴大產能，並增加脂質的供應量。」倘若全球能齊心協力地供應原料給製造商，也許是能帶來一些幫助，但是要解決這個問題，光靠錢是沒有用的。

波伊廷還說，在BioNTech將產能移至馬堡的新廠房時，他們甚至不知道需要哪些設備。「如果多了二十億歐元的資金，那麼11月時就不會有額外的產能了。」如今，BioNTech的疫苗合約價值超過一百二十億歐元，可以憑自己的力量打造更多生產廠房。「說真的，」波伊廷回顧2020年所做的努力時這麼說：「當時我們能做的都做了。」

輝瑞的博爾拉也有相似的看法。他對美國的曲速行動有較多不滿：「投入這麼多錢，結果卡著不動。」他指的是莫德納的mRNA疫苗。拒絕接受川普政府資助的他認為，美國沒有「以正確的方式分配賭注」，並譴責美國政府試圖在公民接種疫苗前限制本土疫苗出口的作為[186]。至少歐洲「願意容忍他們的本土疫苗流向其他國家」，博爾拉為歐盟辯護時如此說道：「在美國，出於幾個原因，想要這麼做變得非常困難。」

無論美國與歐盟的做法孰優孰劣，11月時，歐盟必須保住

合約中的可選擇追加購買的一億劑疫苗，藉此平息批評聲浪。BioNTech和輝瑞為歐洲預留了一些產能，這部分的風險他們得自己承擔。但是，由於用來保護mRNA的脂質奈米顆粒生產過程很複雜，短期內的疫苗供應將會遭遇重大瓶頸。

■ 從馬堡走向世界

在公布疫苗效力的前幾週，這個問題一直困擾著吳沙忻。為了確保即使在大量生產時，這些重要的疫苗成分也能保持同樣的品質，每一批產品都需要接受個別檢驗和查核，但初期的幾批產品都沒能通過檢驗，BioNTech或輝瑞內部沒有人知道確切的原因。隨著疫苗製造廠的停擺，為了找出問題的根源所在，雙方團隊做了幾十次實驗。

「當時我正在閱讀幾篇三十年前發表的學術文章，試圖瞭解鹽類和其他汙染物對檢驗過程可能造成的影響，」吳沙忻這麼說。很快地，他們發現問題出在其中一種脂質的成分，這種脂質是由外部供應商所生產。輝瑞團隊找出了解決之道，但為時已晚，無法彌補已經造成的損失。2020年的最後幾週，疫苗產量必須減半，從一億劑減少為五千萬劑。

生產數量只剩一半的疫苗中，大部分疫苗已經預定要送到美國和英國這兩個率先行動的國家。然而，歐盟主席范德賴恩即將幫助BioNTech解決這燃眉之急，這都是因為BioNTech一直沒放棄開發額外產能的機會。

11月24日，馬雷特寄了一封電子郵件給加利納，內容寫道：

「我們討論過委員會想要行使追加購買權的事……」他知道有了電子郵件為證，歐盟就必須考慮這項提議。「如您所知，我們在夏季和初秋進行討論時說過，上半年的產量會非常有限……」然而，馬雷特提到BioNTech已經找到馬堡的廠房，並可望在2021年的前半年提供歐盟五千萬劑疫苗，也就是追加購買量的一半。

跟歐盟委員會通話時，馬雷特表示「需要他們的幫助」才能實現這件事。「我們需要讓廠房以破紀錄的短時間通過生產許可，把通常需要六到八個月的程序縮短到三個月。」

12月23日，一封電子郵件確認了歐盟要追加購買疫苗。幾個月後，BioNTech在一開始沒有金援的狀況下奮力爭取而來的廠房，將幫助歐盟挽回顏面。德國衛生部和馬堡附近的地方當局合作，讓BioNTech的廠房在2021年2月通過許可，開始生產疫苗。

馬堡廠房裡有將近四百名員工，其中有半數要全天輪班。每一批mRNA（製程約兩天）足夠製造八百萬劑疫苗。由生物反應器──別稱「梅姬」，用以紀念接種核准疫苗的第一人──製造出來的產物，要先經過純化和配製，接著裝入袋中運送到歐洲各地的充填灌封廠進行裝瓶和貼標作業。離開馬堡前，這些珍貴的產物會經過一塊BioNTech員工剛裝上的招牌，上面寫著：「Aus Marburg in die Welt」，即「從馬堡走向世界」。

耶誕夜當天，吳沙忻夫婦終於願意讓自己享受安靜的自豪時光。吳沙忻利用週末在蘇黎世進修期間的教授、此時已經七十六歲[187]的免疫學家亨格納（Hans Hengartner）傳來訊息，說自己在瑞士啟動疫苗接種計畫的隔天，就成為BNT162b2的受惠者。

過了不久，充滿活力的BioNTech商務開發主管芭塔透過視訊通話告訴吳沙忻夫婦，BioNTech剛跟土耳其談定疫苗供應合約，這對夫婦在土耳其還有年邁的親戚。

　　當芭塔詢問吳沙忻，開發出一種可以幫助家鄉人民的藥物有何感想時，吳沙忻沒有接話。他一直在平板電腦上瀏覽從墨西哥傳來的照片，這時的墨西哥已經成為大流行病的中心，也是拉丁美洲第一個展開疫苗接種行動的國家。第一批的三千劑疫苗已經運到這個新冠肺炎死亡總人數位居全球第四高（超過十二萬人）[188]的國家。

　　五十九歲的拉米雷茲（Irene Ramírez）在墨西哥市已經接近崩潰邊緣的魯本萊尼羅醫院（Rubén Leñero hospital）擔任加護病房護理長，影片中的她正在接種第一劑疫苗，畫面上可以看到準備接種疫苗的醫護人員沿著街區排隊。「芭塔，」原本看著平板電腦的吳沙忻抬起頭來說道：「這些都是私人的小事。」

第十章
新常態

耶誕節帶來了更多安慰和喜悅，它們以圖片的形式出現在吳沙忻夫婦的收件匣裡。負責監督mRNA生產的BioNTech品管經理普林斯，轉寄了一張照片，畫面上有一千六百個準備運往歐盟各國的「乾冰盒」，裡面裝著輝瑞比利時皮爾斯廠所生產的疫苗。其他人寄來的照片則是：貨車在廠房外排隊等候，準備把全世界最珍貴的產品運送到歐洲大陸上的各個配送中心。

「感謝分享，」吳沙忻在電子郵件中這麼回覆大家：「我來分享一張照片，讓大家回顧我們最一開始的單批生產量……」他附上了一張十年前的照片，畫面中是一個拇指大小的塑膠瓶，裡面裝著吳沙忻夫婦和他們的團隊所生產的第一條合成mRNA。說來難以置信，如今這個不起眼的分子成了一項醫學奇蹟的基礎，為這個傷痕累累的世界以及疲憊不堪的光速團隊帶來撫慰。「恭喜讓這個夢想成真」，吳沙忻寫著：「佳節快樂」。

美國那邊也傳來了好消息，醫護人員有了一項救命發現[189]。拿到了來自輝瑞的第一批疫苗後，他們將疫苗解凍並按照指示用生理食鹽水加以稀釋，結果發現瓶子裡的液體量足供施打六劑疫苗，比原本多了一劑。這麼看來，供不應求的BNT162b2總量似乎立刻提升了五分之一，相當於多出了幾千萬劑疫苗，可以用來保護大流行病期間最脆弱的族群。

　　輪播新聞台以「耶誕奇蹟」來形容這個令人振奮的時刻。但對吳沙忻來說，這不是什麼大事。幾個禮拜以來，他一直堅持認為瓶中的液體量不只可以施打五劑疫苗。由於各地使用的注射器不盡相同，有些注射器的內壁上會殘留較多的液體，因此，為求謹慎的生產商會多填充一些。但有著新人慧眼的吳沙忻告訴更有經驗的輝瑞同伴，疫苗瓶中的液體量幾乎足供施打七劑疫苗，有太多疫苗遭到浪費。

　　吳沙忻試圖讓輝瑞更改和抽取疫苗有關的使用說明，但沒能成功，輝瑞團隊表示過一陣子會再回覆吳沙忻。不甘於此的吳沙忻要求波伊廷訂購數百萬支特製的「低無效體積注射器」（low dead volume syringe），由穆伊克負責從十幾種設計方式各不相同的注射器中篩選出。一旦確定注射器確實會造成施打劑數的差異，他們就要把這種注射器送到臨床醫生手上。

　　吳沙忻的先見之明再次發揮效用。美國食品藥物管理局建議，有鑑於這是公共衛生緊急事件，從每個疫苗瓶中抽取第六劑疫苗是「可以接受」的做法。歐洲藥品管理局很快跟進，波伊廷訂購的注射器將分送到歐洲大陸的各個疫苗接種中心。

解決了這些糾結的問題後，隨著BNT162b2在全球登場，吳沙忻夫婦開始慢慢地鬆了口氣。新年期間兩人休了幾天假，在家裡陪伴女兒。他們用十一個月前吳沙忻在亞馬遜網站上慌忙購買的全身防護衣來清理陽台，由於吳沙忻夫婦一直忙著處理生產全球第一種經臨床核准的冠狀病毒疫苗，導致這個陽台荒廢已久。

但是一個相當緊急的問題：疫苗還有效嗎？在突然間瓦解了這家人剛得到的平靜。心生擔憂的朋友和同事又開始聯絡吳沙忻夫婦。

▌病毒必會突變

大家之所以這麼慌張，要從一個12月初就開始慢慢醞釀的故事說起。當時，每週開會的英國公衛部門官員發現了一組奇怪的數據[190]：位於倫敦東南方的肯特郡，感染人數突然激增。經過簡短的調查，他們很快發現，在有英格蘭花園之稱的肯特郡出現了一種全新的新冠變種病毒。

一般而言，病毒每個月都會發生幾次隨機突變[191]，但這個變種病毒帶有十七個突變，遠超過專家在病毒生命週期的這個階段所觀察到的突變次數[192]。英國首相強生警告民眾，這個變種病毒的傳播力比原本的「野生型」新冠病毒高出七成，而且有些專家認為它的致命性也更高。

幾天內，英國成了一座國際棄島，各國政府紛紛禁止民眾往返英國。可惜，這樣的措施來得太晚，很快地，「肯特變種」就出現在十幾個國家，從奧地利到澳洲都未能幸免。

事實上，病毒發生突變是可以預見的。在全球各地造成數千萬人感染的新型冠狀病毒，跟武漢的新型冠狀病毒已經略有不同。我們的世界正在快速學習病毒學領域的一項基本原則，那就是只要病毒能複製，它就能發生演化。或者，換個說法，就像社群媒體上流傳的網路迷因所形容的：「殺不死你的，必會換個方式捲土重來。」

儘管如此，肯特變種還是嚇壞了科學家，其中一些還是跟吳沙忻夫婦同代的科學家。肯特變種表面突起的棘蛋白，也就是疫苗的作用目標，已經有了重大變化[193]。不久後，在南非也發現了另一種變種，它的棘蛋白也發生了改變。

吳沙忻夫婦一個一個地安撫著他們的朋友和同事。「大家太激動了，」心情很放鬆的吳沙忻跟一位熟人這麼說：「每一天都會有事發生。」他還建議大家遠離臉書和推特。

在吳沙忻夫婦眼中，還沒確定變種病毒可以躲過人體因感染過病毒、或接種過疫苗所獲得的免疫力之前，緊張兮兮是一種魯莽的表現。「我們不可能超越突變的速度，」圖雷西說道：「我們需要從科學角度去瞭解，在面對新的變種病毒時，現有疫苗是否無法提供交互保護作用？然後才進一步地考慮是否需要製造新疫苗。」對吳沙忻夫婦來說，真正的問題是：如何區別哪些變種會對疫苗產生適應，而哪些不會？

吳沙忻夫婦之所以能好整以暇地等待明確的結果出現，都要歸功於吳沙忻在6月時堅持所做的改變。當時，疫苗的供應和製造團隊懇求 BioNTech 和輝瑞的管理階層以第一階段試驗中率先繳

出亮眼成績的候選疫苗，即BNT162b1，繼續進行後續的試驗，但吳沙忻夫婦為了等待B2.9的數據而堅持到最後一刻。

圖雷西表示，早在他們做出這個決定之前，大家已經知道棘蛋白很容易發生突變，尤其是其作用端（即受體結合區域）。隨著時間，它很有可能躲開中和抗體的攻擊。這也是一開始光速團隊想要利用免疫系統（即抗體和T細胞）聯手的力量的原因。

如果，接受過辨認病毒蛋白構型訓練的抗體無法正確地識別出變形的棘蛋白，那麼抗體將無法干擾新冠病毒附著肺細胞時所採用的對接機制。但是T細胞，也就是吳沙忻夫婦多年來用以鎖定腫瘤細胞的免疫狙擊手，會認得遭感染細胞的特徵，並且吞噬它們。

據吳沙忻夫婦的瞭解，遭同種病毒的不同變種所感染的細胞，都會保留這些特徵（他們在2021年進行的第一階段試驗證實了這個假設[194]），儘管病毒的棘蛋白發生突變，但T細胞仍然認得這些特徵。因此，就算病毒穿越由抗體組成的第一道防線，也會被第二道防線——也就是前來支援的T細胞——所攔截。

B1攜帶較短的受體結合區序列，相較之下，攜帶棘蛋白完整序列的B2.9能引發更廣泛的T細胞反應。所謂更廣泛指的就是T細胞可以在棘蛋白上鎖定更多區域進行攻擊，因此有更大的機會在病毒入侵細胞後阻止病毒繼續肆虐。「回想起來，」圖雷西說道：「如果採用B1，成效可能不會這麼好。」

此外，由於BioNTech的疫苗在面對原本的新冠病毒時效力極高，BioNTech因此多了些彈性空間。即使新冠病毒發生突變導致

疫苗效力下降10%，這樣的效力仍足以在二十人中為十七人提供保護。很快地，試驗結果將證明即使疫苗效力確實下降了幾個百分點，但這樣的疫苗仍屬強效，保護作用遠超過許多常見的傳染病疫苗。

吳沙忻夫婦能夠如此有自信，還有另一個原因。接受記者採訪時，吳沙忻提到BioNTech有能力對疫苗進行調整，在六週內就可以生產預防變種病毒的疫苗。多年來為每個病人單獨開發個人化癌症藥物的經驗，又將再次派上用場。製造mRNA的專家庫恩和他的團隊已經歷過數百次由分析遺傳訊息、分離獨特抗原或疫苗作用目標、讓mRNA攜帶編碼，以及生產最終藥物所構成的製程週期。

另外還有獨立的「比利行動」小組[195]（吳沙忻希望這個小組能像巴西足球明星比利一樣「白手起家」，所以用他的名字為小組命名），專門負責讓BioNTech快速地批次量產新冠疫苗，以及未來可能獲得授權的任何藥物。如今，這些準備就緒的流程運轉起來相當流暢。

為了因應新的變種病毒而調整疫苗並不是難事，因為基本的化學反應是一樣的，生產過程也一樣，除了用來製造RNA的DNA——裝在塑膠瓶裡送來的黏稠液體——模板序列會稍有不同。構成棘蛋白的四千個基因編碼中，只有其中幾個需要改變。

在2021年初，懸而未決的問題是：監管機構是否允許序列稍有變更的候選疫苗直接進入生產製程，還是他們會要求進一步的臨床試驗數據？

▊ 專注事實就好

　　與此同時，1月14日，吳沙忻夫婦回到了幾個月來未曾踏進的辦公室，和員工一起排隊等待醫生為他們施打疫苗，這是他們唯一能親身體驗的BioNTech藥物。德國衛生部在全國性的疫苗接種行動中，將BioNTech員工列為優先施打的對象，以確保這場大流行病不會干擾BioNTech的重要業務。

　　但對於插隊打疫苗這件事，吳沙忻說自己心裡的感覺「很複雜」。圖雷西則說自己「看到有BioNTech字樣的疫苗瓶時，心裡非常激動。看見人類的脆弱對我而言一直是種負擔，但現在突然之間，沉重的感覺似乎減輕了」。

　　兩個月後，3月11日，來自以色列──第一個僅使用BioNTech疫苗為絕大多數民眾進行接種的國家──衛生部的數據又進一步減輕了這種負擔。

　　數據結果顯示疫苗在現實世界中發揮的效力，甚至比在臨床試驗中的表現更令人印象深刻，預防重症和死亡的效力達到97%。透過數據分析還發現，就阻止新冠病毒的無症狀傳播而言，BNT162b2的效力為94%，表示疫苗大幅地減輕了吳沙忻在2020年1月閱讀《刺胳針》文章時讓他大感震驚的可怕情形。

　　就目前而言，沉默的刺客已經被攔了下來。這些鼓舞人心的數據被公諸於世之後，吳沙忻夫婦在隔週的星期四搭火車前往柏林，接受史坦麥爾總統為他們頒發德國公民最高榮譽──德意志聯邦共和國功績十字勳章（Bundesverdienstkreuz）。

隔天早上，兩人在新古典主義建築風格的德國總統府貝爾維尤宮（Bellevue Palace）參加了盛大的授勳典禮。隨後與德國總理梅克爾共進午餐，能夠和這位訓練有素的科學家碰面，圖雷西感到「非常興奮」。就在幾個月前，除了少數人外大部分德國人都不知道的這對夫婦，被德國總統史坦麥爾稱讚為現代德國有史以來最偉大的兩位公民。

　　吳沙忻一反常態地穿上了深色西裝，繫上綠色條紋領帶，圖雷西則是身著一襲藏青色的褲裝，兩人聽著總統盛讚他們的勇氣、魄力和謙遜。「我們的國家大量需要這些美德！」史坦麥爾大聲說出這句話時，攝影機的鏡頭拉遠了，從畫面上可以看到他的左手邊有兩枚閃閃發光的金色獎章。

　　在BioNTech的疫苗取得突破性的進展之後，德國本土媒體一致給予熱烈的讚揚。《明鏡週刊》稱吳沙忻夫婦為「德國的英雄夫妻檔」[196]，並指出在培養成功的企業家這件事上，德國雖做得不如美國好，但德國還是有許多充滿創見的人士。不過，有些人關心吳沙忻夫婦的背景比關心他們的成就來得多，吳沙忻的家鄉北萊茵西伐利亞邦[197]（North Rhine-Westphalia）的頭條新聞標題寫著「移工的孩子成了世界救星」，這句話代表著許多人的觀點。

　　曾任外交部長、象徵著德國人集體意識的史坦麥爾有著略微不同的想法。他強調，吳沙忻和圖雷西的成功僅屬於他們，不屬於任何人。「有很多人想把你們的成就攬到自己身上，把你們的工作貼上國籍標籤，」史坦麥爾繼續說道：「這支疫苗不屬於德國，不屬於土耳其，也不屬於美國……你們的成就證明了兩位都

是傑出的科學家。」

　　這些言論雖然無傷大雅，但也無法避免。吳沙忻和圖雷西都是內向的人，跟家人外出散步時被要求合照對他們而言都顯得多了點。面對這些新的關注，尤其是大家突然對他們投注畢生精力研究的技術感興趣時，他們還可以應付得來，但當這些關注變成政治道具時，則是令兩人感到厭惡。

　　多年來，吳沙忻夫婦一直努力避免在類似的爭議中選邊站。長期擔任兩人助理的亥能表示，每到選舉前夕，保守派的基督教民主黨以及中間偏左派的社會民主黨的地方分部都會來信，想知道這間梅因茲最成功的新創公司能不能給他們拍照採訪的機會。「他們總是採取中立，」她如此形容吳沙忻夫婦兩人：「我從來沒聽過他們批評任何團體或宗教。」

　　吳沙忻表示他和圖雷西當然知道，他們的故事可以鼓舞有移民背景的人們。他們也承認自己「是有一些令人感興趣的地方」，而且非常開心可以用自身的經歷來激勵那些感同身受的年輕科學家。

　　這對夫妻有著相似的背景，他們對自己的出身感到自豪，正是這樣的背景讓他們在宏堡的大學附設醫院相遇。吳沙忻的衣櫃裡總有一條土耳其的「邪眼」（Nazar）項鍊，這種藍白相間的圓形護身符可以抵禦「邪惡」。儘管說得不流利，但吳沙忻夫婦確實會用土耳其語交談，尤其是不想讓女兒知道談話內容的時候。

　　但是根據他們的成就來制定政策的做法，就和兩人看待世界的方式背道而馳了。吳沙忻表示：「你可以利用我們來為移民族

群辯護，然而萬一發生什麼不理想的狀況，你也可以利用我們來抵制移民族群。」他補充說道：「相反地，我們應該只專注事實就好。」

▌女性撐起半邊天

　　BioNTech的疫苗正成為有史以來最成功的商業藥品之一，事實不辯自明。如吳沙忻在2021年1月透過視訊會議曾自豪地告訴梅克爾，光速團隊由來自超過六十國的專業人士組成，其中有半數是女性。

　　吳沙忻告訴《紐約時報》[198]，BioNTech和輝瑞之所以能夠建立合作關係，得益於他和博爾拉因為「有科學家和移民人士的共同背景」而結緣。想辦法對mRNA進行調整、建立了BNT162b2疫苗mRNA平台基礎的考里科，則是逃離了曾經奉行共產主義的匈牙利來到美國。在一開始促成BioNTech和輝瑞合作、並率領科學家團隊協助疫苗開發過程的詹森是移民到美國的德國人。做決策時相當明快、為BioNTech疫苗帶來第一張大訂單的曲速行動負責人施勞威，則是來自摩洛哥。在英國考文垂，於全球各大電視台的攝影機前為姬南施打第一劑BioNTech新冠疫苗的帕森斯（May Parsons），是一位自豪的菲律賓裔英國人。[199]

　　在吳沙忻夫婦的世界觀中，這些都不算什麼。來自四面八方的人們合力成就了歷史，對他們而言根本是件無足掛齒的小事。在科學工作及生活態度上，他們的人生觀向來是欣然接受各種好的想法，無論想法來自哪裡。如果BioNTech的快速崛起（根據

一位經濟學家的說法，光靠BioNTech一間公司就使德國2021年的淨財富增加了0.5%[200]）有什麼值得讓社會大眾學習的地方，與其說他們廣納來自世界各國的員工，不如說這間公司打破了學術界、科學界和經濟界之間的藩籬。

如史坦麥爾總統所說，對吳沙忻夫婦而言，「從研究到創業是一段漫長的旅程」，這樣的旅程在德國並不多見。曾經身為醫生的兩人大膽地離開病房，進入實驗室，再進入商業界、科技界和教育界。在習慣以研究主題將學人分門別類的學術界，吳沙忻夫婦拒絕固守領域。兩人以打造個人化癌症療法為目標所建立的公司，因為擁有深厚的專業基礎，才能在最後打敗這個世代最致命的大流行病。

這些才是吳沙忻夫婦的重要背景。

▋ 八十八天

早在2013年，當吳沙忻夫婦和梅因茲的團隊研究如何改良BioNTech的癌症候選疫苗時，位於維吉尼亞州阿靈頓的美國「登月機構」（國防先進研究計畫局）招募了曾在陸軍擔任軍醫的赫本（Matt Hepburn）上校。

上級長官給了他非常明確的任務指示，那就是「解決世界大流行病的問題」。接下來幾年，赫本注意到伊波拉和茲卡病毒爆發帶來的警訊，於是展開計畫並要求科學家開發以抗體為基礎的預防性疫苗，而且要在對感染倖存者進行抽血檢驗後的六十天內，製造出能夠阻止疾病傳播的足量疫苗。赫本找來對mRNA有

研究的人士幫忙，莫德納和CureVac都因此獲得國防先進研究計畫局的贊助。

大多數人認為這樣的進度規劃不切實際[201]，他們也不認為以mRNA為基礎的技術有助於達成這樣的雄心壯志。SARS和MERS這兩場流行病帶來的教訓是：那些歷史悠久的方法，如接觸者追蹤、檢疫和隔離，仍是對抗致命病原體的第一道防線。

正如新加坡一位流行病學家趙叔楷（Chew Suok Kai）在2007年曾簡潔有力地指出：「對抗二十一世紀的疾病時，我們仍在使用十九世紀的工具，佐以少數幾項現代化的科學技術，這是一個我們無法否認的普遍現象。」[202]

2020年的前十一個月，科學界在對抗新冠病毒時，似乎也是這樣。美國國防先進研究計畫局的積極計劃沒能及時戰勝這場世界大流行病。最後，赫本加入了美國政府成立的曲速行動小組。

雖然沒有得到全球首富國家提供的資源，但BioNTech的光速計畫已接近實現赫本的任務目標。從吳沙忻建立疫苗團隊，到為受試者注射未來將勝出的候選疫苗，BioNTech只花了八十八天。

如果要從1月11日，也就是新冠病毒的基因組序列首次上傳到網路的那天算起，這間以梅因茲為根據地的公司花了一百零五天來回應這起近代史上最大型的公衛緊急事件。接受美國國家衛生院幫助的莫德納甚至在更短的時間內展開臨床試驗。

然而，要再過兩百多天，他們才做到讓更廣大的群眾接種mRNA疫苗。著眼於對付下一場大流行病的科學家，一直想要縮短這樣的時程。「想想看，新冠肺炎疫苗三期試驗中，沒有發生

任何極其罕見的安全問題。」[203]流行病預防創新聯盟的執行長、曾在歐巴馬手下工作、並引領美國政府回應豬流感爆發事件的哈切特（Richard Hatchett）這麼說：「最常見的副作用集中發生在初期的安全性及免疫原性試驗期間，疫苗釋出後，只有在進行相當仔細謹慎的藥物警戒試驗時，才會偵測到罕見的不良反應事件。」他認為，大規模人體試驗所提供的資訊主要的功用是判斷疫苗是否有效，「我們可以在疫苗釋出後再來判斷它的效力，每一年的流感疫苗都是這樣。」

▌ 百日任務

2021年6月，當七大工業國領袖在英國康瓦爾（Cornwall）開會，宣布將以回應新冠肺炎所花的三分之一時間來應對未來的大流行病時，也必須考慮這個問題。他們提出的計畫名為「百日任務」（100 Days Mission），由英國的首席科學顧問瓦蘭斯爵士（Patrick Vallance）負責監督。

篇幅八十四頁的報告書中包含了許多相關建議，其中一項是「人體挑戰試驗」（human challenge trial），也就是為大量自願受試者施打疫苗，然後刻意地讓他們感染病原體，藉以測試疫苗的效力。如果疫苗確實有效，就可以立即投入市場供普羅大眾施打。

早在2020年初，各國監管機構就反對人體挑戰試驗。「我們不考慮這種做法，因為目前沒有辦法治療新冠肺炎，」PEI的貝克雷吉安－丁（2020年2月吳沙忻夫婦提出省略大鼠毒理試驗，或讓毒理試驗與人體試驗並行的要求時，她也在場）這麼說，

因為若受試者在感染病毒遭遇生命威脅時，並沒有可以「挽救生命」的方法，所以人體挑戰試驗被視為是不道德的做法。但自那之後，貝克雷吉安－丁一直研究如何在危機中加速疫苗開發，以拯救數百萬人的性命。

「問題在於新冠肺炎沒那麼糟糕。當然也稱不上好，許多人因它喪命，但它不是伊波拉。」貝克雷吉安－丁這麼說。這個疾病並沒有真的嚇壞了科學家和社會大眾，而且兩者都必須保持高度重視這疾病，才能接受排除第三階段試驗的加速過程。就算BNT162b2經歷正常藥物開發過程中的每個步驟，仍有大眾反對加速進行BNT162b2的相關試驗。

PEI和其他監管機構必須不斷地向民眾保證，疫苗開發過程中沒有省略任何步驟。倘若未來有某些步驟遭到省略，貝克雷吉安－丁表示「沒有人會支持這種做法」。說到人體試驗，新常態與舊常態相去無幾。

然而，mRNA技術為「開發速度更快的疫苗」打開了大門。在下一次災難發生前，可以用許多「隨插即用」的平台先對疫苗進行測試，預先審查疫苗的安全性。接著，當發現一種新病毒從駱駝或蝙蝠轉移到人類時，就可以把供免疫系統辨認的抗原或目標，直接插入平台架構中，如此一來馬上就能生產供大眾使用的疫苗，並在世界各地設置行動化的疫苗製造場地，隨時準備以小量生產的mRNA疫苗來回應地方性的疫情爆發。[204]

「所有大流行病都是從區域性的疫情衍生而來，」美國國家衛生院的葛拉漢這麼說，他用來穩定棘蛋白的方法在BioNTech和

莫德納的疫苗開發過程中發揮關鍵作用。此外，葛拉漢一直致力於思考如何預防未來的大流行病，他和其他人認為，對病原體的動物宿主進行更適當的生物監測（biosurveillance），以及在開發中國家建立快速生產疫苗的能力，可以讓人類免於再次面臨類似的災難。

許多組織早就建議監管機構在新疫情爆發期間，允許藥物開發商蒐集同類疫苗用於其他傳染病的試驗數據，而不是針對每個成分進行試驗[205]。「有待回答的問題是：在使用相同平台的前提上，是否可以縮短並簡化三期試驗的流程？」2021年6月，一群監管法規專家如此說道[206]。他們認為，這會讓世界更接近「百日任務」的目標。現實世界中，七大工業國會議結束不久後，BioNTech已針對這個做法展開測試運行。

自從吳沙忻夫婦告訴朋友不要對變種病毒過於驚慌之後，有更多數據浮出水面。7月時，以色列公布數據顯示，在預防重症及住院的層面上，BNT162b2的效力仍然相當出色，為接種疫苗者提供了超過九成的保護力。但如今在許多國家流行的「Delta」變種似乎減弱了疫苗預防感染和發病的能力。

這種現象很難歸咎於單一原因。吳沙忻夫婦認為，最有可能的原因是距離民眾接種第二劑疫苗已經過了幾個月，抗體濃度已經下降。舉例來說，在以色列，感染風險最高的群眾最後一次接種疫苗已經是半年前。後續的研究同樣難找出真正的原因。

吳沙忻告訴記者，為了讓疫苗保持廣泛的保護力，在接種兩劑BNT162b2之後的半年，可能需要接種第三劑。就像接種流

感疫苗一樣，接種後的每隔一到兩年可能要再接種追加劑。必要時可對追加劑的成分進行調整，以便在一百天內遏止猖狂的變種病毒。接著，吳沙忻說了一句在民眾對疫苗的激情被現實沖淡以後，可能會很常聽到的一句話：「這是新的常態。」[207]

■ 已做好準備

為求面面俱到，BioNTech在2020年所聘請的希臘臨床藥物開發專家蘭加迪努（Eleni Lagkadinou）率領團隊展開研究，針對一系列鎖定變種病毒的疫苗建構體展開試驗。其中一種疫苗建構體把原本疫苗中的抗原，也就是所謂的「通緝犯海報」，換成了Alpha變種（即最先在英國肯特被發現的突變種）的棘蛋白序列，另有一項計畫則以Delta變種為目標。第三項計畫則是探索開發「多價疫苗」（multivalent vaccine）的可能性，也就是把對付Alpha和Delta變種病毒所用的抗原加入同一支疫苗中。

2021年7月，庫恩的團隊已經在梅因茲製造出十四克的Delta建構體，他們會持續生產疫苗材料，並同樣地把疫苗材料交給奧地利的保立馬公司進行配製。「感覺就像回到一年前，」庫恩這麼說。只不過這一次，多虧有了新的「平台使用方法」，以幾百人規模的臨床試驗來判斷改造過後的疫苗是否能激發強烈的免疫反應，對監管機構來說應該就足夠了。

吳沙忻認為，未來這段時間，很有可能再次爆發地方性的疫情。「我們必須謹慎地繼續實施保護措施，例如進行廣泛的試驗，以及保持社交距離，直到全球大部分民眾都已接種疫苗。」

對鎖定變種病毒的疫苗建構體進行試驗所得到的數據，將會「大幅提升我們對疫苗保護力和變種病毒的瞭解，」圖雷西這麼說：「並幫助我們選擇最適合的道路往前走。」一切流程都已就緒，BioNTech已經做好準備面對各種可能性。蘭加迪努表示：「就算幾個月後出現Ypsilon變種，我們也已經做好準備。」

即使這場全球大流行病就此結束，BioNTech的成就仍然是醫學史和經濟史上最重要的一項里程碑。當默克和賽諾菲等世界上最富經驗的疫苗製造商仍在苦苦掙扎時，這間來自德國的小公司首次嘗試製造臨床可用的傳染病疫苗，就獲得了相當出色的成果。在我撰寫這本書的期間，BioNTech向全球一百多個國家或地區供應的疫苗已超過十億劑，在2021年底，這個數字會達到三十億劑，使BNT162b2成為有史以來銷售最廣泛的藥物。

儘管一開始和歐盟交涉時遭遇了重重困難，但在2021年5月，歐盟向BioNTech和輝瑞訂購了十八億劑疫苗[208]，在未來幾十年，這筆交易可能都會是史上最大的藥品供應合約。2020年初，BioNTech有五億歐元債務在身，如今，光是2021年的疫苗供應合約，預計能為BioNTech帶來一百六十億歐元的收入。

然而，對吳沙忻夫婦來說，在這場幫助人類預防、消除災難的競賽中，這些成就只不過是中繼站。儘管成了億萬富翁（至少在帳面上是如此），他們持續在梅因茲的大學教課，並指導博士班學生。在我撰書期間，家裡依然沒車沒電視的吳沙忻夫婦，沒有賣出任何一張BioNTech的股票。

他們的關鍵投資人，史特朗曼兄弟也是如此。雖然共同投資

的MIG在2021年初賣掉了手中大部分的BioNTech股票，讓多年前來自德國和奧地利、拿出畢生積蓄的投資人獲得了四十五倍的報酬，但史特朗曼兄弟依然文風不動。湯馬斯・史特朗曼認為，新冠肺炎就像個中間階段，「我的夢想一直是看到癌症療法有所突破，」年逾七十的他這麼說：「這是我們努力的目標。」他相信吳沙忻和圖雷西在1990年代彼此還是戀人時所憧憬的個人化療法，即將在幾年後實現。

吳沙忻夫婦也抱持相似的樂觀態度。吳沙忻表示：「新冠疫苗的開發受益於癌症研究，而今我們的癌症計畫又將受益於成功的新冠疫苗。」接下來，BioNTech要透過十八項正在進行的試驗來測試十五種腫瘤藥物。

▎革命才剛開始

目前，流感每年仍奪走數十萬人的性命[209]，但以mRNA技術為基礎的流感疫苗，可能即將問世。這是因為BioNTech和輝瑞原本針對流感疫苗的合作計畫已經要進入臨床試驗階段，現在又有了新冠肺炎計畫提供大量來自現實世界的安全性數據。除了原本的結核病、愛滋病疫苗相關計畫，吳沙忻夫婦和他們的團隊也已經開始研究瘧疾疫苗，著手對付這個在三大傳染病中排行第三的疾病。

全球每年受瘧疾影響的人數，包括年幼孩童在內一共超過兩億人。BioNTech的待辦清單上還有許多其他傳染病，透過更換現有疫苗建構體所含的「通緝犯海報」，就可以對抗其中一些

疾病。原則上，利用所謂的「多價疫苗」（這早已是BioNTech癌症藥物的特色）來同時對抗好幾種疾病，或同一種病毒的不同變種，也是可行的方法。

吳沙忻認為，以更宏觀的角度來看，mRNA給了BioNTech一個「讓醫療保健變得民主化」的機會。透過這種製藥方式，甚至可以消除各種領域和最難纏的疾病。

舉例來說，BioNTech已經開始測試多發性硬化症的療法，利用mRNA的力量來抑制、而非誘發免疫反應。多發性硬化症的成因是人體功能出現障礙，轉而攻擊健康細胞，BioNTech針對這種疾病所開發的實驗性疫苗一樣攜帶著「通緝犯海報」，但是卻下達和過去完全相反的指令，除了要求免疫軍隊按兵不動，還要求它們更明確地辨認敵我。

接下來，mRNA和免疫系統溝通的能力也將被用來對付過敏症、心臟病等各種疾病，好比在心跳停止期間阻止細胞死亡。「原則上，我們可以干擾任何機制，前提是對該機制做足研究，以瞭解它的運作方式，」圖雷西這麼說。她相信有朝一日，mRNA甚至能夠幫助人類反轉老化過程。

BioNTech的科學版圖和地理版圖都在擴張。2021年4月，吳沙忻遠赴亞洲，在新加坡建立了根據地，並野心勃勃地希望能前進上海。雖然因為中國的疫情趨緩，所以BioNTech沒有在中國進行三期試驗，但BioNTech的疫苗即將得到中國監管機構的授權。

5月時，美國政府提議放棄疫苗的智慧財產權，好讓開發中國家可以生產疫苗，德國政府則是對此舉保持懷疑態度。梅克爾

認為她在這項提議中看到的是「風險大於機會」[210]，並質疑開發中國家是否有能力控管疫苗的品質。BioNTech向來只和通過他們審查的疫苗製造商合作，在7月時，BioNTech宣布和開普敦的Biovac合作，每年專為非洲生產至少一億劑的新冠疫苗。此外，BioNTech還打算在非洲建造一座先進的生產廠，希望有朝一日能在非洲生產瘧疾跟結核病的mRNA疫苗。

毫無疑問地，在這樣的過程中一定會遭遇挫折。「創新和進入未知的領域就是這麼回事，」吳沙忻這麼說。受到光速計畫所吸引的投資者會瞭解到，在正常狀況下開發一種新藥究竟需要多長的時間。

吳沙忻表示，新冠疫苗只是做到了「概念驗證」，它採用的是第一代的mRNA技術，真正蓄勢待發的是包括自我擴增mRNA在內，更先進的新一代mRNA平台。誠如輝瑞的多米策所言：「modRNA（新冠肺炎疫苗的基礎）像一匹犁田馬，但自我擴增mRNA像是匹賽馬。」吳沙忻認為，BioNTech的另一項發明——即對向式擴增mRNA（trans-amplifying mRNA）——「具備龐大的潛力」，他這麼說時兩眼炯炯發光，彷彿看到另一個突破性的發展。反式擴增mRNA只需要極低的劑量就能發揮效力，最終可能是由這個平台在短短幾個月內生產出足供全球使用的疫苗。

「我們相信，這些技術將會帶來另一場革命，」圖雷西這麼說。這場革命幾乎能為各類病人帶來更受歡迎的「新常態」。

她補充說道：「這場革命才剛開始。」

跋：創新並非靈光乍現

　　對於我們這些從不知道實驗室是什麼模樣的人來說，科學似乎是一門寧靜的學科。雖然其他職業需要依賴魅力、機遇和企業精神，但是我們相信，刻苦地追求真理跟純粹的菁英制度在意義上相去不遠。經過同儕審查制度無情地打擊，最好的想法終究會脫穎而出，在外行人眼裡看來，科學家的個性和遠見似乎不是那麼重要。

　　這是很常見的態度。動手寫這本書的時候，我發現許多肩負創新壓力的人都是如此。政治人物談論著提升研究經費，打算尋覓仍處於早期階段，看起來最有前景的研究計畫。創業投資者在科學期刊裡搜尋發表數量最多，看起來豐功偉業的研究人員。許多人認為，BioNTech 的故事說明我們應該對常規醫學以外的邊緣領域投入更多關注，口袋最深的人應該承擔較多風險。

　　沒有人會反對這樣的結論。然而，全球第一起新冠肺炎疫苗臨床試驗得以進行，是實驗室裡外大量磨練所換來的成果。一間從未進行傳染病藥物臨床試驗的公司處理了一種可用來製造疫苗的病毒，BNT162b2 誕生的過程不會再以相同的方式發生。除此之外，這件事發生在歐洲，雖然歐洲可謂全球學術論文的發表重鎮，但說起將專業知識轉換為核准藥物，歐洲的腳步落後美國。

就算是全世界最厲害的金融預測家，也料想不到會是歐洲在新冠疫苗上取得成功。

事實證明，科學對偶然機遇的依賴程度，可能遠遠超過你我的想像。

動筆寫這本書的時候，我試著找出是哪一項單一的醫學突破造就BioNTech成功開發出疫苗。但科學的發展並非線性行進，正如圖雷西喜歡強調：「創新不是一蹴可幾。」不同科學家在同時有了一樣的發現，有時候，這些發現各自獨立，直到這些人和這些想法以某種方式融合，人類社會就有了巨大的集體躍進，這個過程是不可逆的，是一加一大於二的概念。

這個故事也是一樣，這麼多偶然肯定會讓波普爾（Karl Popper）大吃一驚。我所採訪的人士中，幾乎每個人都有類似的背景故事：在他們準備離開學術界時，從同事或朋友中得知BioNTech徵才的消息，或是在參加某個研討會時偶然遇見了mRNA同好。很多人在學術界的其他領域走進了死胡同，或者跟上司處得不愉快。有些人從動物醫學的領域轉換到人類醫學，有些人原本在物理界，甚至是商業界工作，後來才跨足到生物界。在這樣的過程中，幾乎沒有一個人走的是直線。

然而，有一件不變的事提供了線索，即使是在2020年初，是它讓我知道這成功的疫苗，也就是mRNA藥物，可能從何而來，那就是吳沙忻和圖雷西的人格特質。1990年代，這兩人的偶遇創造出一個磁心，以驚人的方式吸引著來自世界各地的人和想法。再多的伏案研究或盡責查證，也無法說明他們的個性之於

BioNTech 是一項多大的「祕密武器」。

在我看來，找到擁有這種個性妙不可言的科學家，然後支持他們，是複製光速計畫成果最可靠的方法。真正的重點在人，而非學術文章。

《蝙蝠俠：開戰時刻》是吳沙忻最喜歡的電影之一，他喜歡引用連恩・尼遜（Liam Neeson，飾演忍者大師）對蝙蝠俠說過的一句話：「訓練不是重點，意志力決定一切。」若說吳沙忻夫婦能走到今天這一步，靠的就是兩人純然的意志力，這話一點也不誇張。

疫苗的關鍵成分不是 RNA，而是吳沙忻夫婦兩人。

附錄

疫苗包含哪些成分？

▋活性成分：
- 攜帶新冠病毒棘狀糖蛋白（glycoprotein）編碼的核苷修飾 mRNA

▋非活性成分：
- 鹽類：四種不同鹽類。提供緩衝作用以穩定疫苗的酸鹼值，使其符合人體的酸鹼值
- 脂質：四種不同的脂肪分子在RNA周圍形成保護性的外膜，有助於RNA分子在人體內遞送，並保護RNA不致立刻降解
- 糖或蔗糖：有「冷凍保護劑」的作用，確保冷藏過程中脂質不會變得過於黏稠

▋疫苗中不包含的成分：
- 雞蛋、明膠、防腐劑、金屬、微電子、電極、奈米碳管或奈米線半導體[211]

誌謝

　　如果我說，我早在2020年初就知道，一間位於我法蘭克福住家西方二十哩處的小型生技公司已經準備好生產全球第一種、也是最好的一種新冠病毒疫苗，那我肯定在撒謊。

　　事實上，在收到《金融時報》的科學編輯——克萊夫‧庫克森（Clive Cookson，業界最優秀的人才之一）鼓勵我跟BioNTech聊一聊的電子郵件之前，我根本沒聽過這間公司。隔天就有人介紹我跟吳沙忻認識，他耐心地向我解釋mRNA以及它所帶來的願景。我無從判斷這是不是一項足夠成熟的技術，也無法分辨BioNTech是否比競爭對手更具優勢。

　　但吳沙忻能用輕鬆的態度向我講述是哪些觀念支撐著他們夫婦的雄心壯志，也就是在2020年底開發出藥物，對付當時還遠在他鄉的新冠病毒。讓我覺得無論結局如何，這都是個值得一說的故事。謝天謝地，我能有這樣的直覺。

　　除了這份感謝天地的心情，我還要感謝幾位支持我說出這個非凡故事的人。感謝John Mervin提供了珍貴的建議，感謝Kim Gittleson、Claire Jones、Adam Taub、Kent De Pint和Josh Spero幫我打氣，並提供免費的專題研討會。

　　Sam Katz是美國國家衛生院的傑出科學家，是他讓我瞭解何

謂試驗，並提供了許多相關知識。Joseph Schneck是一位自主學習高手，幫我上了生物學的速成課。Geoff Dyer和Murray Withers幫助我藉著這本有關BioNTech的書籍，第一次登上了《金融時報》的頭條消息。

Martin Arnold、Olaf Storbeck 和Alexander Vladkov是我在法蘭克福的同事，撰書期間多虧他們幫助我保持下筆的節奏。其他幾位《金融時報》的同事，包括Peter Campbell、Erika Solomon、Hannah Kuchler、Donato Mancini、Claire Bushey、Alec Russell、Patrick Jenkins和Tom Braithwaite，除了是鼓舞人心、惠我良多的夥伴，更重要的是，他們給了我極大耐心。

感謝Esther Marshall、Daniel Grabiner、Léo Gallier、Peter Littger、Simon Warner、Mike Stemke和Julian Dillmann幫助我保持清醒。感謝Richard Hatchett幫助我把思緒化為文字。感謝所有出版商，尤其是Audible的Harry Scoble、St. Martin's的George Witte、Rowohlt的Moritz Schuller和Johanna Langmaack，以及Welbeck的Ajda Vucicevic，感謝在他們對我保持信心之餘，也給了我極大的寬容。感謝Curtis Brown的Jonny Geller和Viola Hayden從一開始就支持我，一路為我排解困難直到最後。感謝Jack Ramm的陪伴，即使在生病發燒時，他仍頂著時間壓力顧全這本書的品質，沒有他，現在的我可能還盯著草稿發愁。

感謝歐芬巴赫的Beatrice Goldenthal及她的外科員工幫我（以及其他數千人）注射疫苗。感謝帶領我在2008年走上這段旅程的Jan Grant。感謝已故的Claire Prosser，是他讓我在四年後獲得一生難求的機會。

　　最後，對BioNTech和其他公司的所有科學家、研究人員和主管，我要致上同樣的感謝，謝謝他們慷慨地撥出時間給我，也非常客氣地沒有嘲笑我的無知。感謝Jasmina Alatovic在每個階段都支持我說出這個故事。當然，我要感謝吳沙忻夫婦，能夠寫出他們的故事對任何作者來說都是榮幸，但他們還給了我免費的教育，不只增進我的科學知識，更重要的是在人生態度上給我上了一課。

　　非常感謝Anna Noryskiewicz，感謝她在幾年前的某個夏夜踏進了一間柏林餐館，在那一瞬間，我的人生變得更加美好。沒有你，這一切不可能成真，謝謝你，親愛的。

注解

1   'Meet the nurse who gave world's first Covid-19 vaccine', Royal College of Nursing, 24 December 2020, https://www.rcn.org.uk/magazines/bulletin/2020/dec/may-parsons-nurse-first-vaccine-covid-19.

2   'Landmark moment as first NHS patient receives Covid-19 vaccination at UHCW', NHS University Hospitals Coventry and Warwickshire, 8 December 2020, https://www.uhcw.nhs.uk/news/landmark-moment-as-first-nhs-patient-receives-covid-19-vaccination-at-uhcw.

3   N. McEnroe, 'Covid vaccine to go on display', Science Museum Group, 14 December 2020, https://www.sciencemuseumgroup.org.uk/blog/covid-vaccine-to-go-on-display.

4   A.W. Lo, K.W. Siah, C.H. Wong, 'Estimating probabilities of success of vaccine and other anti-infective therapeutic development programs', National Bureau of Economic Research, May 2020, https://www.nber.org/papers/w27176.

5   Kelly Cannon, 'Health experts warn life-saving coronavirus vaccine still years away', ABC News, 22 February 2020, https://abcnews.go.com/Health/health-experts-warn-life-saving-coronavirus-vaccine-years/story?id=69032902.

6   R. Leuty, 'Biotech's big JPM Healthcare Conference will go virtual in January', San Francisco Business Times, 10 September 2020, https://www.bizjournals.com/sanfrancisco/news/2020/09/10/jpm21-jpmorgan-healthcare-conference-virtual-jpm.html.

7   J.D. Cherry, P. Krogstad, 'SARS: The first pandemic of the 21st century', Pediatric Research 56, 1-5 (2004), https://www.nature.com/articles/pr2004163, https://doi.org/10.1203/01.PDR.0000129184.87042.FC.

8   A.J. Tatem, D.J. Rogers, S.I. Hay, 'Global transport networks and infectious disease spread', ed. S.I. Hay, A. Graham, D.J. Rogers, Advances in Parasitology, Academic Press, 62, 2006, 293-343, https://doi.org/10.1016/S0065-308X(05)62009-X.

9   'Summary of probable SARS cases with onset of illness from 1 November 2002 to 31 July 2003', World Health Organization, 24 July 2015, https://www.who.int/publications/m/item/summary-of-probable-sars-cases-with-onset-of-illness-from-1-november-2002-to-31-

july-2003.

10   'Middle East respiratory syndrome coronavirus (MERS-CoV)', World Health Organization, https://www.who.int/health-topics/middle-east-respiratory-syndrome-coronavirus-mers#tab=tab_1.

11   'Mainzer Unimedizin bereitet sich auf Coronavirus vor' [Mainz University prepares for coronavirus], T-Online, 24 January 2020, https://www.t-online.de/region/mainz/news/id_87212460/mainz-unimedizin-bereitet-sich-auf-coronavirus-vor.html.

12   'Frankfurt Airport air traffic statistics 2019', Frankfurt Airport, https://www.fraport.com/content/dam/fraport-company/documents/investoren/eng/aviation-statistics/Air_Traffic_Statistics_2019.pdf/_jcr_content/renditions/original.media_file.download_attachment.file/Air_Traffic_Statistics_2019.pdf.

13   M. Fox, 'Kids will need two doses of H1N1 flu vaccine', Reuters, 3 November 2009, https://www.reuters.com/article/us-flu-vaccine-usa/kids-will-need-two-doses-of-h1n1-flu-vaccine-idUSTRE5A14UK20091103.

14   R.H. Borse, S.S. Shrestha, A.E. Fiore, C.Y. Atkins, J.A. Singleton, C. Furlow, M.I. Meltzer, 'Effects of vaccine program against pandemic influenza A(H1N1) virus, United States, 2009–2010', Emerging Infectious Diseases, 19(3), 2013, 439-448, https://doi.org/10.3201/eid1903.120394.

15   'Meine Eltern standen jeden Tag um 4.30 Uhr auf' [My parents got up at 4.30 every morning], Bild Video, 22 December 2020, https://www.bild.de/video/clip/news/biontech-chef-hat-tuerkische-wurzeln-meine-eltern-standen-jeden-tag-um-4-30-uhr-74570942-74572298.bild.html.

16   'Stolz an Kölner Schule: Irrer Lebensweg: Ex-Abiturient wird in Corona-Zeit zum Weltstar' [The pride of a Cologne school: crazy life path: ex-high school student becomes a global star during coronavirus pandemic], Express, 11 November 2020, https://www.express.de/koeln/stolz-an-koelner-schule-irrer-lebensweg--ex-abiturient-wird-in-corona-zeit-zum-weltstar-37600434?cb=1616447564414.

17   D. Boczkowski, 'The RNAissance period', Discovery Medicine, 22(119), 67–72, 16 August 2016, https://www.discoverymedicine.com/David-Boczkowski/2016/08/the-rnaissance-period.

18   M. Cobb, 'Who discovered messenger RNA?' Current Biology, 25(13), 29 June 2016, R526–R532, ScienceDirect, https://www.sciencedirect.com/science/article/pii/S0960982215006065, https://doi.org/10.1016/j.cub.2015.05.032.

19   'World Health Summit 2018', World Health Summit, https://www.worldhealthsummit.org/about/history/2018.html.

20   Grand Challenges, 'Innovation to address global health and development: achieving the sustainable development goals', YouTube, 17 October 2018, https://www.youtube.com/

watch?v=s4CMQJ75FWs&t=282s.

21 B.J. Bosch, R. van der Zee, C.A.M. de Haan, P.J.M. Rottier, 'The coronavirus spike protein is a class I virus fusion protein: structural and functional characterization of the fusion core complex', Journal of Virology, 77(16), 15 August 2003, 8801-8811, https://jvi.asm.org/content/77/16/8801, https://doi.org/10.1128/JVI.77.16.8801-8811.2003.

22 A. Dallmus, 'Die Ärztin, auf die keiner hörte' [The doctor no one listened to], Tagesschau, 26 January 2021, https://www.tagesschau.de/inland/gesellschaft/rothe-coronavirus-101. html.

23 S. Blackburn, Oxford Dictionary of Philosophy, Third Edition, Oxford University Press, 2016, 368.

24 M. Bewarder, A. Dowideit, I. Naber, 'Die verlorenen Wochen' [The lost weeks], Welt, 18 May 2020, https://www.welt.de/politik/deutschland/plus208030405/Coronakrise-78-Tage-bis-zum-Lockdown-Die-verlorenen-Wochen.html.

25 'Tagesschau 20 Uhr' [Eight o'clock news], Tagesschau, 26 January 2020, https://www. tagesschau.de/multimedia/sendung/ts-35365.html.

26 H. Leung and M. Godin, 'A 36-year-old man is the youngest fatality of the Wuhan coronavirus outbreak so far', Time, 24 January 2020, https://time.com/5770924/wuhan-coronavirus-youngest-death.

27 L.A. VanBlargan, L. Goo, T.C. Pierson, 'Deconstructing the antiviral neutralizing-antibody response: implications for vaccine development and immunity', Microbiology and Molecular Biology Reviews, 80(4), December 2016, 989–1010, https://journals.asm.org/doi/full/10.1128/MMBR.00024-15#sec-10.

28 T. Hinz, K. Kallen, C.M. Britten, B. Flamion, U. Granzer, A. Hoos, C. Huber, S. Khleif, S. Kreiter, H.G. Rammensee, U. Sahin, H. Singh-Jasuja, Ö. Türeci, U. Kalinke, 'The European Regulatory Environment of RNA-Based Vaccines', Methods in Molecular Biology, 1499, 2017, 203–222, doi: 10.1007/978-1-4939-6481-9_13.
C.M. Britten, H. Singh-Jasuja, B. Flamion, A. Hoos, C. Huber, K.J. Kallen, S.N. Khleif, S. Kreiter, M. Nielsen, H.G. Rammensee, U. Sahin, T. Hinz, U. Kalinke, 'The regulatory landscape for actively personalized cancer immunotherapies', Nature Biotechnology, 31(10), October 2013, 880-882, doi: 10.1038/nbt.2708. PMID: 24104749.

29 'Let's talk about lipid nanoparticles', Nature Reviews Materials, 6, 99, 2021, https://www. nature.com/articles/s41578-021-00281-4, https://doi.org/10.1038/s41578-021-00281-4.

30 L.M. Kranz, M. Diken, H. Haas, S. Kreiter, C. Loquai, K.C. Reuter, M. Meng, D. Fritz, F. Vascotto, H. Hefesha, C. Grunwitz, M. Vormehr, Y. Hüsemann, A. Selmi, A.N. Kuhn, J. Buck, E. Derhovanessian, R. Rae, S. Attig, J. Diekmann, U. Sahin, 'Systemic RNA delivery to dendritic cells exploits antiviral defence for cancer immunotherapy, Nature, 534(7607), 2016, 396–401, https://doi.org/10.1038/nature18300.

31 E. Nichols, 'Institute of Medicine (US) Roundtable for the Development of Drugs and Vaccines Against AIDS. Expanding Access to Investigational Therapies for HIV Infection and AIDS: March 12–13, 1990 Conference Summary', Washington (DC): National Academies Press (US), 1991, 1, Historical Perspective, https://www.ncbi.nlm.nih.gov/books/NBK234129.

32 同上。

33 A. Mende, 'Vorsicht geht über alles' [Safety first], Pharmazeutische Zeitung, 2 February 2016, https://www.pharmazeutische-zeitung.de/ausgabe-052016/vorsicht-geht-ueber-alles.

34 L. Stobbart, M.J. Murtagh, T. Rapley, G.A. Ford, S.J. Louw, H. Rodgers, 'We saw human guinea pigs explode', BMJ (Clinical research ed.), 334(7593), 2007, 566–567, https://doi.org/10.1136/bmj.39150.488264.47.

35 'Man who died in French drug trial had "unprecedented" reaction, say experts', The Guardian, 7 March 2016, https://www.theguardian.com/science/2016/mar/07/french-drug-trial-man-dead-expert-report-unprecedented-reaction.

36 R.H. Borse, S.S. Shrestha, A.E. Fiore, C.Y. Atkins, J.A. Singleton, C. Furlow, M.I. Meltzer, 'Effects of vaccine program against pandemic influenza A(H1N1) virus, United States, 2009–2010', Emerging Infectious Diseases, 19(3), 2013, 439-448, https://doi.org/10.3201/eid1903.120394.

37 M. Enserink, 'Update: "A bit chaotic." Christening of new coronavirus and its disease name create confusion', Science, 12 February 2020, https://www.science.org/news/2020/02/bit-chaotic-christening-new-coronavirus-and-its-disease-name-create-confusion.

38 'Coronavirus disease 2019 (Covid-19) situation report-23', World Health Organization, 12 February 2020, https://www.who.int/docs/default-source/coronaviruse/situation-reports/20200212-sitrep-23-ncov.pdf?sfvrsn=41e9fb78_4.

39 'Novel coronavirus (2019-nCoV) situation report-12', World Health Organization, 1 February 2020, https://www.who.int/docs/default-source/coronaviruse/situation-reports/20200201-sitrep-12-ncov.pdf?sfvrsn=273c5d35_2.

40 'Corona-Virus: Bundesregierung hält Risiko für Deutschland sehr gering' [Coronavirus: government considers risk to Germany very low], Die Rheinpfalz, 27 January 2020, https://www.rheinpfalz.de/panorama_artikel,-corona-virus-bundesregierung-h%C3%A4lt-risiko-f%C3%BCr-deutschland-sehr-gering-_arid,1579340.html.

41 'Coronavirus: German health minister calls on EU to allocate funds', Deutsche Welle, 12 December 2020, https://www.dw.com/en/coronavirus-german-health-minister-calls-on-eu-to-allocate-funds/a-52355832.

42 L.A. VanBlargan, L. Goo, T.C. Pierson, 'Deconstructing the antiviral neutralizing-antibody response: implications for vaccine development and immunity', Microbiology and Molecular Biology Reviews, 80(4), December 2016, 989-1010, https://journals.asm.org/

doi/full/10.1128/MMBR.00024-15#sec-10.

43 J. Randal, 'Hepatitis C vaccine hampered by viral complexity, many technical restraints', Journal of the National Cancer Institute, 91(11), June 1999, 906–908, https://academic.oup.com/jnci/article/91/11/906/2543670, https://doi.org/10.1093/jnci/91.11.906.

44 M.S. Riddle, W.H. Chen, C.D. Kirkwood, C.A. MacLennan, 'Update on vaccines for enteric pathogens', Clinical Microbiology and Infection, 24(10), October 2018, 1039–1045, https://www.sciencedirect.com/science/article/pii/S1198743X18304889, https://doi.org/10.1016/j.cmi.2018.06.023.

45 D. Stanway, K. Kelland, 'Explainer: Coronavirus reappears in discharged patients, raising questions in containment fight', Reuters, 28 February 2020, https://www.reuters.com/article/us-china-health-reinfection-explainer-idUSKCN20M124.

46 'Hong Kong reports "first case" of virus infection', BBC News, 24 August 2020, https://www.bbc.com/news/health-53889823.

47 B.S. Graham, K. Modjarrad, J.S. McLellan, 'Novel antigens for RSV vaccines', Current Opinion in Immunology, 35, August 2015, 30–38, https://www.ncbi.nlm.nih.gov/pmc/articles/PMC4553118, doi: 10.1016/j.coi.2015.04.005.

48 A. Harding, 'Research shows why 1960s RSV shot sickened children', Reuters, 23 December 2008, https://www.reuters.com/article/us-rsv-shot-idUSTRE4BM4SH20081223.

49 M.F. Delgado, S. Coviello, A.C. Monsalvo, G.A. Melendi, J.Z. Hernandez, J.P. Batalle, L. Diaz, A. Trento, H.-Y. Chang, W. Mitzner, J. Ravetch, J.A. Melero, P.M. Irusta, F.P. Polack, 'Lack of antibody affinity maturation due to poor Toll-like receptor stimulation leads to enhanced respiratory syncytial virus disease', Nature Medicine, 15, 2009, 34–41, https://www.nature.com/articles/nm.1894.

50 F. Amanat, F. Krammer, 'SARS-CoV-2 vaccines: status report', Immunity, 52(4), 14 April 2020, 583–589, https://doi.org/10.1016/j.immuni.2020.03.007.

51 M. Czub, H. Weingartl, S. Czub, R. He, J. Cao, 'Evaluation of modified vaccinia virus Ankara based recombinant SARS vaccine in ferrets', Vaccine 23(17), 18 March 2005, 2273–2279, https://www.ncbi.nlm.nih.gov/pmc/articles/PMC7115540.

52 L. Liu, Q. Wei, Q. Lin, J. Fang, H. Wang, H. Kwok, H. Tang, K, Nishiura, J. Peng, Z. Tan, T. Wu, K.-W. Cheung, K.-H. Chan, X. Alvarez, C. Qin, A. Lackner, S. Perlman, K.-Y. Yuen, Z. Chen, 'Anti-spike IgG causes severe acute lung injury by skewing macrophage responses during acute SARS-CoV infection', JCI Insight, 4(4), 21 February 2019, doi: 10.1172/jci.insight.123158.

53 M.K. Smatti, A.A. Al Thani, H.M. Yassine, 'Viral-induced enhanced disease illness', Frontiers in Microbiology, 9, 2991, 5 December 2018, https://www.ncbi.nlm.nih.gov/pmc/articles/PMC6290032, doi: 10.3389/fmicb.2018.02991.

54 同上。

55 Y. Cai, J. Zhang, T. Xiao, H. Peng, S.M. Sterling, R.M. Walsh Jr., S. Rawson, S. Rits-Volloch, B. Chen, 'Distinct conformational states of SARS-CoV-2 spike protein', Science, 369(6511), 25 September 2020, 1586–1592, https://science.sciencemag.org/content/369/6511/1586, DOI: 10.1126/science.abd4251.

56 'Science's top 10 breakthroughs of 2013', Science, 19 December 2013, https://www.sciencemag.org/news/2013/12/sciences-top-10-breakthroughs-2013.

57 J. Kramer, 'They spent 12 years solving a puzzle. It yielded the first COVID-19 vaccines.', National Geographic, 31 December 2020, https://www.nationalgeographic.com/science/article/these-scientists-spent-twelve-years-solving-puzzle-yielded-coronavirus-vaccines.

58 'Prefusion coronavirus spike proteins and their use', https://patentimages.storage.googleapis.com/68/47/0c/2b5bc4f43c9f74/WO2018081318A1.pdf.

59 R. Highfield, 'Coronavirus: the spike', Science Museum Group, 25 November 2020, https://www.sciencemuseumgroup.org.uk/blog/coronavirus-the-spike.

60 S.C. Gilbert, 'T-cell-inducing vaccines-what's in the future', Immunology, 135(1), January 2012, 19–26, https://www.ncbi.nlm.nih.gov/pmc/articles/PMC3246649, doi: 10.1111/j.1365-2567.2011.03517.x.

61 Z. Zhao, Y. Wei, C. Tao, 'An enlightening role for cytokine storm in coronavirus infection', Clinical Immunology, 222, January 2021, https://www.ncbi.nlm.nih.gov/pmc/articles/PMC7583583, doi: 10.1016/j.clim.2020.108615.

62 A. Ettel, C. Turzer, 'So gut ist Deutschland auf eine Epidemie vorbereitet' [This is how well prepared Germany is for a pandemic], Die Welt, 29 January 2020, https://www.welt.de/wirtschaft/article205424021/Coronavirus-Behoerden-bereiten-sich-auf-hunderte-Infizierte-vor.html.

63 A. Giuffrida, 'Italy imposes draconian rules to stop spread of coronavirus', The Guardian, 23 February 2020, https://www.theguardian.com/world/2020/feb/23/italy-draconian-measures-effort-halt-coronavirus-outbreak-spread.

64 S. Jones, 'Tenerife coronavirus: 1,000 guests at hotel quarantined', The Guardian, 25 February 2020, https://www.theguardian.com/world/2020/feb/25/tenerife-coronavirus-guests-hotel-quarantined.

65 'Regionalzug gestoppt: Coronavirus-Verdacht' [Regional train halted: suspected coronavirus], Süddeutsche Zeitung, 26 February 2020, https://www.sueddeutsche.de/wirtschaft/bahn-idar-oberstein-regionalzug-gestoppt-coronavirus-verdacht-dpa.urn-newsml-dpa-com-20090101-200226-99-87325.

66 'Bundesregierung schickt weitere Hilfslieferung nach China' [German government sends more aid to China], Zeit Online, 18 February 2020, https://www.zeit.de/wissen/gesundheit/2020-02/coronavirus-china-deutschland-hilfslieferung-bundesregierung-epidemie-desinfektionsmittel-schutzkleidung?utm_referrer=https%3A%2F%2Fen.

wikipedia.org%2F.

67 "Ja, also, ich würde natürlich nach Italien reisen. Ich glaube nicht, dass die Infektionsdichte so hoch ist, dass man sich rein zufällig schnell infiziert." [Yes, I would of course travel to Italy. I don't think the infection rate is so high that you would suddenly get infected just by chance.], Coronavirusupdate 02, NDR, 27 February 2020, https://www.ndr.de/nachrichten/info/coronaskript102.pdf.

68 Coronavirusupdate 01, NDR, 26 February 2020, https://www.ndr.de/nachrichten/info/coronaskript100.pdf.

69 B. Kevles, Book review: the human adventures in ages-old wars against viruses: The Invisible Invaders: the story of the emerging age of viruses, by Peter Radetsky, Los Angeles Times, 1 January 1991, https://www.latimes.com/archives/la-xpm-1991-01-01-vw-7522-story.html.

70 L. Spinney, 'Smallpox and other viruses plagued humans much earlier than suspected', Nature, 23 July 2020, https://www.nature.com/articles/d41586-020-02083-0.

71 P.W. Barone, M.E. Wiebe, S.L. Springs, 'Viral contamination in biologic manufacture and implications for emerging therapies', Nature Biotechnology 38, 563–572, 2020, https://www.nature.com/articles/s41587-020-0507-2.

72 J. Yeung, 'The US keeps millions of chickens in secret farms to make flu vaccines. But their eggs won't work for coronavirus', CNN, 29 March 2020, https://edition.cnn.com/2020/03/27/health/chicken-egg-flu-vaccine-intl-hnk-scli/index.html.

73 'Weekly 2009 H1N1 flu media briefing', CDC, 23 October 2009, https://www.cdc.gov/media/transcripts/2009/t091023.htm.

74 E. Bender, 'Accelerating flu protection', Nature, 18 September 2019, https://www.nature.com/articles/d41586-019-02756-5.

75 'The innate and adaptive immune systems', National Center for Biotechnology Information, 30 July 2020, https://www.ncbi.nlm.nih.gov/books/NBK279396.

76 M.C. Nussenzweig, 'Ralph Steinman and the discovery of dendritic cells', Nobel Lecture, 7 December 2011, https://www.nobelprize.org/uploads/2018/06/steinman_lecture.pdf.

77 D. Boczkowski, 'The RNAissance period', Discovery Medicine, 22(119), 67–72, 16 August 2016, https://www.discoverymedicine.com/David-Boczkowski/2016/08/the-rnaissance-period.

78 'Goodbye, dear friend: Dr Jon Wolff, School of Medicine and Public Health, 8 July 2020, https://www.med.wisc.edu/quarterly/volume-22-number-2/goodbye-dear-friend-dr-jon-wolff.

79 J.A. Wolff, R.W. Malone, P. Williams, W. Chong, G. Acsadi, A. Jani, P.L. Felgner, 'Direct Gene Transfer into Mouse Muscle in Vivo', 247(4949), 23 March 1990, 1465–1468, https://science.sciencemag.org/content/247/4949/1465, doi: 10.1126/science.1690918.

80 F. Martinon, S. Krishnan, G. Lenzen, R. Magné, E. Gomard, J.-G. Guillet, J.-P. Lévy, P. Meulien, 'Induction of virus-specific cytotoxic T lymphocytes in vivo by liposome-entrapped mRNA', European Journal of Immunology, 23(7), July 1993, 1719–1722, https://onlinelibrary.wiley.com/doi/abs/10.1002/eji.1830230749, https://doi.org/10.1002/eji.1830230749.

81 V.E.J.C. Schijns, 'Vaccine Adjuvants' Mode of Action: Unraveling "the Immunologist's Dirty Little Secret"', Immunopotentiators in Modern Vaccines, Second Edition, Academic Press, 2017, 1–22, https://www.sciencedirect.com/science/article/pii/B9780128040195000013, https://doi.org/10.1016/B978-0-12-804019-5.00001-3.

82 B. Lemaitre, E. Nicolas, L. Michaut, J.-M. Reichhart, J.A. Hoffmann, 'The Dorsoventral Regulatory Gene Cassette spätzle/Toll/cactus Controls the Potent Antifungal Response in Drosophila Adults', Cell, 86(6), 20 September 1996, 973–983, https://www.sciencedirect.com/science/article/pii/S0092867400801725

83 A. Poltorak, X. He, I. Smirnova, M.-Y. Liu, C. van Huffel, X. Du, D. Birdwell, E. Alejos, M. Silva, C. Galanos, M. Freudenberg, P. Ricciardi-Castagnoli, B. Layton, B. Beutler, 'Defective LPS Signaling in C3H/HeJ and C57BL/10ScCr Mice: Mutations in Tlr4 Gene', Science, 282(5396), 11 December 1998, https://science.sciencemag.org/content/282/5396/2085.abstract?casa_token=Bu3rz_yyKK4AAAAA:MPw29_BXbQqRL_hJNzlDEiOdF96QeEMbAlh8KiI79NcnzOhO-bGdnrNmq9v398vTr4NhRPvQnj35, https://doi.org/10.1016/S0092-8674(00)80172-5, doi: 10.1126/science.282.5396.2085.

84 R. Medzhitov, P. Preston-Hurlburt, C.A. Janeway Jr., 'A human homologue of the Drosophila Toll protein signals activation of adaptive immunity', Nature, 388, 1997, 394–397, https://www.nature.com/articles/41131.

85 V.E.J.C. Schijns, 'Vaccine Adjuvants' Mode of Action: Unraveling "the Immunologist's Dirty Little Secret"', Immunopotentiators in Modern Vaccines, Second Edition, Academic Press, 2017, 1–22, https://www.sciencedirect.com/science/article/pii/B9780128040195000013, https://doi.org/10.1016/B978-0-12-804019-5.00001-3.

86 D. Enard, D.A. Petrov, 'Ancient RNA virus epidemics through the lens of recent adaptation in human genomes', Philosophical Transactions of the Royal Society B, 375(1812), 23 November 2020, https://royalsocietypublishing.org/doi/10.1098/rstb.2019.0575#d1e665, https://doi.org/10.1098/rstb.2019.0575.

87 L. Key, 'Prepping for a Pandemic: Duke's Long History of RNA-based Vaccine Development', Duke University School of Medicine, 23 September 2020, https://medschool.duke.edu/about-us/news-and-communications/som-magnify/prepping-pandemic-duke%E2%80%99s-long-history-rna-based-vaccine-development.

88 D. Boczkowski, S.K. Nair, D. Snyder, E. Gilboa, 'Dendritic Cells Pulsed with RNA are Potent Antigen-presenting Cells In Vitro and In Vivo', Journal of Experimental Medicine,

184, August 1996, 465–472, https://www.ncbi.nlm.nih.gov/pmc/articles/PMC2192710/pdf/je1842465.pdf.

89　Led by Hans Hengartner, who had deciphered some of the killing mechanisms used by T-cells, and Rolf Zinkernagel, a Nobel Prize winner who had uncovered how the immune system recognises virus-infected cells.

90　M. Diken, S. Kreiter, A. Selmi, C.M. Britten, C. Huber, Ö. Türeci, U. Sahin, 'Selective uptake of naked vaccine RNA by dendritic cells is driven by macropinocytosis and abrogated upon DC maturation', Gene Therapy, 18, 2011, 702–708, https://www.nature.com/articles/gt201117.

91　B. Gasser, '"Mutter" der Corona-Impfstoffe: "Eine Milliarde Dollar, das würde mir nur Kopfschmerzen bereiten"' ["Mother" of coronavirus vaccine: "a billion dollars would just give me a headache"], Kleine Zeitung, 4 April 2021, https://www.kleinezeitung.at/lebensart/5960692/BiontechVize-Katalin-Kariko_Mutter-der-CoronaImpfstoffe_Eine.

92　L. Kranz, M. Diken, U. Sahin, et al., 'Systemic RNA delivery to dendritic cells exploits antiviral defence for cancer immunotherapy', Nature, 534, 1 June 2016, 396–401, https://www.nature.com/articles/nature18300.

93　同上。

94　L. DeFrancesco, 'The "anti-hype" vaccine', Nature Biotechnology, 35, 2017, 193–197, https://www.nature.com/articles/nbt.3812#Sec1.

95　'Fourth international cancer immunotherapy conference: translating science into survival', CRI-CIMT-EATI-AACR, 30 September-3 October 2018, https://www.aacr.org/wp-content/uploads/2020/01/CRI18_Program-1.pdf.

96　'Press release: The Nobel Prize in Physiology or Medicine 2018', 1 October 2018, https://www.nobelprize.org/prizes/medicine/2018/press-release.

97　U. Sahin, P. Oehm, Ö. Türeci et al., 'An RNA vaccine drives immunity in checkpoint-inhibitor-treated melanoma', Nature, 585, 2020, 107–112, https://www.nature.com/articles/s41586-020-2537-9.

98　'BioNTech and the University of Pennsylvania Enter into Strategic Research Collaboration to Develop mRNA Vaccine Candidates Against Various Infectious Diseases', BioNTech, 5 November 2018, https://biontech.de/sites/default/files/2019-08/20181104_20181105_BioNTech-and-the-University-of-Pennsylvania.pdf.

99　原本的目的是用來遞送由mRNA編碼所表現的抗體。

100　與吳沙忻夫婦在TRON設立的學術團體共同研發，此學術團體的負責人為德國分子生物學家拜賽特（Tim Beissert）。

101　這個團隊成員包括擁有數十年mRNA經驗的專家，如吳沙忻夫婦、考里科、庫恩、戴肯、拜賽特，以及年輕的科學家、技術人員和研究生。

102　由G、A、T、C四種核苷酸組成。

103 'Coronavirus disease 2019 (Covid-19) situation report-40', World Health Organization, 29 February 2020, https://www.who.int/docs/default-source/coronaviruse/situation-reports/20200229-sitrep-40-covid-19.pdf?sfvrsn=849d0665_2.

104 'Basic Laboratory Design for Biosafety Level 3 Laboratories', Oregon State University, https://fa.oregonstate.edu/cpd-standards/appendix/room-and-space-types/basic-laboratory-design-biosafety-level-3-laboratories.

105 Y. Zhang, Z. Zhang, 'The history and advances in cancer immunotherapy: understanding the characteristics of tumor-infiltrating immune cells and their therapeutic implications', Cell & Molecular Immunology, 17, 2020, 807–821. https://doi.org/10.1038/s41423-020-0488-6.

106 'Coronavirus Disease 2019 (COVID-19): Daily Situation Report of the Robert Koch Institute', 14 March 2020, https://www.rki.de/DE/Content/InfAZ/N/Neuartiges_Coronavirus/Situationsberichte/2020-03-14-en.pdf?-blob=publicationFile.

107 'Dies ist eine historische Aufgabe-und sie ist nur gemeinsam zu bewältigen' [This is a historic undertaking-and we can only manage it together], German Bundesregierung, 18 March 2020, https://www.bundesregierung.de/breg-de/themen/coronavirus/ansprache-der-kanzlerin-1732108.

108 'Eli Lilly and BioNTech announce Research Collaboration', BioNTech, 12 May 2015, https://investors.biontech.de/news-releases/news-release-details/eli-lilly-and-biontech-announce-research-collaboration.

109 'BioNTech', Cipherbio, https://www.cipherbio.com/data-viz/organization/BioNTech/funding.

110 Deutscher Biotechnologie-Report 2020, EY, April 2020, https://lifesciencenord.de/files/redaktion/03-News-Events/News/2020/05/20200512_EYBiotechReport_D_2020_Good%20Translational%20Practice.pdf.

111 R. Spalding, 'Biotechnology firm ADC pulls listing amid latest IPO market jitters', Reuters, 3 October 2019, https://www.reuters.com/article/us-usa-ipo-idUSKBN1WI00R.

112 BioNTech Initial Public Offering, 19 June 2019, https://investors.biontech.de/node/7291/html.

113 'DARPA awards Moderna Therapeutics a grant for up to $25 million to develop Messenger RNA Therapeutics™', Moderna, 2 October 2013, https://investors.modernatx.com/news-releases/news-release-details/darpa-awards-moderna-therapeutics-grant-25-million-develop.

114 D. Debolt, '29 people had flu-like symptoms when they died in Santa Clara County. Nine tested positive for coronavirus', The Mercury News, 25 April 2020, https://www.mercurynews.com/2020/04/25/9-santa-clara-deaths-reclassified-as-covid-19-related.

115 Coronavirus disease 2019 (Covid-19) situation report-43', World Health Organization,

3 March 2020, https://www.who.int/docs/default-source/coronaviruse/situation-reports/20200303-sitrep-43-covid-19.pdf?sfvrsn=76e425ed_2.

116 Pfizer, 'Mission possible: the race for a vaccine', YouTube, 6 April 2021, https://www.youtube.com/watch?v=jbZUZ9JYNBE.

117 'Coronavirus: German, US companies sign deal to develop vaccine', Deutsche Welle, 17 March 2020, https://www.dw.com/en/coronavirus-german-us-companies-sign-deal-to-develop-vaccine/a-52802822.

118 'Fosun and BioNTech launch $135m vaccine hunt for coronavirus', Financial Times, 16 March 2020, https://www.ft.com/content/271ee270-6796-11ea-800d-da70cff6e4d3.

119 Pfizer Centers for Therapeutic Innovation, https://www.pfizercti.com.

120 'Guidelines on the quality, safety and efficacy of Ebola vaccines', World Health Organization, 17–20 October 2017, https://www.who.int/biologicals/expert_committee/BS2327_Ebola_Vaccines_Guidelines.pdf.

121 'Merkel announces strict measures, tells Germans to stay home in virus fight', France 24, 17 March 2020, https://www.france24.com/en/20200317-merkel-announces-strict-measures-and-tells-germans-to-stay-home-in-virus-fight.

122 M. Senghas, 'Der Proband-Ein Mannheimer lässt einen Corona-Impstoff an sich testen' [The guinea pig-coronavirus vaccine tested on Mannheim man], SWR2, 4 February 2021, https://www.swr.de/swr2/leben-und-gesellschaft/der-proband-ein-mannheimer-laesst-einen-corona-impfstoff-an-sich-testen-swr2-leben-2021-02-04-102.pdf.

123 'New York City deploys 45 mobile morgues as virus strains funeral homes', 10 April 2020, https://www.nytimes.com/2020/04/02/nyregion/coronavirus-new-york-bodies.html.

124 'A tenth of NYC's dead may be buried in a potter's field', 25 March 2021, https://www.nytimes.com/2021/03/25/nyregion/hart-island-mass-graves-coronavirus.html.

125 Pfizer, 'Mission possible: the race for a vaccine', YouTube, 6 April 2021, https://www.youtube.com/watch?v=jbZUZ9JYNBE.

126 'First clinical trial of a Covid-19 vaccine authorised in Germany', Paul-Ehrlich-Institut, August 2020, https://www.pei.de/EN/newsroom/press-releases/year/2020/08-first-clinical-trial-sars-cov-2-germany.html;jsessionid=0CE35CB66412626071C94A446954635B.intranet212?nn=164060.

127 'Oxford Covid-19 vaccine begins human trial stage', University of Oxford, 23 April 2020, https://www.ox.ac.uk/news/2020-04-23-oxford-covid-19-vaccine-begins-human-trial-stage.

128 'Moderna announces positive interim phase 1 data for its mRNA vaccine (mRNA-1273) against novel coronavirus', Moderna, 18 May 2020, https://investors.modernatx.com/news-releases/news-release-details/moderna-announces-positive-interim-phase-1-data-its-mrna-vaccine.

129 I.A. Hamilton, 'Bill Gates is helping fund new factories for seven potential coronavirus vaccines, even though it will waste billions of dollars', Business Insider, 3 April 2020, https://www.businessinsider.com/bill-gates-factories-7-different-vaccines-to-fight-coronavirus-2020-4.

130 E.S. Eaton, 'Moderna raises $500m, readies coronavirus vaccine for clinical testing', Biocentury, 12 February 2020, https://www.biocentury.com/article/304431/moderna-raises-500m-readies-coronavirus-vaccine-for-clinical-testing.

131 J. Dams, 'Donald Trump greift nach deutscher Impfstoff-Firma' [Donald Trump makes a grab at German vaccination company', Die Welt, 15 March 2020, https://www.welt.de/wirtschaft/article206555143/Corona-USA-will-Zugriff-auf-deutsche-Impfstoff-Firma.html.

132 E. Kelly, 'EU offers up to 80M support for German COVID-19 vaccine developer reportedly pursued by Trump', Science Business, 17 March 2020, https://sciencebusiness.net/covid-19/news/eu-offers-eu80m-support-german-covid-19-vaccine-developer-reportedly-pursued-trump.

133 'Coronavirus disease 2019 (Covid-19) situation report-60', World Health Organization, 19 March 2020, https://www.who.int/docs/default-source/coronaviruse/situation-reports/20200320-sitrep-60-covid-19.pdf?sfvrsn=d2bb4f1f_2.

134 'Marburg Virus Disease', Centers for Disease Control and Prevention, https://www.cdc.gov/vhf/marburg/index.html.

135 'Marburg Virus Disease', World Health Organization, https://www.who.int/health-topics/marburg-virus-disease/#tab=tab_1.

136 'Marburg',GlaxoSmithKline,https://de.gsk.com/de-de/%C3%BCber-uns/gsk-deutschland/marburg/#geschichte.

137 'AstraZeneca and Oxford university agree deal to develop virus vaccine', Financial Times, 30 April 2020, https://www.ft.com/content/ddf8ec8c-dc30-43b3-847e-c412704a0296.

138 BioNTech Initial Public Offering, 19 June 2019, https://investors.biontech.de/node/7291/html.

139 M. Grill, G. Mascolo, 'BioNTech wollte 54,08 für eine Dosis' [BioNTech asked for 54.08 per dose], Süddeutsche Zeitung, 18 February 2021, https://www.sueddeutsche.de/politik/biontech-pfizer-impfstoff-preis-eu-1.5210652.

140 Pfizer, 'Mission possible: the race for a vaccine', YouTube, 6 April 2021, https://www.youtube.com/watch?v=jbZUZ9JYNBE.

141 'EU vaccines strategy', European Commission, https://ec.europa.eu/info/live-work-travel-eu/coronavirus-response/public-health/eu-vaccines-strategy_en.

142 'Covid-19-EU solidarity fund', European Commission, https://ec.europa.eu/regional_policy/en/funding/solidarity-fund/covid-19.

143 J.C. Castillo, A. Ahuja, S. Athey, A. Baker, W. Wiecek et al., 'Market design to accelerate Covid-19 vaccine supply', Science, 371(6534), 12 March 2021, 1107–1109, https://science. sciencemag.org/content/371/6534/1107. DOI: 10.1126/science.abg0889.

144 'Shot of Hope: an inside look at Pfizer's Covid vaccine', Weizmann Institute of Science, 23 March 2021, https://www.weizmann-usa.org/news-media/video-gallery/shot-of-hope-an-inside-look-at-pfizer-s-covid-vaccine.

145 S. Balzter, 'Eine Heldin aus Marburg', [A hero from Marburg], Frankfurter Allgemeine, 28 April 2021, https://www.faz.net/aktuell/wirtschaft/biontech-produktion-in-marburg-die-heldin-valeska-schilling-17308733.html?premium.

146 幾週後。

147 'Covid: EU's von der Leyen admits vaccine rollout failures', BBC News, 10 February 2021, https://www.bbc.com/news/world-europe-56009251.

148 'Trump considers fast-tracking UK Covid-19 vaccine before US election', Financial Times, 24 August 2020, https://www.ft.com/content/b053f55b-2a8b-436c-8154-0e93dcdb3c1a.

149 'September 7 coronavirus news', CNN, 8 September 2020, https://edition.cnn.com/world/live-news/coronavirus-pandemic-09-07-20-intl/h_f5e6d11e22a83184e7cce69ec0b36d3c.

150 'Coronavirus: vaccines and treatments', Washington Post Live, 7 August 2020, https://www.washingtonpost.com/washington-post-live/2020/08/07/coronavirus-vaccines-treatments.

151 'An open letter from Pfizer chairman and CEO Albert Bourla', Pfizer, https://www.pfizer.com/news/hot-topics/an_open_letter_from_pfizer_chairman_and_ceo_albert_bourla.

152 J. Anderson, 'America has a history of medically abusing Black people. No wonder many are wary of COVID-19 vaccines', USA Today, https://eu.usatoday.com/story/news/2021/02/16/black-history-covid-vaccine-fears-medical-experiments/4358844001.

153 M. Jacobs, 'An ode to Mainz from Kolkata', Goethe Institut, March 2021, https://www.goethe.de/ins/in/en/kultur/soc/22136897.html.

154 M. Pengelly, 'US posts fourth consecutive daily Covid record as Joe Biden prepares taskforce', The Guardian, 8 November 2020, https://www.theguardian.com/us-news/2020/nov/08/joe-biden-coronavirus-taskforce.

155 'Three Covid-19 trials have been paused for safety. That's a good thing.', New York Times, 23 November 2020, https://www.nytimes.com/2020/10/14/health/covid-clinical-trials.html.

156 'Weekly epidemiological update-3 November 2020', World Health Organization, 3 November 2020, https://www.who.int/publications/m/item/weekly-epidemiological-update---3-november-2020.

157 Pfizer, 'Mission possible: the race for a vaccine', YouTube, 6 April 2021, https://www.youtube.com/watch?v=jbZUZ9JYNBE.

158 'Nature's 10: ten people who helped shape science in 2020', Nature, 15 December 2020,

https://www.nature.com/immersive/d41586-020-03435-6/index.html.

159 'Pfizer's early data shows vaccine is more than 90% effective', New York Times, 10 November 2020, https://www.nytimes.com/2020/11/09/health/covid-vaccine-pfizer.html.

160 'November-Notbremse-was gilt wo?' [November emergency brake-what applies where?], Tagesschau, 2 November 2020, https://www.tagesschau.de/inland/corona-regeln-november-103.html.

161 The Times front page, Tomorrow's Papers, 10 November 2020, https://www.tomorrowspapers.co.uk/times-front-page-2020-11-10.

162 H. Yen, L. Neergaard, L.A. Johnson, 'AP fact check: Trump's claims on vaccine, election are wrong', AP News, 10 November 2020, https://apnews.com/article/election-2020-ap-fact-check-donald-trump-business-virus-outbreak-108077c4b716db604ee49b42c6d64af0.

163 B. Feuerherd, 'Trump claims Democrats and the FDA delayed coronavirus vaccine news', New York Post, 10 November 2020, https://nypost.com/2020/11/10/trump-claims-democrats-and-the-fda-delayed-coronavirus-vaccine-news.

164 N. Chrysoloras, A. Nardelli, 'Astra vaccine haunts countries that shunned more expensive shots', Bloomberg, 31 March 2021, https://www.bloomberg.com/news/articles/2021-03-31/astrazeneca-haunts-countries-that-shunned-more-expensive-shots.

165 G. Gotev, K. Nikolov, 'Bulgaria holds its horses with Pfizer, Moderna vaccines, puts hopes in AstraZeneca, Euractiv, 8 January 2021, https://www.euractiv.com/section/health-consumers/news/bulgaria-holds-its-horses-with-pfizer-moderna-vaccines-puts-hopes-in-astrazeneca.

166 'Regierung gab 70 Mio. Corona-Impfdosen weg!' [Government gave away 70 million coronavirus vaccine doses!], Bild, 6 January 2021, https://www.bild.de/bild-plus/politik/inland/politik-inland/impfstoff-regierung-gab-70-mio-corona-impfdosen-weg-74776592,view=conversionToLogin.bild.html.

167 W. Adkins, 'France denies allegations it pressured EU to buy French vaccines over German', Politico, 5 January 2021, https://www.politico.eu/article/france-puts-down-vaccine-favouritism-allegations.

168 'Last-minute contract closure', Peter Liese, 10 November 2020, https://www.peter-liese.de/en/32-english/press-releases-en/3492-last-minute-contract-closure.

169 'Moderna's Covid-19 vaccine candidate meets its primary efficacy endpoint in the first interim analysis of the phase 3 COVE study', Moderna, 16 November 2020, https://investors.modernatx.com/news-releases/news-release-details/modernas-covid-19-vaccine-candidate-meets-its-primary-efficacy.

170 'Nicht alle in wenigen Ländern impfen-sondern wenige in allen Ländern' [Vaccinate not many people in few countries, but few people in many countries], Der Tagesspiegel, 18 November 2020, https://www.tagesspiegel.de/politik/bundespraesident-will-corona-

impfstoff-teilen-nicht-alle-in-wenigen-laendern-impfen-sondern-wenige-in-allen-laendern/26634460.html.

171 P. Walker, 'No 10 and regulator contradict Hancock's "because of Brexit" Covid vaccine claim', The Guardian, 2 December 2020, https://www.theguardian.com/world/2020/dec/02/hancock-brexit-helped-uk-to-speedy-approval-of-covid-vaccine.

172 The Telegraph, 'In full: "No corners have been cut" on vaccine, says MHRA chief', YouTube, 2 December 2020, https://www.youtube.com/watch?v=gbXo25h4ro8.

173 'EU drug watchdog urges longer approval process after UK authorises Pfizer Covid shot', Reuters, 2 December 2020, https://www.reuters.com/article/uk-health-coronavirus-britain-ema-idUKKBN28C177.

174 'Covid vaccine: Margaret Keenan reflects receiving world's first jab', BBC News, 21 June 2021, https://www.bbc.com/news/av/health-57532766.

175 J. Murray, 'Covid vaccine: UK woman becomes first in world to receive Pfizer jab', The Guardian, 8 December 2020, https://www.theguardian.com/world/2020/dec/08/coventry-woman-90-first-patient-to-receive-covid-vaccine-in-nhs-campaign.

176 CNBC Television, 'Why two FDA members voted against the Pfizer-BioNTech vaccine', 11 December 2020, https://www.youtube.com/watch?v=2EtAzVy89ZU.

177 'EU's top drug regulator says it's "fully functional" after cyberattack', New York Times, 10 December 2020, https://www.nytimes.com/2020/12/10/world/europe/cyberattack-coronavirus-europe.html.

178 M. Engelberg, 'Licht aus bei der EMA' [Lights out at the EMA], Bild, 17 December 2020, https://www.bild.de/politik/inland/politik-inland/ema-macht-das-licht-aus-dabei-arbeiten-sie-eigentlich-rund-um-die-uhr-74497204,jsPageReloaded=true.bild.html#remId=1703072226374113611.

179 'Speech by President von der Leyen at the European Parliament Plenary on the state of play of the EU's Covid-19 vaccination strategy', European Commission, 10 February 2021, https://ec.europa.eu/commission/presscorner/detail/en/speech_21_505.

180 'Redemption shot: von der Leyen begins fightback on EU vaccine rollout', 1 March 2021, https://www.ft.com/content/39d31c19-5a3d-4352-9bff-630f7c80e5fa.

181 J. Deutsch, D.M. Herszenhorn, 'EU countries look abroad for vaccines as doubts in Brussels grow', Politico, 2 March 2021, https://www.politico.eu/article/brussels-doubts-eu-countries-capitals-look-abroad-russia-china-coronavirus-vaccines.

182 'EU's vaccine failure is because it didn't "shoot for the stars," Macron says', Reuters, 24 March 2021, https://www.reuters.com/article/health-coronavirus-vaccines-macron-idCNL8N2LM6PD.

183 E. Kelly, 'EU's lead Covid-19 vaccines negotiator defends contracts', Science Business, 2 February 2021, https://sciencebusiness.net/news/eus-lead-covid-19-vaccines-negotiator-

defends-contracts.

184 C. Martuscelli, 'Commission's Gallina pushes back on coronavirus vaccine contracts', Politico, 1 February 2021, https://www.politico.eu/article/sandra-gallina-european-commission-eu-coronavirus-vaccines-contracts-parliament.

185 'Vaccines: a very European disaster', New York Times, 18 March 2021, https://www.nytimes.com/2021/03/18/opinion/coronavirus-vaccine-europe.html.

186 'Ensuring access to United States government Covid-19 vaccines', Federal Register, 12 November 2020, https://www.federalregister.gov/documents/2020/12/11/2020-27455/ensuring-access-to-united-states-government-covid-19-vaccines.

187 1944年2月26日誕生。

188 A. Esposito, '"Best gift in 2020": Covid-19 vaccinations begin in Latin America', Reuters, 24 December 2020, https://www.reuters.com/article/us-health-coronavirus-mexico-vaccine-idUSKBN28Y1BT.

189 S. Gandel, 'Pfizer vaccine vials contain excess doses, surprising hospitals and pharmacists', CBS News, 17 December 2020, https://www.cbsnews.com/news/pfizer-covid-vaccine-vials-more-doses-expected.

190 K. Kupferschmidt,'Mutant coronavirus in the United Kingdom sets off alarms, but its importance remains unclear', Science, 20 December 2020, https://www.science.org/news/2020/12/mutant-coronavirus-united-kingdom-sets-alarms-its-importance-remains-unclear.

191 'Inside the B.1.1.7 coronavirus variant', New York Times, 18 January 2021, https://www.nytimes.com/interactive/2021/health/coronavirus-mutations-B117-variant.html.

192 同上。

193 A. Rambaut, N. Loman, O. Pybus et al., 'Preliminary genomic characterisation of an emergent SARS-CoV-2 lineage in the UK defined by a novel set of spike mutations', Virological, December 2020, https://virological.org/t/preliminary-genomic-characterisation-of-an-emergent-sars-cov-2-lineage-in-the-uk-defined-by-a-novel-set-of-spike-mutations/563.

194 U. Sahin, A. Muik, Ö. Türeci et al., 'BNT162b2 vaccine induces neutralizing antibodies and poly-specific T-cells in humans', Nature, 595, 2021, 572-577, https://www.nature.com/articles/s41586-021-03653-6.

195 由普林斯和彼得（Christoph Peter）領導。

196 S. Klusmann, 'Ein deutsches Heldenpaar' [A heroic German couple], Der Spiegel, 31 December 2020, https://www.spiegel.de/politik/deutschland/biontech-gruender-ugur-sahin-und-oezlem-tuereci-ein-deutsches-wunder-a-00000000-0002-0001-0000-000174691194.

197 'Von Gastarbeiterkind zum Weltretter' [From the child of a guest worker to a world rescuer], RP Online, 10 November 2020, https://rp-online.de/panorama/coronavirus/

biontech-gruender-ugur-sahin-vom-gastarbeiterkind-zum-retter-der-menschheit_aid-
54532197.

198 'The husband-and-wife team behind the leading vaccine to solve Covid-19', New York
Times, 10 November 2020, https://www.nytimes.com/2020/11/10/business/biontech-covid-
vaccine.html.

199 CNN Philippines, 'Filipino nurse reflects on giving first vaccine in UK', YouTube, 11
January 2021, https://www.youtube.com/watch?v=ugkqp0LGJtc.

200 'BioNTech alone could life German economy by 0.5% this year-economist', Reuters, 10
August 2021, https://www.reuters.com/article/germany-economy-biontech/biontech-alone-
could-lift-german-economy-by-0-5-this-year-economist-idUSL8N2PH32O.

201 F. Amanat, F. Krammer, 'SARS-CoV-2 vaccines: status report', Immunity, 52(4), 14 April
2020, 583–589, https://doi.org/10.1016/j.immuni.2020.03.007.

202 S.K. Chew, 'SARS: how a global epidemic was stopped', Bulletin of the World Health
Organization, 85(4), April 2007, 324, https://www.ncbi.nlm.nih.gov/pmc/articles/
PMC2636331, doi: 10.2471/BLT.07.032763.

203 'Allergic reactions including anaphylaxis after receipt of the first dose of Pfizer-BioNTech
Covid-19 vaccine-United States, December 14–23 2020', Centers for Disease Control and
Prevention, 15 January 2021, https://www.70/wr/mm7002e1.htm.

204 'A recipe for the next disaster: a new, pan-virus methodology for ramping up vaccine
production', Innovative Medicines Initiative, May 2021, https://www.imi.europa.eu/news-
events/newsroom/recipe-next-disaster-new-pan-virus-methodology-ramping-vaccine-
production.

205 'Concept paper for the development of a guideline on data 5 requirements for vaccine
platform technology master files 6 (PTMF)', European Medicines Agency, 20 January
2021, https://www.ema.europa.eu/en/documents/scientific-guideline/draft-concept-paper-
development-guideline-data-requirements-vaccine-platform-technology-master-files_
en.pdf.

206 J. Vandeputte, M. Saville, M. Cavaleri, M. Friede et al., 'IABS/CEPI platform technology
webinar: Is it possible to reduce the vaccine development time?', Biologicals, 71, June
2021, 55–60, https://www.sciencedirect.com/science/article/pii/S1045105621000397.

207 'BioNTech-Chef Ugur Sahin: "Das könnte die neue Normalität sein"' [BioNTech boss
Ugur Sahin: "This could be the new normal"], Der Aktionär, 27 February 2021, https://
www.deraktionaer.de/artikel/pharma-biotech/biontech-chef-ugur-sahin-das-koennte-die-
neue-normalitaet-sein-20226509.html.

208 'Coronavirus: Commission signs a third contract with BioNTech-Pfizer for an additional
1.8 billion doses', European Commission, 20 May 2021, https://ec.europa.eu/commission/
presscorner/detail/en/ip_21_2548.

209 J. Hawthorne, 'Is the market for a flu vaccine disappearing?', Nasdaq, 4 April 2021, https://www.nasdaq.com/articles/is-the-market-for-a-flu-vaccine-disappearing-2021-04-04.

210 'Vaccine patent waiver could impact quality of shots-Merkel', Reuters, 8 May 2021, https://www.reuters.com/article/eu-india-merkel-idUSS8N2D400S.

211 Appendix C, 'Covid-19 Vaccines', Centers for Disease Control and Prevention, https://www.cdc.gov/vaccines/covid-19/clinical-considerations/covid-19-vaccines-us.html#Appendix-C.

國家圖書館出版品預行編目(CIP)資料

光速計畫：BioNTech疫苗研發之路/米勒(Joe Miller), 吳沙忻
(Uğur Şahin), 圖雷西(Özlem Türeci)著；陸維濃譯. -- 第一版. --
臺北市：遠見天下文化出版股份有限公司, 2022.03
　　面；　　公分. -- (財經企管；764)
譯自：The vaccine : inside the race to conquer the COVID-19
pandemic

ISBN 978-986-525-476-6(平裝)

1.疫苗 2.研發 3.嚴重特殊傳染性肺炎 4.傳染性疾病防制

418.293　　　　　　　　　　　　　　　　　　　111001838

財經企管 BCB764

光速計畫
BioNTech 疫苗研發之路
The Vaccine: Inside the Race to Conquer the COVID-19 Pandemic

作者 —— 米勒（Joe Miller）、吳沙忻（Uğur Şahin）、圖雷西（Özlem Türeci）
譯者 —— 陸維濃
科學叢書策劃群 —— 林和（總策劃）、牟中原、李國偉、周成功

總編輯 —— 吳佩穎
編輯顧問 —— 林榮崧
責任編輯 —— 吳育燐、林韋萱
封面設計 —— 張議文
版型設計 —— 蕭伊寂
校對 —— 呂佳真
審訂 —— 顧正崙、葉峻甫、施瀚博

出版者 —— 遠見天下文化出版股份有限公司
創辦人 —— 高希均、王力行
遠見・天下文化　事業群董事長 —— 高希均
事業群發行人／CEO —— 王力行
天下文化社長 —— 林天來
天下文化總經理 —— 林芳燕
國際事務開發部兼版權中心總監 —— 潘欣
法律顧問 —— 理律法律事務所陳長文律師
著作權顧問 —— 魏啟翔律師
社址 —— 台北市 104 松江路 93 巷 1 號
讀者服務專線 —— （02）2662-0012 | 傳真 —— （02）2662-0007；2662-0009
電子郵件信箱 —— cwpc@cwgv.com.tw
直接郵撥帳號 —— 1326703-6 號　遠見天下文化出版股份有限公司

電腦排版 —— 立全電腦印前排版有限公司
製版廠 —— 東豪印刷事業有限公司
印刷廠 —— 柏晧彩色印刷有限公司
裝訂廠 —— 聿成裝訂股份有限公司
登記證 —— 局版台業字第 2517 號
總經銷 —— 大和書報圖書股份有限公司 | 電話 —— (02)8990-2588
出版日期 —— 2022 年 3 月 31 日第一版第 1 次印行

定價 —— NT 480 元
ISBN —— 978-986-525-476-6
EISBN —— 9789865255411 (EPUB)；9789865255428 (PDF)
書號 —— BCB764
天下文化官網 —— bookzone.cwgv.com.tw

天下文化
BELIEVE IN READING